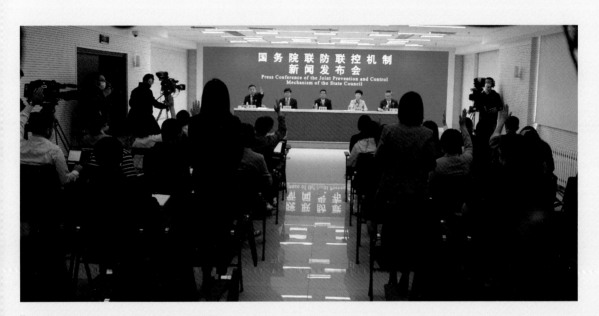

国务院联防联控机制新闻发布会现场

国务院应对新型冠状病毒感染疫情联防联控机制

新闻发布会实录（八）

国务院应对新型冠状病毒感染疫情联防联控机制宣传组　编

人民卫生出版社
·北京·

版权所有，侵权必究！

图书在版编目（CIP）数据

国务院应对新型冠状病毒感染疫情联防联控机制新闻发布会实录．八／国务院应对新型冠状病毒感染疫情联防联控机制宣传组编．—北京：人民卫生出版社，2023.3

ISBN 978-7-117-34623-8

Ⅰ．①国…　Ⅱ．①国…　Ⅲ．①新型冠状病毒–病毒病–疫情管理–新闻公报–中国–2022　Ⅳ．①R512.93

中国国家版本馆 CIP 数据核字（2023）第 041830 号

人卫智网	www.ipmph.com	医学教育、学术、考试、健康，购书智慧智能综合服务平台
人卫官网	www.pmph.com	人卫官方资讯发布平台

国务院应对新型冠状病毒感染疫情
联防联控机制新闻发布会实录（八）

Guowuyuan Yingdui Xinxing Guanzhuang Bingdu Ganran Yiqing
Lianfang Liankong Jizhi Xinwen Fabuhui Shilu（Ba）

编　　写：国务院应对新型冠状病毒感染疫情联防联控机制宣传组
出版发行：人民卫生出版社（中继线 010-59780011）
地　　址：北京市朝阳区潘家园南里 19 号
邮　　编：100021
E - mail：pmph @ pmph.com
购书热线：010-59787592　010-59787584　010-65264830
印　　刷：北京虎彩文化传播有限公司
经　　销：新华书店
开　　本：787×1092　1/16　　印张：25　　插页：3
字　　数：356 千字
版　　次：2023 年 3 月第 1 版
印　　次：2023 年 3 月第 1 次印刷
标准书号：ISBN 978-7-117-34623-8
定　　价：136.00 元

打击盗版举报电话：010-59787491　E-mail：WQ @ pmph.com
质量问题联系电话：010-59787234　E-mail：zhiliang @ pmph.com
数字融合服务电话：4001118166　　E-mail：zengzhi @ pmph.com

前　言

习近平总书记在全国抗击新冠肺炎疫情表彰大会上指出:"我们迅速建立全国疫情信息发布机制,实事求是、公开透明发布疫情信息。"在抗击新冠疫情中,习近平总书记多次对疫情信息发布工作作出重要指示,明确提出"让群众更多知道党和政府正在做什么、还要做什么,对坚定全社会信心、战胜疫情至为关键";明确要求"要及时发布权威信息,公开透明回应群众关切,增强舆情引导的针对性和有效性"。

抗击新冠疫情阻击战打响以来,在全力做好疫情防控的同时,我国以对生命负责、对人民负责、对党和国家负责、对历史负责、对国际社会负责的态度,建立最严格且专业高效的信息发布制度,第一时间发布权威信息,速度、密度、力度前所未有。自2022年1月8日至2022年12月27日,国务院联防联控机制在国家卫生健康委持续召开46场新闻发布会,联防联控机制各部门负责同志和有关专家84位嘉宾走上发布台,回答中外媒体提出的668个问题,涉及疫情形势、防控转段、疫苗接种、医疗救治、物资保障、科研攻关、防止"层层加码"等各领域社会关切,在党中央重大决策部署和群众关心关切的热点难点问题之间,打通信息公开的最后一公里,充分发挥了强信心、暖人心、聚民心的作用。为帮助各地在抗击新冠疫情、应对重大突发公共卫生事件中更好地加强新闻发布和舆论引导工作,本书就2022年1月8日至6月24日的25场国务院联防联控机制新闻发布会现场实录进行了整理汇编,供大家在工作中参考。

国务院应对新型冠状病毒感染疫情

联防联控机制宣传组

目　录

新闻发布会实录

新闻发布会实录

注：本书中发布会嘉宾的职务均为时任职务。

国务院联防联控机制就节日期间疫情防控和保供稳价有关情况举行发布会

（第 159 场）

一、基本情况

时　间	2022 年 1 月 8 日
主　题	介绍节日期间疫情防控和保供稳价工作有关情况
发布人	国家发展改革委经济运行调节局副局长　许正斌
	农业农村部市场与信息化司副司长　刘涵
	商务部市场运行和消费促进司副司长　王斌
	国家卫生健康委疾病预防控制局一级巡视员　贺青华
	国家卫生健康委医政医管局监察专员　郭燕红
主持人	国家卫生健康委新闻发言人、宣传司副司长　米锋

二、现场实录

主持人:各位媒体朋友,大家下午好! 欢迎参加国务院联防联控机制举办的新闻发布会。截至目前,全球新冠肺炎累计确诊病例已突破 3 亿例,近一周日均新增确诊病例接近 190 万例,超过上一波疫情高峰的 2 倍,我国外防输入压力进一步加大。要继续坚持"外防输入、内防反弹"总策略和"动态清零"总方针,不折不扣做到应检尽检、应隔尽隔、应治尽治,尽快阻断疫情社会面传播;切实解决好居民生活保障和就医用药需求;要严密防范境外疫情输入,对闭环管理的全流程、各环节进行再排查再加固；春节临近，要提高疫情防控意识，遵守防疫要求，坚持做好个人防护，主动报告行程、减少人员聚集，积极接种新冠病毒疫苗。截至1月7日，全国累计报告接种新冠病毒疫苗 288 777.2 万剂次，完成全程接种的人数为 121 587.8 万人。

今天发布会的主题是：节日期间疫情防控和保供稳价工作有关情况。我们请来了：国家发展改革委经济运行调节局副局长许正斌先生；农业农村部市场与信息化司副司长刘涵女士；商务部市场运行和消费促进司副司长王斌先生；国家卫生健康委疾病预防控制局一级巡视员贺青华先生；国家卫生健康委医政医管局监察专员郭燕红女士。请他们就大家关心的问题共同回答媒体的提问。下面，请记者朋友举手提问，提问前请先通报所在的新闻机构。

新华社记者：请问近期全国疫情发展形势有什么变化？谢谢。

贺青华：谢谢你的提问。目前，我国疫情防控总体形势是平稳的，局部地区出现的本土聚集性疫情也总体可控，有的已经恢复了常态，有的尚在处置过程中。陕西西安的疫情近期呈动态下降态势，风险区域在逐步减少，社区病例趋于"动态清零"，防控工作已经初见成效，各项措施还需要继续坚持和强化。河南关联疫情目前已累计报告 175 例感染者，波及河南、上海和浙江 3 个省（市）的 9 个市区。其中，河南许昌以禹州某企业聚集性疫情为主，近期报告部分周边社区居民有感染的情况，存在社区获得性感染风险。郑州已发现的病例中有一定数量的病例是通过主动就诊、社区筛查发现的，说明已经发生了局部的社区传播。上海浦东、浙江金华、河南周口等地的疫情处于初期，近两日均有零星病例报告。广东深圳 1 月 7 日报告两例病例，基因测序结果显示是一起新的境外输入引起的本土疫情。各地目前正全力以赴采取果断措施，管控风险区域和风险人员，落实重点风险场所和风险人员排查工作，防范疫情的扩散和蔓延。

目前,国务院联防联控综合组派驻在陕西、河南的工作组仍然在当地指导疫情处置工作。国家卫生健康委将密切关注各地疫情形势,从严从快从紧推进核酸检测、流调溯源、高风险人员和场所排查、社区管控等工作,坚决遏制疫情扩散蔓延。谢谢。

央视中文国际频道记者:请问在陕西西安发生新冠肺炎疫情以后,国家发展改革委在保障西安做好疫情防控物资供应方面做了哪些工作?目前,西安等地生活物资的供应保障情况如何?谢谢。

许正斌:国家发展改革委作为国务院联防联控机制生活物资保障组牵头单位,我们与有关成员单位建立了不定期会商协调制度,重点围绕监测、指导、协调、督办四个方面开展工作。一是在监测方面。加强疫情地区粮油肉蛋菜果等生活物资市场价格、供应量、储备、"绿通车"数量等监测,及时掌握市场动态和储备情况。二是在指导方面。及时指导疫情地区在生产供应、运输保障、储备调用、价格监测等方面,做好生活物资保障等相关各项工作,确保市场供应充足、价格平稳运行。三是在协调方面。重点协调有关部门为疫情地区生活物资"产购运加销"提供便利,协调周边省区对疫情地区进行支援,协调有关保供企业对疫情地区加大生活物资保障力度、做好成品粮油储备投放等工作。四是在督办方面。全面搜集媒体反映的疫情地区生活物资保障工作存在的问题,包括自媒体反映的个案问题,及时转交疫情地区有关部门,并督促尽快解决。

陕西西安疫情发生后,我委立即会同有关部门启动了生活物资保障机制,召开专题会议研究部署西安生活物资保障工作,立即启动了监测、指导、协调、督办等工作。每天监测了解西安市粮油肉蛋菜果等生活物资"产购储运销"情况,指导陕西省、西安市有关部门及时做好保供稳价工作,并分批次交办、督办了多个媒体反映的个案问题。在监测发现入陕鲜活农产品运输车辆减少较多后,我委及时协调周边6省(市)有关部门建立对陕西联保机制,加大运往陕西鲜活农产品运输组织力度。此外,应有关方面请求,我委还及时为西安市协调落实取暖物资货源。

从总体上看,目前西安市重点生活物资供应和储备较为充足,粮油价格基本稳定,猪肉价格略有上涨,蔬菜价格在前期上涨后已出现回落,入陕鲜活农产品运输车辆数量稳定恢复,配送"最后一米"问题也正在加快解决。后续,国家发展改革委将持续密切关注疫情态势,会同有关部门共同做好疫情地区生活物资供应保障。我就简要介绍这些,谢谢大家。

农视网记者:2022年春节比较早,还有不到一个月的时间就要过年了,请问在今年节日期间,我国"米袋子""菜篮子"产品市场形势如何?

刘涵:"米袋子""菜篮子"是重要民生商品,与老百姓生活息息相关,新春佳节将至,综合各方面情况看,今年节日期间,粮油肉蛋奶鱼果蔬等供应充足,完全可以满足城乡居民消费需求。

"米袋子"方面,2021年我国粮食再获丰收,产量13 657亿斤,比上年增加267亿斤。稻谷、小麦产量分别为4 257亿斤、2 739亿斤,较上年分别增长0.5%和2.0%。当前粮食库存保持高位,稻谷和小麦两大口粮品种占总库存超过70%,米面油加工和应急保供能力持续增强,可以说"米袋子"是田头产量足、库里储备足、市场货品足,节日期间"米袋子"保供稳价基础扎实。

"菜篮子"方面,当前全国蔬菜在田面积达8 000多万亩,同比增加200多万亩,预计未来3个月蔬菜供应总量1.7亿吨,同比增加350万吨,加上冬储蔬菜,可供每人每天约3斤菜。从区域看,"南菜北运"和北方设施蔬菜主产省是保障冬春市场供应的主力军。这些地区在田蔬菜面积5 700万亩,同比增加近200万亩,并且已陆续进入蔬菜采收旺季,能够有效保障市场供应。但受汽柴油价格上涨、季节性因素影响,预计菜价将比较坚挺。柑橘等水果大量上市,苹果、梨等水果库存充裕,预计水果市场总量足、品种多,价格较为稳定。生猪生产提前恢复,牛羊肉、禽肉、奶类、鸡蛋产能处于高位,渔业生产稳定,水产品产量充足,畜禽水产品供应都有充分保障。

今年冬季受"拉尼娜"事件影响,可能会出现阶段性强降温天气,农产品保供稳价面临的压力较往年偏大。农业农村部将继续会同有关部门和地方,积极采取针对性措施,稳生产、畅流通、抓应急、保安全,切实保障节日期间老百姓"米袋子""菜篮子"产品稳定供应。

人民日报记者:请问春节临近,商务部目前全国的生活必需品市场情况如何? 下一步商务部门如何做好节日期间的市场保供稳价工作? 谢谢。

王斌:感谢您对市场保供工作的关心。还有20多天就将迎来中华民族最重要的传统佳节,随后将举办北京冬奥会、冬残奥会,同时我们还面临着新冠疫情的挑战,所以做好节日市场供应工作是十分重要的。从开年这几天的情况来看,除西安等地出现波动外,全国消费市场总体供应充足,价格稳定,销售平稳,开局良好。一是市场供应充足。粮食生产喜获"十八连丰",生猪产能持续恢复,禽蛋、蔬菜等供应增加,近期全国天气晴好,物流运输畅通,保障市场供应基础坚实牢固。节前,各地商务部门积极组织大型批发市场、连锁超市加强产销衔接,加大生活必需品货源组织力度,指导电商平台、物流企业安排好节日配送。据初步调查摸底,各地生活必需品储备充足,流通企业备货量普遍比平日增长30%左右。二是价格总体稳定。据商务部监测,1月7日重点批发市场粮油价格与一周前基本持平,猪肉价格下降3.3%,鸡蛋价格下降0.7%,30种蔬菜平均价格下降0.8%。三是销售平稳增长。元旦假期,各地传统年货、应季服饰、智能家电、鲜花绿植等商品销售旺,老字号餐饮、特色餐饮受欢迎,滑雪、滑冰等冰雪消费热力足,新业态、新模式、新场景人气高。商务部认真贯彻落实党中央、国务院部署，召开全国商务系统电视电话会议，印发工作通知，成立工作专班，加强应急值守，健全工作机制，对做好两节疫情防控与市场供应工作作出具体安排。各级商务部门积极采取措施，保障节日市场供应。一是抓好疫情防控。指导各地督促商贸流通企业落实好疫情防控措施，严格做好商场、超市、批发市场、农贸市场、宾馆、酒店、餐馆等重点单位和场所疫情防控工作。加强商贸领域安全生产工作，让广大消费者安心进店、放心消费。二是加强货源组织。根据春节消费特点，指导督促商贸流通企业加大货源组织力度，丰富节日市场供应。指导西安等疫情发生地区就地就近、分区分级、联保联供，保障生活必需品供应充足稳定。三是做好储备投放。春节前，商务部将会同有关部门向部分省区市投放中央储备牛羊肉，增加市场供应。同时，指导各地积极充实地方储备，适时组织冬储菜等生活必需品投放。四是强化监测预警。启动两节期间生活必需品市场监测日报制度，加强与地方沟通联系，全面掌握市场供需变化情况，及时协调相关地区解决广大群众反映的问题。谢谢。

凤凰卫视记者：陕西省本轮疫情累计报告本土确诊病例超过 1 900 例，请问现在重症的情况如何？国家采取哪些手段确保病例的救治与康复呢？谢谢。

郭燕红：谢谢这位记者的提问。陕西省发生疫情以后，我们迅速派出工作组和国家专家组赴当地指导疫情防控和医疗救助工作，全力以赴保护人民群众的健康和安全，本次陕西省的疫情在一个时间段内发展比较快，病例增加比较迅速，截至 1 月 8 日 8 时，累计收治患者 1 992 例，其中经过精心救治已经有 183 名患者治愈出院。在重症方面，有 47 名患者是重症，占比 2.36%，低于 2020 年下半年以来约 7% 的重症率水平。经过精心救治，重症患者当中已经有 24 名转为普通型，应当讲在治疗方面是比较顺利的。根据当地的实际情况,我们采取了一些针对性的措施。一是指导启用3家定点医院、1家备用定点医院,4家定点医院累计床位数3 600张,能够完全满足患者收治工作。在此基础上,我们指定1家医院作为康复医院,为出院患者提供健康监测和相关康复治疗。二是在国家层面调派具有丰富经验的重症、呼吸、感染、院感(医院感染)、中医等各专业的专家,第一时间进入定点医院,陕西省在区域内抽调50支医疗队,共4 000多名精干的医疗救治力量,从国家到省、到市组成联合救治组,整建制地接管病区,确保救治工作高质量、高水平开展。目前看医疗救治的资源和能力完全可以满足救治需要。三是坚持行之有效的救治经验,关口前移,做好早期干预工作,减少患者由轻转重。新冠肺炎重症患者常常是老年人和有基础疾病的人群,对于有高危因素的患者和重症患者我们坚持“一人一方案、一人一团队”,特别是对于有基础疾病的人群采取多学科的诊疗模式,由感染、呼吸、心内、肾内等多专业的专家团队形成治疗组,对患者采取综合诊疗策略。特别是对于老年人,我们给予更为精细化的管理,更为细致的护理和营养支持。陕西这轮疫情截至目前,有19位80岁以上老人感染新冠病毒,其中1位老人94岁高龄,专家以及前方的医护人员对他们给予更加精心的救治。同时,治疗过程中我们坚持中西医并重,中西药并用,发挥中医药的独特作用,达到更好的治疗效果。目前看,所有在院治疗患者病情平稳,治疗工作都在顺利、有序开展。谢谢。

南方都市报记者:从媒体上看到西安开展“敲门行动”,请问为什么开展“敲门行动”? 在哪些区域开展? 对于疫情防控“敲门行动”能发挥什么作用? 谢谢。

贺青华:谢谢你的提问。城中村是大中城市的城乡接合部,这次西安疫情城中村是疫情防控的重点和难点之一。城中村的疫情防控一定程度上决定了疫情的后续规模和持续时间。所以今年1月3日、4日,国务院联防联控机制综合组陕西工作组指导当地,针对出现过新冠肺炎阳性病例的西安市城中村开展了"敲门行动","敲门行动"涉及西安市3个区10个城中村,约10万人。陕西工作组挨家挨户敲门,和居民面对面交流,核实了解情况:一是生活和就医面临的困难;二是参与核酸检测的情况;三是居家隔离的情况。"敲门行动"的开展督促指导当地进一步摸清了这些城中村的人员底数、各家各户的现实困难,严格落实了核酸筛查应检尽检,力争做到"不落一户、不漏一人",推动社区内高风险人员实现应隔尽隔,为社会面清零打下了基础。同时也帮助解决了城中村居民生活和就医方面的实际困难。谢谢。

香港中评社记者: 春节即将来临,北京冬奥会举办在即,请问国家发展改革委在生活物资保供稳价方面有哪些工作考虑? 谢谢。

许正斌: 今年春节期间,恰逢北京冬奥会举办,同时又面临着疫情防控的艰巨任务,做好生活物资保供稳价工作,对于确保人民群众欢乐祥和过节、冬奥会和冬残奥会顺利精彩举办、疫情地区生活物资丰富多样供应等都具有重要意义。国家发展改革委对这项工作高度重视,按照《中共中央办公厅 国务院办公厅关于做好2022年元旦春节期间有关工作的通知》要求,已开始密切监测市场运行情况及价格变化,并多次召开视频会议调度各地工作开展情况,印发通知对相关工作作了进一步部署,指导各地稳定生产供应、充实商品储备、加强产销衔接、做好工作预案。特别是对冬奥会、冬残奥会涉及的相关省(市),国家发展改革委专门建立了工作机制,进一步加强对地方的指导协调。

目前,从市场情况看,重要民生商品供给充裕、价格基本稳定。2021年粮食产量再创新高,当前生猪和猪肉供应充足、价格回到正常区间,冬季蔬菜在田面积同比增加,粮食应急加工能力充裕,36个大中城市及市场易波动地区成品粮油库存保持在较高水平。从各地工作情况看,保供稳价工作准备充分、扎实有力。各大中城市普遍制定了保供稳价预案,充实了小包装成品粮油、猪肉、北方冬春蔬菜等储备,部分城市还临时增加了鸡蛋、耐储蔬菜储备,一些地方根据物价变化情况向困难群众发放了价格临时补贴或一次性补贴。总体判断,春节和北京冬奥会期间重要民生商品供给有坚实保障,价格将保持平稳运行。下一步,我们将持续紧盯疫情发展态势和春节市场,密切关注北京冬奥会、冬残奥会涉及区域生活物资保障情况,精准对接地方需求,全力做好生活物资保障工作。一是落实责任,突出重点。进一步压实地方责任,做好相关预案,紧盯疫情变化,坚决做到哪里有疫情,哪里就是工作重点,近期全力确保西安、河南,以及春节、冬奥会和冬残奥会、全国两会期间生活物资保障。二是用好经验,加强指导。会同有关部门认真总结近两年疫情发生以来形成的好经验好做法,进行复制推广。强化对地方指导,为疫情重点地区应对突发情况提供政策操作指南。三是加强监测,督办个案。及时排查个案问题,对重点问题建立台账,专人跟踪、挂牌督办解决。四是加强配合,形成合力。加强与有关成员单位沟通配合,对地方进行精准指导和协调,形成工作合力。

中央广播电视总台新闻新媒体记者:西安发生疫情已经有一段时间,请问西安市民正常就医是如何保障的?尤其是封控社区人员因其他疾病就医是怎样的途径?谢谢。

郭燕红:谢谢这位记者的提问。看病就医是人民群众的刚性需求,提供医疗服务是医疗机构的基本职责。统筹好疫情防控工作和正常医疗服务的保障工作对于维护人民群众的健康至关重要。近日,西安"孕妇流产"事件引发了负面的影响,社会高度关注。1月6日上午,国务院副总理孙春兰专门召开会议强调,要坚持人民至上、生命至上,坚决不能以任何借口推诿拒收群众就医。疫情发生以来,国务院联防联控机制三令五申要求在做好疫情防控工作的同时,必须要保障好正常的医疗服务,对于有就医需求的群众,尤其是急危重症患者应该及时救治,不得推诿拒诊,对于一些特殊群体,比如血液透析、肿瘤放化疗患者以及孕产妇、新生儿这些需要给予定期救治和定期随诊的特殊人群,要指定医疗机构切实保障连续医疗服务。对于老年和慢性病患者,要适当延长处方量,基层医疗卫生机构要做好签约服务,必要时做好上门送药等相关工作,不能以疫情防控为由停诊、拒诊或者延误治疗。同时,要求医疗机构要设立好缓冲区域,对于没有排除新冠病毒感染的患者,要在做好防护的基础上先救治。排除新冠肺炎之后,转入普通病房。对于人民群众正常的医疗服务保障工作,这些措施在实际工作中既是经验的总结,同时也是我们做好人民群众正常医疗服务的保障。

西安的一些问题反映出在保障人民群众正常医疗服务过程中,工作还是落实不实、不细、不严,没有压实责任,有一些工作没有落实到位,致使疫情期间有一些人民群众就医通道不通畅。目前,陕西省委、省政府成立联合调查组对西安孕妇流产事件进行联合调查,并进行了相应处理。同时,陕西省也采取了一系列的措施进一步优化就诊流程,压实各方责任,畅通各个环节,不断改进工作,保障好人民群众的医疗服务需求。我委在全国层面要求其他省份要举一反三,吸取教训,在未发生疫情时就要做好周密的工作方案,确保疫情发生期间人民群众的正常医疗服务保障工作不受任何影响。还要特别补充一句,个别机构和人员的问题不能作为群体的"素描",也不能抹杀卫生健康系统和广大医务工作者所做出的贡献和奉献。谢谢。

封面新闻记者:请问当前畜禽产品供应情况如何?疫情对畜禽生产有什么影响?

刘涵：感谢你的提问。按照传统习惯，春节会比平时多吃一些畜禽产品，因此老百姓也更加关注节日期间畜禽产品的供应。2021年我国生猪生产恢复目标任务提前半年完成，猪肉产量显著增长，牛羊肉、禽肉、奶类产量均创历史新高，畜产品市场供应总体充裕。冬季以来畜牧业生产形势良好，畜产品价格总体稳定。据农业农村部监测，刚刚过去的元旦假期，全国批发市场周均价猪肉每公斤23.4元，环比跌1.1%，同比低46.9%；牛肉每公斤77.3元，环比基本持平，同比高1.0%；羊肉每公斤71.8元，环比涨0.8%，同比低2.9%；鸡蛋每公斤9.9元，环比跌0.8%，同比高20.3%。

春节期间，生猪等畜禽上市量将有所增加，畜产品市场供应充足。生猪方面，11月份和12月份全国规模猪场5月龄中大猪存栏量同比分别增长25.9%和27.5%，按2个月左右的育肥时间，对应春节前后的生猪上市量较大。蛋鸡方面，据对500个蛋鸡生产县定点监测，11月份蛋鸡存栏量环比增长0.5%，同比增长1.2%，加上近期蛋鸡养殖利润稳定，鸡蛋产量将同步增加。牛奶方面，据对全国生鲜乳收购站监测，11月份奶牛存栏量同比增长11.0%，生鲜乳产量同比增长14.1%。肉鸡和牛羊存栏量也处于历史高位，春节前上市量相应增加，肉蛋奶供应完全能够满足居民消费需求。

从我部调度情况看，近期新冠肺炎疫情局部反弹并没有对全国畜禽生产造成影响。对于中高风险地区个别养殖场户反映的饲料运不进、畜禽运不出等问题，我们已及时督促指导地方采取针对性措施妥善解决，确保活畜禽、饲料兽药等生产资料以及肉蛋奶产品运输通畅。下一步，我们将统筹疫情防控与养殖业生产发展，关注、督促和协调地方第一时间解决畜禽产品及生产资料在运输过程中出现的卡点、堵点问题，保障有序生产、稳定供给。

澳门月刊记者：请问国家卫生健康委，目前我国新冠病毒疫苗接种进展如何？下一步有什么工作打算？谢谢。

贺青华：感谢对我国新冠病毒疫苗接种工作的关心。根据国务院联防联控机制的部署，各地继续按照"知情、同意、自愿"原则，进一步加强疫苗接种组织实施力度，不断优化创新服务形式，规范接种流程，确保接种安全。目前看，各类人群接种以及加强免疫接种总体顺利。截至 2022 年 1 月 7 日，全国累计报告接种新冠病毒疫苗 288 777.2 万剂次，其中 3~17 岁人群接种 47 277.4 万剂次，疫苗接种总人数达到 126 226.4 万剂次，覆盖全国人口的 89.54%，完成全程接种 121 587.8 万人，占全国总人口的 86.25%。

国内外的研究和实践证明，新冠病毒疫苗能有效降低重症率、减少病死率。近期全国部分地方发生的新冠肺炎疫情甚至出现了局部聚集，应当坚持疫苗接种和隔离管控传染源、戴口罩、"一米线"、常通风、不聚集等公共卫生措施，这些措施仍然是当前疫情防控的最有效措施。希望大家能够充分利用好疫苗这个预防疾病的有力武器，积极主动接种新冠病毒疫苗，为疫情防控尽一份责任、尽一份义务。下一步，我们将继续指导各地积极稳妥、安全有序推进疫苗接种工作，为接种人群提供更便利的接种服务，切实保护好群众的健康权益。谢谢。

香港经济导报记者：刚才郭燕红女士提到行之有效的救治经验，请问治疗新冠肺炎患者过程中行之有效的救治经验具体有哪些？谢谢。

郭燕红：谢谢记者的提问。我们国家新冠肺炎救治工作取得了非常好的成效，主要体现在治愈率的提升和重症率的下降，以及病死率的下降。从 2020 年 5 月以来，我国新冠肺炎重症率维持在 7% 左右，自 2021 年 1 月份以来无死亡病例。在救治工作中我们积累的经验体现在三个方面：一是我们拥有一批具有丰富经验的专家队伍和医务人员队伍。在疫情发生的第一时间就赶赴疫情当地,参与到患者医疗救治工作当中。医务人员队伍,特别是具有丰富经验的专家和医务人员队伍是我们重要的财富。二是严格落实"四集中"原则,将患者集中在综合能力、实力都比较强的定点医院,同时集中优质医疗力量,国家、省、市各方面的医疗力量汇聚在一起予以全力救治。三是按照诊疗方案规范诊疗,同质化诊疗,坚持早诊早治,关口前移。对于轻症加强观察、治疗,防止转重症;对于有高危因素的患者,有一系列的早期预警指标,加强临床观察,提前给予相应的精密的干预,及时筛查出有重症倾向的患者,积极地采取相应的干预措施。另外,我们一直坚持中西医并重、中西药并用。对于重症患者,我们坚持多学科诊疗,一人一策。通过这些诊疗的策略,重症率和病死率维持在比较低的水平,即便是重症病例,也只有少数患者需要气管插管机械通气或者 ECMO(体外膜肺氧合)治疗,通过这些经验治愈率不断提高,重症率不断下降。谢谢。

每日经济新闻记者: 请问目前西安的生活必需品供应情况如何?商务部门采取哪些措施保障市场供应?谢谢。

王斌: 西安市疫情期间市场供应情况牵动着全国人民的心,党中央、国务院高度重视,作出明确部署。陕西各级商务部门在当地党委、政府领导下,针对疫情管控提级后出现的门店开业率低、末端配送压力大、居民买菜难等问题,围绕"外保货源、内保畅通、末端保供",及时采取相应措施,市场供应状况进一步改善。连日来,我们与陕西省商务厅、西安市商务局保持密切联系。他们的主要措施可以概括为三个方面:一是畅通货源通道。强化联保联供机制,向五大批发市场派驻人员,开通生活物资运输"绿色通道",向重点企业开具"民生保供企业证明",发放外地货运司机"暖心礼包",制定蔬菜应急转场预案,稳定外调货源。目前,陕西生活必需品储备充足,23 个主要农产品批发市场中 22 个正常营业;西安

5 大批发市场日均进货 8 000 多吨、交易 7 000 多吨,能够满足日常需要。西安市生活必需品价格总体平稳,蔬菜、猪肉价格冲高回落。二是打通流通堵点。西安市先后发布 3 批重点保供企业和社区团购服务企业名单,发放保供货运车辆通行证,协调解决保供企业员工上岗问题,鼓励符合疫情防控要求的企业开门营业。1 月 7 日,西安 13 家重点保供企业 1 722 家门店中 1 045 家正常营业,开业率比最低时提升 30 多个百分点。三是加强末端配送。针对群众反映的生活必需品入户难问题,西安市采取相应措施,实行分区分级配送,并对外来人员等重点群体开展救助帮扶。目前的主要问题是零售终端开业率、人员到岗率仍然较低,部分社区送货配货精细化不够。1 月 7 日,西安市疫情防控指挥部出台了生活必需品供应奖补政策、推进商贸服务和邮政快递复工复业措施,相信后续末端供应问题很快会得到解决。

疫情发生以来,各地在应急保供实践中总结了许多经验教训,以下三个方面值得各地学习借鉴:一是坚持防疫、保供并重,注重发挥政府、市场、社会合力,强化协同保供。二是充分发挥市场主体作用,在严格落实精准防控措施前提下,支持生活必需品保供企业开门营业,切实解决员工上岗、物流配送等困难。三是实行分区分级分类保障,针对隔离人员、封控小区、管控小区、城中村、重点群体等,分类施策、细化措施、精准保障。

红星新闻记者:我们注意到,前期部分大中城市的一些蔬菜品种价格涨幅比较高,请问目前情况如何? 马上要过年了,请问近期是否会采取一些措施保障春节期间 "菜篮子" 供给充足、价格稳定? 谢谢。

刘涵:谢谢你的提问,记者朋友们对 "菜篮子" 问题比较关注。刚才简单介绍了全国 "菜篮子" 产品生产供应情况,这里再介绍一下目前市场情况和部里拟采取的一些措施。

农业生产本身容易受到灾害性天气和动植物疫病等突发因素影响,特别是现在很多"菜篮子"产品"买全国、卖全国",价格区域性季节性波动风险加大。您提到的前期一些蔬菜品种价格涨幅较大,主要是受北方地区严重洪涝灾害、农资成本上涨等多种因素叠加所致。总体上看,灾害影响是局部性、阶段性的,去年11月以来天气总体有利,各项措施及时跟进,蔬菜产量迅速增加,价格已经稳步回落,农业农村部重点监测的28种蔬菜批发价格已连续6周下跌。从近期调度北京、上海等大中城市主要农产品批发市场情况看,"菜篮子"产品供应总量是充足的,价格也是稳定的。北京新发地市场蔬菜日均供应量约2.3万吨,与往年同期基本持平;上海江桥批发市场蔬菜日均供应量约5 000吨,价格略有下降;广州江南果菜批发市场蔬菜、水果供应充足,日均成交量分别达4 300吨、1 400吨,价格小幅下降;西安西部欣桥农产品物流中心蔬菜库存1.5万吨以上,与疫情发生前基本持平。全市冬春蔬菜储备充足,调入调出平稳有序,价格稳中有降。

下一步,我部将着力抓好四个方面工作,巩固"菜篮子"生产供应好势头,保障春节、冬奥会、冬残奥会和全国两会期间大中城市供应稳定。一是发挥好"菜篮子"市长负责制考核指挥棒的作用,督促各大中城市把"菜篮子"工作抓紧抓好。二是加强"南菜北运"和北方设施蔬菜基地建设,做好应急保供。三是推动各地严格执行鲜活农产品运输"绿色通道"政策,加快线上交易与线下流通融合发展,促进产销有效衔接,多渠道保障"菜篮子"产品供应。四是加强"菜篮子"产品生产情况调度、市场运行监测和信息发布,合理引导市场预期,保障市场平稳有序。

主持人: 谢谢,今天的发布会,相关部门的嘉宾为我们介绍了节日期间疫情防控和保价稳供的相关工作情况,后续我们还将继续召开新闻发布会。今天的发布会到此结束,谢谢大家!

国务院联防联控机制就节日期间疫情防控工作有关情况举行发布会

（第 160 场）

一、基本情况

时　　间　2022 年 1 月 15 日

主　　题　介绍节日期间疫情防控工作有关情况

发布人　交通运输部应急办副主任　周旻

　　　　　国家卫生健康委疾病预防控制局一级巡视员　贺青华

　　　　　中国民用航空局飞行标准司司长　韩光祖

　　　　　中国国家铁路集团有限公司客运部副主任　朱文忠

主持人　国家卫生健康委新闻发言人、宣传司副司长　米锋

二、现场实录

主持人：各位媒体朋友，大家下午好！欢迎参加国务院联防联控机制举办的新闻发布会。

1 月以来，全球新冠肺炎日新增确诊病例最高已突破 350 万例。据世界卫生组织简报，过去 30 天，全球上传的基因序列中，58.5% 为奥密克戎变异株，该变异株传播快、传染力强，正在迅速取代其他变异株。

当前，我国面临德尔塔和奥密克戎变异株输入疫情的双重挑战。春运即将开始，人员流动和聚集大幅增加，疫情防控形势严峻。

发生疫情的地区，要加快筛查、流调、隔离，尽早发现和管控风险人员，尽

快阻断传播途径；推进落实区域协查，严防疫情外溢扩散。要千方百计用心、用情保障群众的物资供应和基本就医需求，确保群众的诉求能得到及时回应和解决。未发生疫情的地区，要毫不放松落实常态化防控各项要求，时刻紧绷疫情防控这根弦，加强风险排查，分类、精准落实核酸检测、健康监测等各项防疫措施，严防疫情发生。

要持续推进新冠病毒疫苗接种。截至 1 月 14 日，全国累计报告接种新冠病毒疫苗 292 898.1 万剂次，完成全程接种的人数为 122 058.4 万人。今天发布会的主题是：节日期间疫情防控工作有关情况。我们请来了：交通运输部应急办副主任周旻先生；国家卫生健康委疾病预防控制局一级巡视员贺青华先生；中国民用航空局飞行标准司司长韩光祖先生；中国国家铁路集团有限公司客运部副主任朱文忠先生。请他们共同回答媒体的提问。下面，请记者朋友举手提问，提问前请先通报所在的新闻机构。

中央广播电视总台央视记者：我想请问一下，最近全国的疫情形势呈现什么样的发展态势？谢谢。

贺青华：谢谢你的提问。随着全球新冠肺炎疫情的蔓延扩散，病例总数的增加不断升高，我国外防输入的风险持续加大。加上春运、寒假和春节即将到来，跨地区人员流动增加，疫情防控形势严峻复杂。面对如此严峻的疫情防控形势，我国疫情总体形势还是平稳的，局部地区发生的本土聚集性疫情总体上能够做到短时间内有效控制。天津发生的奥密克戎变异株本土聚集性疫情已经波及河南省安阳市和辽宁省大连市，天津的疫情仍在持续发展，但是近 3 天新增加的病例主要在隔离点筛查发现，疫情外溢的风险逐渐在降低，需要持续做好隔离点管控工作，相关省份也要继续做好风险人员的筛查和管控，河南安阳的疫情仍存在一定的社区传播风险。陕西西安疫情已经进入收尾的阶段，仍需要严密防范医疗机构和集中隔离点的感染风险,以及个别地区的疫情反弹。河南郑州和许昌疫情近日新增加的病例数呈持续下降态势,疫情出现了好转的迹象,续发传播风险也在逐步降低。广东深圳新增加的病例均为集中隔离人员,疫情风险初步控制。广东珠海1月14日报告的感染者、广东中山1月13日报告的感染者、上海1月13日报告的感染者,这三个地方的基因测序均为奥密克戎变异株。多名感染者的社会活动轨迹比较多,存在社区获得性感染传播外溢的风险。浙江杭州1月14日报告的1名本土感染者,目前这几起疫情已处于初期发展阶段,需要加快风险区域的人员排查和管控。近日,国务院联防联控机制综合组向天津增派了工作组,指导当地的疫情处置,国家卫生健康委将继续关注各地的疫情形势,全面加强风险人员排查,强化春节期间疫情监测预警和常态化防控工作,提升疫情防范的早发现能力,一旦发现疫情,发现一起立即处置一起、扑灭一起,以保障人民群众过上欢乐祥和的春节。谢谢。

中国交通报记者:刚才提到我们现在各地都发生了疫情,想请问一下交通运输部门通过采取什么措施来防范疫情通过交通运输的各个环节来进行传播?谢谢。

周旻:谢谢这位记者朋友的提问。面对近期全国多地聚集性疫情局部暴发,交通运输部门既要防范疫情通过交通运输环节传播扩散,又要做好交通运输应急保障工作。简单说就是做好"控"和"通"两方面工作。"控"就是科学精准实施交通运输管控,防止疫情外溢。一是果断切断跨省跨市道路客运服务。指导中高风险地区所在地交通运输主管部门及时暂停省际、市际道路客运班车、包车,及时暂停公交车、巡游出租车、网约车、顺风车等跨城客运服务,并做好相关信息发布和退票服务工作。二是强化城市客运防疫管理,指导中高风险区所在地交通运输主管部门对途经中高风险地区的城市公共交通线路,通过甩站、绕行、区间运营等方式,降低疫情传播风险。三是科学设置防疫检查点。指导地方交通运输主管部门会同公安交管、卫生健康等部门科学合理设置公路防疫检查点。我们既要合规合法地严肃查验，又要文明服务，做好政策宣传和解释。四是严格落实关键环节防控的各项要求。落实落细交通运输工具和工作环境的消毒通风、人员防护等疫情防控举措。对密接人员转运、核酸采样转运的车辆，我们要严格落实驾驶区和乘客区的物理隔离各项要求，为司乘人员配备防护物品，转运后及时更换全套防护物品，并对车辆严格消毒处理。"通"就是多管齐下确保物资运输畅通，保障生产生活物资运输，也保障生产生活秩序稳定。一是保障应急物资运输畅通。我们指导各地及时发放应急物资运输车辆通行证，科学研究设立应急物资中转调运站和临时接驳点，提升城市配送及末端投递能力，全力保障疫情重点地区的疫苗、民生、能源、农资等重点物资运输畅通有序。我们也掌握到，最近有一些地方出现了无故对货车劝返和对货车司机提出隔离要求的情况，这些个案我们已经协调，基本妥善解决。在这里我想强调一下，防疫交通管控绝不能"简单化""一刀切"，严禁擅自在高速公路省界主线设置疫情防控检查点，县乡村不得擅自阻断或隔离高速公路、国省干线和农村公路。总的来说，要层层落实，而不是层层加码，不能影响各类重点物资运输，影响人民群众生活。二是要确保港口运输畅通。水运口岸承担物资运输任务重，外防输入任务重，我们每天调度天津港集团，指导统筹做好疫情防控和保通保畅。目前天津港运行正常、秩序良好。天津港集团2.9万人已完成了第二轮核酸检测，结果均为阴性。我们刚得到消息，今天上午10点，第三轮核酸检测工作也已经完成了。港口一线的高风险岗位工作人员均已实行了集中居住、封闭管理，全面完成了加强免疫接种。三是要实施应急运输24小时值班值守制度。河南、天津、陕西等地的联防联控机制的交通专班均已实行了24小时值班值守，如果有交通通行和运输保障方面的问题，公众可查询并拨打交通专班的值班电话进行求助。各省应急运输如果有需要协调的问题，也可以第一时间联系国务院联防联控机制综合组交通专班办公室,应急运输保障电话:010-65292831。谢谢!

人民日报记者:春运将至,铁路疫情防控是重点环节。请问中国国家铁路集团有限公司将采取哪些措施有效降低疫情通过铁路传播的风险?对于乘坐火车出行的旅客有什么提示?

朱文忠:感谢记者朋友对铁路工作的关心。2022年的铁路春运,面临着保障旅客出行、防控新冠肺炎疫情双重考验和压力,责任重大,任务艰巨。我们将认真贯彻落实党中央、国务院部署,统筹做好春运组织和疫情防控工作,努力实现广大旅客的安全健康出行。

从目前春运车票预售情况来看,2022年铁路春运学生流、务工流、探亲流等基本出行需求仍将保持一定规模,但受疫情影响和各地防控政策引导,旅客出行存在较大的不确定性和变化性。为确保旅客安全出行,我们主要采取了四个方面的措施。一是充分安排运力。总体上,春运每日席位可供给能力最高可以达到1 050万,较2019年提高10%,客座能力能够满足春运旅客出行需求。我们将按照"适需安排、应急有备、精准匹配、梯次投放"原则,根据客流变化动态安排客车开行和运力投放,努力保障旅客出行和疫情防控的双重需要。二是加强客运组织。我们将继续实行均衡的售票策略,严控列车载客率;加强车站自助设备布局优化,避免人员聚集等待;延长互联网售票改签业务办理时间,提供24小时退票服务,更好地方便旅客采取线上方式办理相关业务。同时,我们调整了退票手续费规则,既为旅客节约出行成本,也方便旅客灵活调整出行计划。三是严格防控措施。我们将从严从紧落实乘车全流程疫情防控要求。强化车站客流组织,按规定做好旅客进站测温验码等工作,引导旅客有序进站、分散候车;列车将预留隔离席位,停止餐车堂食服务,改为送餐至车厢座位;加强站车广播宣传,强化站车通风消毒,定期开展环境卫生学监测。四是完善应急预案。如果局部地区出现疫情,我们将积极配合当地政府,快速调整运输组织,按要求停开、减开涉疫地区旅客列车,限制或停止销售涉疫地区客运车站车票,严格卡控风险人员流动,严防疫情通过铁路扩散;同时,及时出台免费退票措施,避免旅客经济损失。

安全健康旅途,需要共同打造。借此机会,我也想通过媒体向广大旅客朋友做如下提示。

第一,春运能力安排是一个动态变化过程,我们将持续关注车票预售情况,对能力紧张的地区和方向适时调整补充,满足旅客出行需求。请广大旅客及时关注中国铁路 12306 网站和各大车站信息公告。

第二,"铁路 12306"手机客户端提供购票出发地与到达地疫情防控政策实时查询功能,同时还为注册用户提供行程提醒、列车运行变更通知和电子临时乘车身份证明等多项服务,建议广大旅客下载并通过铁路官网办理购票等业务。

第三,铁路已经具备旅行全流程的电子化、自助化条件,建议广大旅客尽量使用互联网、手机客户端、自助票务终端等非接触方式,降低疫情传播风险。

第四,出行过程中,请广大旅客还是要注意自身健康和个人防护,听从铁路工作人员引导,全程佩戴口罩,保持安全距离。谢谢!

新华社记者:当前奥密克戎变异株已经导致本土疫情,从全国层面来看,防控措施会不会升级?针对奥密克戎变异株,会有什么进一步的防控举措?谢谢。

贺青华:谢谢你的提问。正如你所提到的,目前我们国内已经有 14 个省份报告了奥密克戎变异株输入病例,天津、河南也报告了本土奥密克戎变异株疫情。从全球看,奥密克戎变异株已经在全球 150 多个国家和地区进行传播,在有的国家和地区已经成为主要的流行株。随着奥密克戎变异株在全球越来越多的国家和地区传播蔓延,通过人和物输入我们国家的风险也在逐渐增大。

专家分析研判,奥密克戎变异株不影响我们国家现有核酸检测试剂的灵敏度和特异度,我们国家"外防输入、内防反弹"总策略和"动态清零"的总方针,对防范奥密克戎变异株仍然是有效的。

具体地说,在外防输入方面:一是通过严格落实入境人员全程闭环管理;二是严格管控接触入境人员物品和环境的高风险岗位人员;三是加大相关入境物品的抽检比例;四是严格实施入境航空器终末消毒等措施,不断强化源头管控,严把疫情输入关。内防反弹方面:一是通过持续开展重点人群、重点场所和重点单位的监测预警;二是持续推进新冠病毒疫苗的接种;三是持续引导公众坚持做好日常的卫生防护,常通风、戴口罩、勤洗手等;四是快速处置发生的每一起散发或者聚集性疫情等措施,有效遏制疫情进一步蔓延和扩散。

下一步,国家卫生健康委将关注并密切关注包括奥密克戎变异株在内的全球新冠病毒变异株的流行趋势,加强相关变异株的传播力、致病性和对疫苗免疫效果影响等方面的研究,及时分析评估输入风险传播的可能,根据评估情况指导各地动态调整,完善疫情防控措施,坚决守住来之不易的疫情防控成果。谢谢。

中国民航报记者:在后天,也就是 1 月 17 日,今年的春运就开始了,为了应对旅客的出行高峰,请问民航部门做了哪些工作安排?谢谢。

韩光祖:感谢您的提问。春运期间,中国民用航空局已成立了春运工作领导机构,对春运期间民航各单位在组织领导、疫情防控、运力保障、运行安全、航班正常、旅客服务和春运值班等方面做了工作安排。

一是民航将坚决贯彻"外防输入、内防反弹"总策略,坚持在疫情防控常态化条件下谋划春运举措,及时调整应对策略,确保防控措施落实到位。二是为满足春运期间热点地区、热点航线的客运需求,中国民用航空局鼓励航空公司灵活调配运力,统筹安排加班和临时经营航班,及时满足广大旅客出行需要。截至目前,春运期间已安排国内定期客运航班计划近60万班,在此基础上批复国内航线加班2万余班。三是要求各航空公司密切跟踪国内部分地区的疫情形势,配合防控要求做好客票退改服务工作;要求各机场加强与地方春运机构对接配合,做好抵离旅客交通顺畅衔接,同时做好航班不正常情况下的旅客服务工作。春运期间,民航各部门将坚守生产一线,确保疫情防控和航班运行安全,为广大旅客出行顺畅提供保障。

中央广播电视总台财经节目中心记者: 春运马上就要开始了,请问今年的春运有哪些变化和特点?交通运输部门将采取哪些措施来做好组织保障工作?谢谢。

周旻: 谢谢记者朋友的提问。根据国内外疫情态势变化,我部会同中国民用航空局、中国国家铁路集团有限公司等部门对春运客流情况进行了分析研判,预计2022年春运全国发送旅客11.8亿人次,日均2 950万人次,较2021年同比增长35.6%,较2020年同比下降20.3%,较2019年,也就是疫情发生之前的春运,同比下降60.4%。总体看,今年春运将呈现"客流总量中低位运行、客流构成变化不大、节后出行相对集中、时空分布呈潮汐特征"等特点,同时还面临疫情防控形势严峻复杂、安全应急保障压力较大、路网保通保畅压力较大、运输服务保障压力较大等形势。

为做好2022年春运服务保障,交通运输部门将重点开展以下四个方面工作。一是切实做好旅客运输组织。在做好疫情防控的前提下,优化运力调配,科学安排班次计划,加大客运枢纽场站、公园、景区等重点区域运力投放和应急调度,积极发展机动灵活、小批量的班车客运定制服务,强化干线运输与城市交通相衔接,组织做好旅客联程运输,特别是做好夜间到达旅客的疏运,避免乘客滞留,有效满足人民群众的出行需求。二是强化重点旅客服务保障。关爱帮扶老幼病残孕等重点旅客,根据客流情况及时增加售票窗口和自助售票终端,为不会使用或者没有智能手机的老人、儿童等乘客提供代查健康码、协助信息填报等服务。落实军人、消防人员依法优先优惠政策。针对务工人员和高校学生等重点人群,积极开展上门售票,专线运行等服务。三是加强路网运行服务保障。加强春运高峰时段、重点路段的路网运行动态监测,及时发布路况信息。强化高速公路收费站和服务区环境管理和疫情防控。加强高速公路收费车道运行监测和维护,提升异常情况处置能力,避免造成车辆、人员拥堵。四是加强交通运输安全生产。春运期间,各地交通运输部门将落实监管责任,督促企业落实主体责任,加强安全隐患排查治理,强化"两客一危"车辆和重载货车的动态监管,督促客运站严格落实"三不进站、六不出站"制度,切实抓好安全风险源头防范化解工作。指导各地优化完善突发事件应急预案,做好应急物资储备,积极做好极端恶劣气象条件下的滞留旅客服务和转运等工作,快速有效处置突发事件,保障人民群众生命和财产安全。谢谢!

红星新闻记者: 我的问题是,目前我国新冠病毒疫苗接种进展如何? 下一步有什么样的工作打算?

贺青华: 谢谢你对我们国家疫苗接种工作进展的关心。根据国务院联防联控机制部署,国家卫生健康委指导各地继续按照"知情、同意、自愿"的原则,同时强调接种疫苗是公民的责任和义务,进一步科学规范、安全有序指导各地统筹做好新冠病毒疫苗加强免疫以及各类人群的接种工作。针对不同人群接种工作的特点和工作实际,加强宣传引导,创新服务形式、优化服务流程、提高服务质量,确保接种工作积极稳妥安全有序进行。截至 1 月 14 日,全国累计报告接种新冠病毒疫苗 292 898.1 万剂次,其中 3~17 岁的人群接种已经达到 47 710.8 万剂次,疫苗接种总人数达到 126 369.1 万人,覆盖全国总人口的 89.63%,完成全程接种的是 122 058.4 万人,占全国总人口的 86.58%。近期国内多起聚集性疫情都存在着隐匿传播时间较长后才发现的情况,一方面由于境外疫情输入压力增大,疫情输入方式和途径多样化;另一方面,与我们国家人群疫苗接种率高(完成全程接种的达到 86.58%)、感染后有的没有症状、有的出现症状比较晚、有关症状相对较轻,所以发现难度相对增大。为什么有这种情况,最主要还是因为病毒感染人体以后,体内的免疫屏障就要行动起来,特别是接种了疫苗以后,疫苗刺激机体产生的体液免疫和细胞免疫就要行动起来,阻止外来物种在体内繁殖扩散,免疫屏障成功了,就没有症状,或者是症状很轻。一旦免疫屏障没有阻止成功,让病毒赢了,它突破了免疫屏障,在体内扩散繁殖,引起的组织器官功能障碍,这时候就表现有症状了。

大家看到,到目前为止,我们国家发生的散发疫情,有的城市报告的情况,确诊病例有的十几个、有的几十例,多的上百例,有的达到上千例,但是相对疫情发生地的几十万、几百万甚至上千万人口的城市,那只是少数,所以现有的研究和防控实践证明,在实施新冠病毒疫苗接种的生物学措施的同时,要戴口罩、注意手卫生、室内常通风、保持社交距离、不扎堆、不聚集,做好个人日常卫生防护措施,是能够有效防止个人感染新冠病毒的。有疫苗的保护,万一感染了新冠病毒,得重症和死亡的风险也相对会低,所以希望大家能够充分认识到疫苗接种对于个体保护和疫情防控的重要作用,积极主动、尽快、尽早地接种疫苗,特别是加强针的接种。

下一步,国家卫生健康委将继续指导各地科学规范、安全有序地开展疫苗接种,切实保障好大家的健康权益,谢谢大家。

澳门月刊记者:17 日春运就要启动了,人员流动将明显提升,请问交通运输部门将如何做好春运疫情防控工作? 谢谢。

周旻：谢谢这位来自澳门的媒体朋友。如您关注到的，春运期间人员集中流动性会增强，疫情传播风险也会加大。为做好春运疫情防控和服务保障工作，经国务院同意，在国务院联防联控机制下成立了春运工作专班，由交通运输部牵头，国家发展改革委、国家卫生健康委等14家单位参加，春运工作专班成立以来，我们制定并印发了总体工作方案，组织召开了电视电话会议，对相关工作进行了系统部署。总的来说，做好今年春运疫情防控工作，要按照引导错峰出行、降低旅途风险、加强人员防护的基本原则来开展。主要有四个方面的工作：一是做好重点客流的行前引导。交通运输、人社、教育、文旅等部门将密切沟通协作，积极引导务工人员错峰返乡返岗、高校学生避峰放假开学、旅游景区限量预约错峰接待。对于务工人员、高校学生等重点群体，有集中运输需求且具备条件的，将组织开行包车、专列、包机等"点对点"运输，引导有序出行。二是加强交通运输场站和运输工具疫情防控。指导各地督促客运和客运场站经营者按规定对交通运输工具、场站进行通风消毒，严格查验旅客健康码，开展体温检测，提醒旅客全程规范佩戴口罩，落实"一米线"外等候等要求。优化售票组织，积极拓展线上售票渠道，鼓励采用人脸识别等非接触方式进站，及时增加进出站的通道和安检通道，加强站内客流疏导组织。按规定落实交通运输工具控制载客率、设置隔离区等要求。加强对春运一线从业人员的健康监测和管理，严格落实个人防护要求，规范操作流程。三是强化口岸疫情防控。落实"外防输入"要求，严格执行公路水运口岸入境运输"客停货通"政策，以最严措施组织做好"点对点、一站式"入境人员接运，加强闭环管理。对口岸直接接触入境人员、物品、环境的高风险岗位人员，严格落实集中居住、封闭管理，做到人员相对固定、规范防护，并实施高频核酸检测和日常健康监测。强化口岸环境检测消毒，针对候机楼、候车室等重点场所环境，定期开展预防性消毒。对旅客和行李高频接触的物体表面加大消毒频次，对运输感染者的口岸交通工具严格进行终末消毒。四是做好应急防控应急准备。指导各地完善应急预案，根据疫情不同规模等级，以及可能引起的交通管控、客流突变等情况，周密开展运输组织、应急处置、运输服务保障工作，储备应急物资和应急人员，确保运力和应急队伍安全可靠。

最后，借此机会提醒自驾出行的同志们，要配合疫情防控的检查，在高速公路服务区等场站停靠时，要遵守扫健康码登记、测温等各项规定，正确佩戴口罩，保持安全距离，加强个人防护，减少停留时间，共同为春运疫情防控做出贡献。谢谢！

中央广播电视总台 CGTN 记者：近期，全球迎来一波疫情高峰，国内局部地区出现本土聚集性疫情，针对春运期间旅客集中出行疫情传播风险提升的情况，民航部门将采取哪些措施来保障旅客出行？谢谢。

韩光祖：感谢您的提问。春运期间，民航将根据国际、国内疫情形势的变化，坚持做好"外防输入、内防反弹"的各项措施。在外防输入方面：一是入境旅客服务保障单位要加强航空器、人、物交接转运等重点环节管控，做好机场候机楼通风消毒、重点区域分区管控，严格落实重点人群"四指定、四固定、两集中"，密切配合地方有关部门做好旅客入境后的全流程闭环管理。二是航空公司要配合完成远端登机前测温、验码等措施，在航班上分区管理，分区域服务，督促旅客做好全程佩戴口罩、机上不换座、减少不必要的走动、有序使用盥洗室等各项防控措施。三是严格按照标准实施熔断措施，严防疫情输入。2021 年累计实施熔断措施 268 次，熔断航班 603 班；2022 年 1 月 1 日—13 日，共实施熔断措施 74 次，熔断航班 198 班。在内防反弹方面：一是要求民航各单位时刻关注国内疫情动态变化，根据始发地和目的地政府防控要求，航空公司和机场配合完成查验健康码、核酸检测阴性证明等工作。二是航空公司要做好旅客登机前手部清洁消毒，督促旅客遵守机上防控要求，优化机上餐食供应等服务流程，做好盥洗室的清洁消毒。当航班始发地所在城市有中高风险地区时，预留右后三排座位作为应急事件处理隔离区，以便有效应对飞行过程中出现发热、乏力等症状的可疑旅客。三是机场要根据春运期间人流量增加的特点，有针对性地做好旅客宣传引导。设置检查点督促旅客佩戴口罩，设置发热隔离区用于发热旅客的应急处置，加强候机楼内通风，做好摆渡车、安检区域和公共区域的清洁消毒。同时加大监督检查力度，督促指导民航各单位春运期间严格落实各项疫情防控措施，对检查中发现的防控风险点和薄弱环节，抓好整改落实，确保群众出行健康平安。

21 世纪经济报道记者：请问如果在火车上发现了涉疫旅客，铁路部门将如何处置？谢谢。

朱文忠：铁路部门制定了不同环境、不同场景下的疫情应急处置预案。如果火车上出现涉疫旅客，我们将采取以下措施：一是立即将涉疫旅客安排在列车隔离席位，进行隔离观察，佩戴 N95 口罩。二是立即报告地方防控部门，安排涉疫旅客在前方车站下车，移送地方防控部门。三是对涉疫旅客所处环境进行封闭，控制人员流动。四是按照国务院联防联控机制有关要求，将涉疫旅客所处车厢旅客信息推送至国家级疫情防控管理平台，协助地方防控部门采取相关管控措施。五是对涉疫旅客所处环境进行终末消毒。谢谢。

主持人：谢谢以上几位嘉宾。今天的发布会相关部门的嘉宾为我们介绍了节日期间疫情防控的相关情况，也再次提示广大群众，在春运返乡前要关注和遵守出发地、中转地、目的地防疫要求，在旅途中要始终做好个人防护，坚持戴口罩、勤洗手、多通风，在返乡后要减少聚集、减少流动，发现症状要及时就医和报告。祝大家旅途平安、健康过节。我们还将继续举办新闻发布会，欢迎大家关注。今天的发布会到此结束，谢谢大家。

国务院联防联控机制就节日期间疫情防控工作有关情况举行发布会

（第 161 场）

一、基本情况

时　间	2022 年 1 月 22 日
主　题	介绍节日期间疫情防控工作有关情况
发布人	民政部基层政权建设和社区治理司司长　陈越良
	农业农村部农村合作经济指导司副司长、一级巡视员 毛德智
	国家卫生健康委疾病预防控制局一级巡视员　贺青华
	国家卫生健康委基层卫生健康司监察专员　傅卫
	国家卫生健康委疫情应对处置工作领导小组专家组组长 梁万年
主持人	国家卫生健康委新闻发言人、宣传司副司长　米锋

二、现场实录

主持人：各位媒体朋友，大家下午好！欢迎参加国务院联防联控机制举办的新闻发布会。

据世界卫生组织简报，奥密克戎变异株已在有数据可查的大多数国家取代了德尔塔变异株，许多国家报告了奥密克戎变异株引发的社区传播。

当前，我国新增本土确诊病例明显降低。但近期部分地区接连有本土聚集性疫情报告,疫情扩散和外溢风险仍然存在。

春节临近,人员开始返乡,对于来自不同风险区域的返乡群众,各地要分类、分区精准落实防控措施,防止政策执行"简单化""一刀切",防止层层加码。要加强应急值守、高效运转,一旦发生疫情快速反应、果断处置。要坚持预防为主,人、物、环境同防,落实"早发现、早报告、早隔离、早治疗"要求,做好重点行业风险人员排查,及时发现排除风险隐患。

要持续推进新冠病毒疫苗接种。截至 1 月 21 日,全国累计报告接种新冠病毒疫苗 296 067.5 万剂次,完成全程接种的人数为 122 445 万人。今天发布会的主题是:节日期间疫情防控工作有关情况。我们请来了:民政部基层政权建设和社区治理司司长陈越良先生;农业农村部农村合作经济指导司副司长、一级巡视员毛德智先生;国家卫生健康委疾病预防控制局一级巡视员贺青华先生、基层卫生健康司监察专员傅卫女士;国家卫生健康委疫情应对处置工作领导小组专家组组长梁万年先生。请他们就大家关心的问题共同回答媒体的提问。下面,请各位记者朋友举手提问,提问前请先通报所在的新闻机构。

中央广播电视总台央视记者: 当前我国多地出现聚集性疫情,请问全国疫情防控形势如何?谢谢。

贺青华: 谢谢你的提问。近期,奥密克戎变异株在全球广泛传播,全球新冠肺炎疫情形势再次进入快速发展阶段,多国疫情屡创新高,举世瞩目的北京冬(残)奥会即将开幕,中华民族最隆重的春节将至,入境人员增多,人员流动增加,我国仍然面临较大的"外防输入,内防反弹"的压力。

目前,我国疫情形势总体依然平稳。此前,国内发生的多起本土聚集性疫情呈现向好的态势。天津奥密克戎疫情报告病例数已经持续下降,1月 21 日首次出现了社会面的病例清零,社区传播风险基本控制。河南安阳新增病例数呈下降态势,但仍需警惕社区特别是农村地区存在的隐匿传播导致的潜在扩散风险。河南郑州和许昌1月20日首次出现零新增病例,陕西西安1月18日首次出现零新增病例,疫情进入了收尾阶段。广东珠海、中山疫情新增加病例均来自集中隔离筛查,社区传播风险逐步降低。北京海淀近日新增加的病例来自集中隔离筛查发现,疫情得到了有效控制。北京朝阳、房山、丰台、大兴近日报告的本土病例疫情处于发现早期,疫情源头还在排查过程中,多名感染者活动归集比较复杂,涉及的场所人群密集,社区传播和外溢的风险较高,需要加快风险人群排查和管控。

2022年春运已经开始,国家卫生健康委将继续关注各地疫情形势,强化值班值守,强化疫情源头管控,强化人员安全有序流动,强化多渠道监测预警,切实落实"四早"防控措施,督促指导各地做好应急处置的各项准备工作。谢谢。

中国社会报社记者:随着聚集性疫情的局部暴发,社区疫情防控又成为大家关心的问题,近期在发挥群众主体作用,做好社区常态化疫情防控方面有什么工作部署?谢谢。

陈越良:感谢您对于社区疫情防控的关注。做好社区常态化疫情防控,发挥群众主体作用是关键。从过去的两年经验看,在基层党组织领导下,通过建在家门口的村(居)民委员会,把群众及时组织动员起来,筑牢社区防控人民防线,是防止疫情向社区扩散的有效办法。近日,民政部联合国家卫生健康委、国家中医药管理局、国家疾病预防控制局共同印发了《关于加强村(居)民委员会公共卫生委员会建设的指导意见》,对常态化社区疫情防控作出进一步部署。一是要加强公共卫生委员会建设,实现公共卫生委员会全覆盖。二是要充实完善公共卫生委员会组织居民制定村(社区)公共卫生工作方案,协助提供公共卫生事实服务等方面的职能。三是要增强公共卫生委员会联系服务群众能力，有效组织居民、群团组织、经济和社会组织、驻区单位开展群防群控。四是要建立健全公共卫生委员会在村（社区）党组织统一领导和村（居）委员会统一管理下开展工作的长效运行机制，加强公共卫生委员会专业能力建设。常态化意味着持久战，需要政府、社会和居民群众共同持续付出努力。下一步，民政部将会同有关部门一起积极推动公共卫生委员会建设任务落地落实，进一步组织扩大居民织密横向到边、纵向到底的社区防控网，聚集起众志成城抗击疫情的磅礴力量。发生疫情的地方社区工作者十分辛苦，希望当地党委、政府也要加强对他们的关心关爱，落实好轮休、加班补贴等有关政策。谢谢。

中国农影农视网记者：农村的医疗条件、隔离条件和城市相比都有很大差距。春节期间农村地区的外出务工、上学人员都有一定规模的集中返乡，疫情防控风险加大。请问怎么才能降低流动人员带来的疫情传播风险？谢谢。

毛德智：谢谢您的提问。您的这个问题抓住了当前农村地区疫情防控的关键。确实，春节临近，外出人员大量返乡，带来了农村地区人员流动的加剧。这种情况对农村地区疫情防控提出了新的挑战。应对这个挑战，降低人员流动带来的疫情传播风险，必须坚持科学精准的原则，重点做好四个方面工作。

一是加强组织领导。农村基层党组织要切实加强对疫情防控工作的领导，强化督促检查和宣传引导，特别注意发挥好村"两委"、驻村干部、第一书记和广大农村党员干部的作用，来组织农民群众开展群防群控。

二是坚持安全有序。要把强化人员安全有序流动的要求切实落实好，特别是要加强对重点返乡人员的排查，要引导相关返乡人员回乡以后做好日常监测。同时，提醒他们非必要不聚集、不外出。在具体工作中一定要注意做到精细有"温度",防止简单粗暴的方式。

三是做好应急响应。一旦发现发生疫情,要第一时间上报,同时迅速启动应急响应机制,切实把疫情防控的各项措施落实落细,把制定的处置方案真正实施到位。

四是做好个人防护。无论是返乡人员还是在乡的人员,都要注意做好个人防护。特别是我们返乡人员,在路途中一定要做好个人防护,要严格遵守交通工具和沿途各地的各项疫情防控要求。同时,回乡以后也要自觉遵守当地的疫情防控要求。我们返乡人员回到农村,带回的是亲情,千万不能把疫情带回。有些地方倡导大家就地过年,也希望大家积极响应。谢谢。

光明日报记者:我们知道奥密克戎变异株传播快、传染力强,而且农村地区由于医疗环境、防护意识等方面存在一些不足,疫情应急处置能力相对薄弱,请问目前来看如何有效提高基层地区疫情处置能力?谢谢。

傅卫:谢谢您的提问。正如您刚才所说的,奥密克戎变异株传播很快、传染力也强,在农村地区由于医疗资源和防护条件相对都比较薄弱,对于疫情应对确实需要更进一步引起重视。总结近期天津、河南这些地方奥密克戎变异株引起的聚集性疫情的处置实践,提高基层特别是农村地区疫情处置能力,其实关键仍然是要落实"四早",压实四方责任,尽早尽快地将风险控制在最低限度、最小范围。一是要严格落实好国务院联防联控机制印发的关于《2022 年元旦春节期间新冠肺炎疫情防控工作方案》和聚集性疫情应急处置方案一系列要求,时刻绷紧疫情防控这根弦,我们不能有松劲心理、麻痹心态。我们也要求各地乡镇医疗卫生机构要在当地党委政府的领导下积极主动工作,发挥专业优势,积极配合做好春节期间农村地区的各项防控措施。二是要切实加强城乡社区防控。落实联防联控、群防群控的工作要求，切实从快、从细、从准、从严来加强社区防控，强化基层网格化管理，加强基层综合管理和人员力量，落实分片包保，共同负责落实好社区防控的措施。要提前摸清社区人员的底数，尽早做好核酸筛查、流调溯源、人员转移、隔离管控、健康监测、服务保障等工作准备。要强化风险预警机制，加大涉疫数据的整合和区域间信息传递，社区和村组在收到协查人员信息或者居民主动报告以后，一定要快速反应，配合完成相应排查，并且按照风险等级，实行相应的管控措施，要确保每名风险人员排查、检测、健康监测或者隔离措施都一一到位。近期，我们也印发了《新冠肺炎疫情社区防控手册》，为各地规范、科学开展城乡社区防控提供了详细的可操作性的指导，我们也要求各地成立社区防控专家队伍，加强对基层医务人员的培训，加强应急演练，切实提高社区防控和应急处置的能力。三是发挥好基层医疗卫生机构"哨点"作用。在近两年，我们也大力推进乡镇卫生院和社区卫生服务中心加强发热诊室（哨点）的建设，近日我们也将印发通知，指导各地做好春节期间城乡社区疫情防控工作，要求各地要切实发挥基层医疗卫生机构的"哨点"作用，严格落实预检分诊制度，规范发热患者接诊的处置流程。对于村卫生室和社区卫生服务站的医务人员，也要在诊疗活动中详细询问和登记流行病学史，同时要加强个人防护，严格终末消毒，有效提升早期识别能力，对发现的可疑情况一定要尽快报告。对于有些网民提到在农村地区核酸检测不太方便的情况，我们也要求各地指导农村地区明确能够提供核酸采样服务的乡镇卫生院信息，包括这些机构的名称、地址、工作时间和联系电话等，要向社会公布，更好地方便农村居民就近就便接受核酸采样服务。四是要加强疫情防控的宣教和个人防护。一方面，要持续开展基层疫情防控宣教工作，充分发挥家庭医生的作用，持续加强对城乡地区人员疫情防控和健康知识宣教，不断增强居民的自我健康防护意识，对于中高风险旅（居）史的一定要有主动报告意识，以及有发热、咳嗽这些症状，一定要到正规的机构就诊，通过培训和宣教提高居民这方面的意识。当然，另一方面，我们每个人也要严格按照有关的要求，遵守当地疫情防控的有关规定，严格做好个人防护和相关旅居情况的报告，切实履行好公民的责任和义务。以上是我的回答，谢谢大家。

新华社记者：有网友问，我们现在国家的新冠病毒疫苗全程接种人数完成比例已经很高了，是不是不用再采取严格的防控措施了？请问专家如何看待这种说法？我们为什么要一直强调防控措施不能松懈？谢谢。

梁万年：当前从全球来看，新冠肺炎疫情仍然处在大流行的急性期，所以未来疫情的发展方向还有很大的不确定性。奥密克戎变异株逐渐成为全球的主要流行株，它的传播速度比较快，影响也比较大，但科学上对它的危害性，比如说它针对不同人群的致病能力，包括致病后导致的可能的后遗症等，我们都还不是很清楚。目前人群新冠病毒疫苗接种也还没有达到足以建立坚固的免疫屏障的程度，过早仓促放松防控，将极易丧失我国前期来之不易的防控成果。现在多国防控实践也证明，过早解封容易导致疫情反弹、重症和死亡增加。坚持现在防控策略的意义主要在于以下几点：一是可以发现一起扑灭一起，就能够最大限度地减少人群的感染，减少重症和减少死亡，维护生命安全和身体健康。二是可以避免因发病导致的医疗资源挤兑，更好地满足人民群众日常就医需求。三是可以最大限度缩小疫情的影响区域，最大限度地减少疫情对社会经济发展的影响。

世界卫生组织在上周发布的报告中也指出，奥密克戎可能不是最后一个变异株，在未来朝什么方向变异，仍然具有高度的不确定性。综合考虑以上因素，在新冠大流行的背景下，我们现行的防控措施和策略，应对变异株应该是有效的，可以使我国处于相对安全的状态，可避免大规模病例的出现。即使局部出现了聚集性疫情，或者是散发病例，也基本上可以在一到两个最长潜伏期内把它控制住，可以更好地保障人们的正常生活和社会经济的发展。所以，现阶段而言，维持现行的防控措施和策略是当前疫情防控的最佳选择。谢谢。

北京广播电视台记者：近日我国个别地区出现了一些病例可能是经由境外物品感染病毒的说法，请问，经由境外物品感染的物传人的情况咱们怎么看？我们应该如何应对？谢谢。

贺青华：谢谢你的提问。现有研究表明，新冠病毒感染者排出的病毒可以污染物品表面，病毒在物品表面不会增殖，在常温条件下病毒短时间内会降解失去感染活性。并且在不同的物品表面病毒存活的时间也有差异，在纸巾和印刷品等材料上存活的时间短，一般不超过24小时。新冠病毒在物品上的存活时间还受到环境和病毒浓度等因素的影响，在低温、潮湿、密闭和病毒浓度高的条件下可能会延长病毒在物体表面存活的时间。新冠病毒对消毒剂敏感，常用的消毒剂可以快速灭活新冠病毒。

专家研判分析认为，目前非冷冻入境物品导致境内人员感染的证据尚不充足，有待进一步研究，带来的疫情防控风险还需要密切观察和评估。

从全球研究和防控实践看，新冠病毒经呼吸道感染，主要是通过人与人之间近距离接触传播，由污染物品导致人感染不是新冠病毒主要的传播途径，但也不排除这种可能。前面讲到，这种证据还不充足，需要进一步研究。因此，当前控制新冠肺炎疫情防控的重点仍然是防范人与人之间的传播。从战略层面考虑，各地坚持"外防输入，内防反弹"总策略，"动态清零"的总方针，我们积累了大大小小几十场疫情处置经验，要有这个信心，从战略上应该藐视它。从战术层面上，既要抓住重点地区、重点环节,又要严格落实日常的一系列防控措施,战术上要重视它,做到不侥幸、不轻敌、不松劲。一是要压实口岸属地政府、相关单位和部门的疫情防控主体责任。二是要强化入境人员和进口冷链物品的防控工作,加强口岸从业人员的个体防护、闭环管理、核酸检测、健康监测等关键措施的监督检查,切实降低疫情发生的风险。三是公众还需要持续坚持常态化的防控措施,日常要坚持常洗手、多通风,公共场所要佩戴口罩、保持"一米线",注意手卫生,尽量减少人群聚集。谢谢。

中央广播电视总台财经节目中心记者:我们看到,国家统计局发布去年我国 GDP 比上年增长了 8.1%,高于我国 2021 年初时确定的 6% 的目标,可以说我国的经济表现是居于全球前列的。但是与此同时,我们也看到,疫情也是处于高位的发展,本土的局部疫情也是聚集性频发,可以说我国经济发展面临着不少压力和挑战,请问如何看待我国制定的疫情防控策略,它对我国的经济社会发展发挥了怎样的作用?谢谢。

梁万年:一年多的防控实践已经证明,我国较好地平衡了疫情防控和社会经济发展之间的关系,我国已经成为全球唯一经济正增长的主要经济体,这是来之不易的一个成绩。事实证明,我国采取的防控策略和措施是行之有效的,是符合我国实际的。我国疫情防控从突发疫情的应急围堵阶段,到常态化防控的探索阶段,再到目前的全链条防控"动态清零"阶段,新冠肺炎疫情防控的"中国经验"保障了我国人民群众的生命健康,促进了经济的增长。通过"动态清零"策略,可以实现疫情的及时发现、快速处置、精准管控、有效救治,使社会经济快速恢复常态。疫情防控策略能够较好地兼顾疫情防控和社会经济的发展。需要说明的是,新冠肺炎疫情对全球各国的经济社会都会造成一定的影响。事实表明,不同防控策略和措施对减少和控制这些负面影响是存在差别的。在分析经济影响或者防控成本的时候,首先应该区分哪些影响是疫情本身造成的,哪些是经济发展本身的变化,哪些是疫情防控策略和措施所引起的,这三个方面的情况要区分对待,不能一概地将经济的受影响归结于防控策略和防控措施。其次,在评价防控成本效果时,从科学上看,一般有四个维度来进行评价:一是评价防控成本和防控效果,也就是说,花费的成本,减少了多少的感染、重症、死亡人数,在对生命健康的维护这方面,我国总的感染人数、发病人数、重症人数和死亡人数是非常少的,这对于一个 14 亿人口的大国来说,不得不说我们国家的防控成本效果比是极高的,我们应该有这个自信。二是成本效率,也就是说,控制和扑灭疫情的速度。我国的防控工作基本上都能在 1~2 个最长潜伏期内把疫情快速处置、快速扑灭,表明成本效率比也是高的。三是成本效用,也就是通过"动态清零"、精准防控,我国保证了绝大多数地区、绝大多数民众正常的生产生活,减少了因疫情带来的不便,乃至心理健康等问题,也就是说,在发生疫情的地区,现在防控越来越精准,牺牲极少一部分人的正常活动情况和控制极少一部分区域的情况,来换取最广大地区和民众的正常生产生活,这也显示出有很高的成本效用比。四是成本效益,也就是防控成本所带来的经济收益。这方面的关键是要算大账,要算动态账。若仅按疫情发生地、按疫情发生时的成本来算成本效益,我以为是不全面、也不客观的,应该将全国作为一个整体,算大的经济账,大的社会账,大的民生账,甚至是大的政治账,这一点,我们应该自信地看到,我国的疫情防控是有良好的成本效益比的。去年我国 GDP 比上年增长 8.1%,高于 2021 年初确定的 6.0% 的目标和外界预测,已经充分证明了这一点,谢谢。

央视中文国际频道记者: 请问针对城中村、城乡接合部这样的人员流动频繁、结构复杂的地区在疫情防控方面下一步将采取哪些有针对性的措施? 谢谢。

陈越良：感谢您的提问，您提的是一个好问题。城中村、城乡接合部等地区的疫情防控工作是社区疫情防控的难点，大量的常住人员，由于社区不掌握，容易形成疫情防控工作被动局面，需要加强工作力度，做到排查防控工作全覆盖、无死角。一是要排查到位，摸清底数，摸清社区实有人员数量，是做好社区疫情防控的前提和基础。社区治理服务应有效覆盖常住人口，有条件的社区可以抓紧建立外来常住人口社区报到制度。二是要推行社区疫情防控"五包一"制度，由乡镇（街道）干部、社区工作者（网格员）、基层医务工作者、民警、志愿者等共同负责落实社区防控措施，细化责任分工。三是要建立健全协调联动机制，严格落实新冠肺炎疫情社区防控方案，统筹各部委、乡镇（街道）、村（社区）、群团组织、下沉干部、志愿者等各方面力量，根据封控区、管控区、防范区等不同要求，落实社区防控措施。谢谢。

凤凰卫视记者：农村的医疗设施包括各方面的基础设施都是相对薄弱的，尤其是务工人员比较多，春节期间的流动性比较强，想问一下，目前农村地区疫苗接种情况怎么样？会利用春节期间推动疫苗接种吗？谢谢。

傅卫：谢谢你对疫苗接种工作的关心关注。关于新冠病毒疫苗接种工作，我们一直按照国家的统一部署在稳步推进。为了确保农村地区疫苗接种工作能够顺利开展，也充分利用好年节期间进一步提高疫苗接种率，国家卫生健康委指导各地做了几方面的工作。

一是充实接种队伍。我们知道，在常规性的工作中，乡镇卫生院根据预防接种门诊设置的要求和规范，都设置有预防接种门诊，也有稳定的接种队伍，主要是对0~6岁儿童开展免疫规划疫苗接种。为了做好新冠病毒疫苗接种，各地也都指导乡镇卫生院充分挖掘潜力，充实疫苗接种队伍,切实加强疫苗接种规范的培训,确保培训合格以后再上岗。在一些地方,也充分发挥紧密型县域医共体优势,加强县医院对乡镇卫生院的技术、人力方面的指导和支持。

二是进一步规范接种门诊流程。我们也要求各地要指导乡镇卫生院,规范设置接种流程,改善接种的环境,落实疫情防控要求,推进分时段预约接种,减少人群聚集。

三是完善接种组织方式。对于农村地区,主要通过到临时集中接种点接种,或者到乡镇卫生院预防接种门诊接种这样一些方式来开展。对于一些行动不便的老年人、残疾人等特殊人群,有些地方专门安排车辆接送,也有些地方组织专门的接种队或流动接种车来开展接种服务,充分满足群众疫苗接种的需求。

四是加强宣传教育。指导各地通过各种方式,如传统媒体、新媒体等途径,来加强新冠病毒疫苗接种的宣传,做好政策解读和疫苗安全有效性的宣传。对于一些有疑虑的群众,有针对性地进行答疑解惑,争取群众的理解、支持和参与。

最后我也想再补充一点,在疫苗接种过程中,广大基层医务人员加班加点,长时间超负荷、超强度地开展工作,为构建新冠病毒免疫屏障做出了积极的贡献。同时,还在努力维持儿童免疫规划疫苗接种的有序开展,有效预防其他常见传染病的发生。因此,我们也希望地方有关部门切实保障基层医务人员的工作条件,配齐必要的接种和冷链设备以及防护物资,落实好疫苗接种相关的补助政策,合理安排接种人员的轮班倒休等,切实保障医务人员的权益。谢谢。

人民日报记者:我们看到有不少发生疫情地区的网友反映,在严格的防疫措施下,给日常生活带来了这样或那样的不方便。请问在"动态清零"的策略下,如何将疫情对正常生产生活的影响降到最低?谢谢。

梁万年：这是个非常好的问题。在坚持"外防输入，内防反弹"的总策略和"动态清零"总方针的前提下，如何做好科学防治、精准施策，统筹平衡好疫情防控和社会经济发展的关系，是摆在各级政府面前的一个重要命题，也是对各地治理体系和治理能力的一次考验。最关键的是要做好以下几个方面的工作。一是精准开展流行病学调查，精准查明疫情的来龙去脉，这是一个最重要的前提。流行病学调查得越精准、越细致越好，可以为以后的防控措施的组合和实施提供最坚实的基础。二是精准划定密切接触者，并且管理好可能的受感染者或可能的传染者。三是精准划定管控范围，最大限度地避免"一刀切"。我们希望这种范围，也就是疫点的划定能够越小越好，但是前提是划得要准。最早的时候，我们国家防控是以省为单位，后来逐渐到以地市为单位，到以县为单位，我们划高、中、低的风险区，然后现在逐渐精准到街道、社区，甚至是门楼，这都是"逐渐精准"的过程。四是精准保障人民的生活、就医等日常需求，使疫情防控更具温度、更具人文关怀。五是精准开展临床救治，实施"一人一策"，发挥中医药的作用。六是要强调落实好"四方责任"，坚持"四早"原则，快速发现与控制疫情。我想，这六个方面的精准，如果我们打出有效的组合，就能很好地平衡疫情防控和社会经济发展的关系，最大限度地减少疫情防控对正常生产生活的影响。谢谢。

香港中评社记者：最近国内几起聚集性疫情都存在隐匿传播时间较长的情况，请问如何提高疫情早发现的能力？谢谢。

贺青华：谢谢你的提问。早发现是落实"早发现、早报告、早隔离、早治疗"工作的重中之重。为了提升早发现的能力，国家卫生健康委会同相关部门重点开展了以下四个方面的工作。一是提高重点人群核酸检测频次和质量。加大对入境口岸、关口通道、集中隔离场所、定点医疗机构等高风险岗位从业人员的核酸检测频次,每隔一天采样检测,提高检测的灵敏度。同时,做好这类人群的健康监测,通过核酸检测,尽可能第一时间发现潜在的感染者。二是充分发挥发热门诊等"哨点"作用,严格落实发热患者闭环管理要求,所有发热患者全部进行核酸检测,4~6小时内要反馈核酸检测结果,在检测结果没有反馈前,全部要留观。不具备诊疗条件的医疗机构,发现新冠肺炎可疑病例,要及时报告,尽快将其闭环转诊至设置有发热门诊的医疗机构,进一步诊治,不得私自接诊,也就尽可能第一时间发现可能的被感染者病例。三是完善多点触发的监测预警机制,及时收集基层医疗机构、药店、教育机构等重点机构场所的信息,及时收集密切关注网络媒体的信息,建立多点触发的监测预警机制,提高信息研判的及时性、准确性,尽可能第一时间发现社区的潜在感染者。四是落实"逢阳必报、逢阳即报、接报即查",在对初诊阳性副本复核的同时,要同步启动流调、核酸检测、隔离点安排、社区管控等应急处置措施,尽可能第一时间处置好确诊病例。用四个"尽可能第一时间"确保做到早发现。

国家卫生健康委将密切关注全球和我国周边国家奥密克戎变异株的流行态势,加强国内新冠病毒新型变异株的监测,对所有符合条件的阳性样本开展病毒基因序列测定,力争第一时间发现奥密克戎变异株的病例,及时采取针对性强的防控措施。谢谢。

封面新闻记者:春节期间是亲朋好友聚会的高峰期,尤其是对于广大农村地区来说,有走亲戚聚会拜年的习惯,还有很多人会在这期间举办酒席,这都对春节期间疫情防控提出了严峻挑战,请问对于春节农民朋友走亲访友、举办酒席,在疫情防控方面有什么建议和提醒?谢谢。

毛德智:谢谢您的提问。春节是我们中华民族的传统节日,是团圆、团聚的节日。春节期间,农民群众走亲访友、办喜事、办酒席,是很多地方的习俗。这带来的人员聚集,对疫情防控确实提出了挑战。特别是聚集性活动的增加,对我们更好做到疫情有效防控提出了更高的要求。我想,要辩证地对待这个问题,既要欢度节庆,更要有效防住疫情。在此,有四个方面的提醒和建议。

第一,务必树牢安全防护意识,切实遵守疫情防控的各项规定和要求,尽量减少外出串门、拜访、聚餐,特别是重点返乡人员,要自觉遵守相关规定。如果确实需要外出的,一定要科学佩戴口罩,按时进行更换,勤洗手、少接触,保持一定的距离。如果有发热或者异常情况的,要第一时间报告、就诊。

第二,要因地制宜移风易俗,不要搞大操大办。农民群众春节期间如果有家庭聚会,或者是要办酒席的话,要严格按照当地疫情防控的要求来进行,尽量压缩人员规模,避免大规模聚集。以我们的实际行动,来树立节庆文明新风尚。

第三,农村基层组织要采取各种有效方式,深入持久地加强宣传教育和引导,增强农民群众的自我防护意识。同时,一定要把预案做好做足,一旦有情况,及时启动相应的预案。

第四,农村地区可能会有人员聚集的场所,比如饭店、酒店、民宿、集贸市场等,要特别注意落实好疫情防控的规定。比如,人员进出要测温、扫健康码,要求佩戴口罩等。把这些要求落实好之后,才能允许人员进入。同时这些地点还要加强通风、消毒。

总之,就是希望大家回到农村以后,无论是春节期间办喜事,还是聚餐等,都能够充分地理解、支持、配合、遵守、执行当地的疫情防控各项规定,切实把要求记住,减少外出,因地制宜,移风易俗,工作做细,施行有度,重点场地场所防控工作一定要做足,让我们农村地区广大父老乡亲都能够过一个顺顺利利、欢乐祥和、平安健康的春节。谢谢。

南方都市报记者:春节临近,人员流动变大,有网友就担心,是不是可能出现大规模的疫情卷土重来。如何回应这种担心? 谢谢。

梁万年：谢谢你这个问题。春节假期临近，人员流动和聚集性就会增加，这种增加也确实会增加疫情传播的风险。但是我们做了一些分析，只要严格执行我国现行的防控策略和措施，只要我们广大老百姓有效地开展个人防控，比如说接种疫苗、佩戴口罩、勤洗手、尽量不聚集等，我们可以有效避免，甚至控制住这种风险。即使出现了疫情，我们也可以快速发现，快速划定风险区域，快速处置。因此，总体上分析，因春节假期人员流动和聚集导致大规模疫情卷土重来的可能性不大，这也是我们国家对有效精准统筹平衡疫情防控和社会经济发展，最大限度保障老百姓正常生产生活的一次考验。所以，我们还是要共同努力，政府、部门、社会、个人"四方责任"落实，把这次考验当作一次对我们能力的检验。谢谢。

每日经济新闻记者：疫情对我国人民生产生活造成一定影响，贫困地区的群众更加严重，对于因疫情导致基本生活困难的群众，民政部门采取了哪些措施，来保障他们的基本生活？如何满足疫情防控和民生保障双需要？谢谢。

陈越良：谢谢您的提问，您很有爱心。保障遭遇疫情困难群众的基本生活，体现的是党和政府的民生厚度、政策温度，以及社会的文明程度。在特殊时期，民政部门进一步加大了工作力度，做细做实对困难群众的兜底保障。

一是落实救助资金，加强物资保障。会同有关部门加大对困难群众基本生活救助资金投入，扎实做好低保、特困、临时救助等各类社会救助资金发放工作，按规定及时发放价格临时补贴，并根据困难群众实际需求及时发放口罩、消毒液等防疫物资和米油肉蔬等生活物资，降低疫情对困难群众基本生活的不利影响。

二是实施临时救助，强化兜底保障。对受疫情影响陷入困境，低保等社会救助和保障制度暂时无法覆盖的家庭或个人,及时纳入临时救助范围。疫情期间,取消户籍地、居住地限制,由急难发生地实施临时救助,做到"凡困必帮、有难必救"。

三是简化工作流程,提升救助时效。积极推进救助申请全流程网上办理,积极推动有条件的地方按程序下放社会救助审核确认权限,强化主动发现机制,畅通社会救助服务热线,确保困难群众求助有门、受助及时。谢谢。

经济观察报记者: 请问目前我国新冠病毒疫苗接种进展如何?其中老年人的接种情况如何?谢谢。

贺青华: 谢谢你的提问。根据国务院联防联控机制总体部署,按照"知情、同意、自愿"的原则,各地正在积极稳妥、安全有序地推进新冠病毒疫苗的接种。截至1月21日,全国累计报告接种新冠病毒疫苗296 067.5万剂次,疫苗接种总人数达126 503.4万人,已完成全程接种122 445.0万人。其中,60岁以上老年人新冠病毒疫苗接种覆盖总人数达到21 898.5万人,完成全程接种的老年人20 994.8万人。接种新冠病毒疫苗对预防感染、预防再传播、预防重症和死亡等方面有良好的效果。老年人感染新冠病毒后容易发展成重症或危重症,为了更好地开展老年人的接种服务,我们已经对老年人新冠病毒疫苗接种工作进行了专门的部署,目前各地按照国务院联防联控机制的要求,积极落实属地责任,各有关部门加强工作对接,工作中充分考虑到60岁以上人群的特点,提供多种便利条件。一是推进精准预约。二是开展流动接种服务,部分地区还安排了流动接种车。三是延长接种点的服务时间。通过这些措施,让老年人少跑路、少等待。我们鼓励各地利用养老院、老年活动中心、中老年大学等老年人集中的场所,使用广播、电视、报刊、健康讲堂、网络媒体等多种形式、多个平台,用老年人容易接受、感兴趣的形式开展宣传,提高老年人接种的意愿,希望老年朋友们积极参与疫苗接种,为疫情防控尽一份责任,尽一份义务,也为自己的健康增加一份保障。谢谢。

香港经济导报记者: 刚才陈越良先生也介绍了,近两年为加强社区疫情防控,一些地方成立了村(居)民委员会公共卫生委员会,请问如何发挥公共卫生委员会的作用? 基层医疗卫生机构如何与其联动开展工作? 谢谢。

傅卫: 谢谢您关注到这样一个问题,这应该说是一个很重要的基层组织建设和长效机制建设。村(居)民委员会公共卫生委员会是村(居)民委员会的一个下属委员会,是基层群众性自治组织体系的一个重要组成部分。成立公共卫生委员会,对我们强化基层社会治理体系、健全乡村(社区)公共卫生体系、加强城乡社区疫情防控工作,都有着很重要的意义。目前据我们的了解,现在全国有 24 个省(自治区、直辖市)已经不同程度上在村(居)民委员会推进了公共卫生委员会的建设,其中北京、广东、安徽、甘肃等省(市),已经在全省(市)范围内全面推开。在近两年的疫情防控中,这些地方的公共卫生委员会发挥了重要作用,特别是在落实属地责任、加强辖区内各驻地单位组织和辖区居民的协调动员,参与"敲门行动"、重点人员排查、协助处理辖区疫情、参与封控管理、加强疫情防控宣传、广泛开展爱国卫生运动等方面,为做实城乡社区疫情防控、推动卫生健康政策落实落地,都发挥了积极的作用。

刚刚民政部的同志也特别介绍了,我们几个部委联合印发文件,正在推动全国层面上村(居)民委员会公共卫生委员会建设的相关情况。在整个推进工作中,国家卫生健康委也将加强与民政部等有关部门的协调配合,形成合力,共同推进公共卫生委员会建设,推动其更好地发挥作用。

同时,我们要求,基层医疗卫生机构和村(居)民委员会公共卫生委员会也要加强协调,积极主动开展工作。在队伍建设方面,鼓励乡镇卫生院、村卫生室,还有街道(社区)卫生服务中心(站)等机构的医务人员,能够积极参与到公共卫生委员会的选任。

在工作任务方面,要积极配合、支持公共卫生委员会,整合力量,共同开展传染病和重大疫情防控处置、综合性的卫生整治,以及居民健康监测管理、卫生健康政策宣传、居民健康教育等活动。

在工作机制方面,要进一步明确责任,发挥好基层医疗卫生机构的专业技术作用,加强疫情防控政策和应急处置核心知识,以及健康教育知识等方面的培训,建立与公共卫生委员会的联动协调机制。

下一步,国家卫生健康委也将继续会同民政部等有关部门指导各地稳步推进公共卫生委员会的建设,指导地方卫生健康行政部门和基层医疗卫生机构,加强和村(居)民委员会公共卫生委员会的联络和协调,逐步建立稳定的联动工作机制,充分发挥公共卫生委员会的作用,筑牢疫情防控的城乡基层防线,推动卫生健康政策更好落实落地,也为推进健康中国建设做出积极的贡献。谢谢。

贺青华：我补充一点,刚才傅卫就这个问题回答得很好。成立公共卫生委员会,是依据《中华人民共和国宪法》规定的要求,所以刚才傅卫同志提到,全国还没有建立村(居)民委员会公共卫生委员会的省(自治区、直辖市),要尽可能把公共卫生委员会这个组织机构建立起来,在疫情防控期间,发挥好基层公共卫生委员会的作用。

主持人：谢谢。今天的发布会,相关部门的嘉宾给我们介绍了节日期间疫情防控工作的有关情况,后续我们还将继续召开新闻发布会,欢迎大家继续关注。各位记者朋友如果有什么问题,也可以提前发给我们。今天的发布会到此结束,谢谢大家!

国务院联防联控机制就节日期间疫情防控工作有关情况举行发布会

（第162场）

一、基本情况

时　间　2022年1月29日

主　题　介绍节日期间疫情防控工作有关情况

发布人　商务部市场运行和消费促进司二级巡视员　丁书旺

　　　　文化和旅游部市场管理司副司长　余昌国

　　　　国家卫生健康委疾病预防控制局一级巡视员　贺青华

　　　　国家卫生健康委医政医管局副局长　邢若齐

　　　　首都医科大学附属北京儿童医院急诊科主任　王荃

主持人　国家卫生健康委新闻发言人、宣传司副司长　米锋

二、现场实录

主持人：各位媒体朋友，大家下午好！欢迎参加国务院联防联控机制举办的新闻发布会。近一周，全球新增新冠肺炎确诊病例超过2 300万例，其中近90%为奥密克戎变异株，我国部分周边国家病例增长迅速，"外防输入"压力持续增大。当前，国内一些地方发生了本土聚集性疫情，随着春运客流量增加，疫情扩散风险加大。要切实做到全链条精准防控，从快、从细落实流行病学调查、核酸检测、排查协查等措施。

要持续推进新冠病毒疫苗接种。截至1月28日，全国累计报告接种新

冠病毒疫苗 299 416.2 万剂次,完成全程接种的人数为 122 738.7 万人。

春节临近,为保障春运期间人员安全、有序流动,国务院联防联控机制综合组在 2021 年 12 月 18 日发布会上,已对中、高风险地区人员出行,前往中、高风险地区人员,高风险岗位人员出行,发热患者、健康码"黄码"等人员管理、核酸检测等提出明确要求。

近期,我们注意到,有媒体报道和社交平台反映,一些群众遇到返乡受阻问题,国务院联防联控机制综合组已进行核实,并及时反馈地方要求立即整改。有的地方已经做了政策调整,但个别地方仍存在"不允许低风险地区群众返乡""强制要求返乡群众自费集中隔离""随意延长集中隔离和居家健康监测时长"等情形,群众反映强烈。

对此,国务院联防联控机制综合组对执行防疫政策再次提出明确要求,概括起来就是"五个不得":不得随意禁止外地群众返乡过年;不得随意扩大限制出行范围;不得将限制出行的范围,由中、高风险地区扩大到所在地市及全省;不得对低风险地区返乡群众采取强制劝返、集中隔离等措施;不得随意延长集中隔离观察和居家健康监测期限。

国务院联防联控机制综合组今天开设了"春节返乡路"公众留言板,设在国家卫生健康委官网首页,群众在返乡途中遇到的"层层加码"等问题,可以在这里反映,我们将认真核实、督促整改。

各地要加强应急值守、快速反应,既要科学精准落实防疫措施,又要对群众饱含温情,解决实际困难,坚决防止"简单化""一刀切",让广大群众度过一个健康、欢乐、祥和的春节。

今天发布会的主题是:春节期间疫情防控工作有关情况。我们请来了:商务部市场运行和消费促进司二级巡视员丁书旺先生;文化和旅游部市场管理司副司长余昌国先生;国家卫生健康委疾病预防控制局一级巡视员贺青华先生;国家卫生健康委医政医管局副局长邢若齐女士;首都医科大学附属北京儿童医院急诊科主任王荃女士。请他们就大家关心的问题共同回答媒体的提问。下面,请记者朋友举手提问,提问前请先通报所在的新闻机构。

中央广播电视总台新闻新媒体记者:近期有部分地区接连有本土聚集性疫情报告,请问目前全国的疫情形势如何,外溢和扩散的形势又如何?谢谢。

贺青华:谢谢你的提问。目前,我国本土疫情呈现局部零星点状散发,但总体疫情保持平稳,部分地区发生的本土聚集性疫情有的已经扑灭,有的正在有序的处置过程中。河南、广东等省份的疫情陆续进入收尾阶段,基本上在一个潜伏期左右有效控制住社区获得性感染的风险。近日,天津河北区新发现的疫情与此前津南区本土疫情相关联,由集中隔离期间意外暴露感染所致,目前风险人群正在抓紧调查和管控中。云南西双版纳边境地区发生的聚集性疫情波及范围局限,短期内得到了有效的控制。北京丰台 1 月 18 日发生的关联疫情波及北京、河北、山东、山西和辽宁等 5 个省(市),病例间传播链条总体清晰,疫情上升势头初步得到遏制,社区传播扩散风险有所降低,目前处于疫情防控的关键期,风险人员排查和管控措施正在有序进行。新疆霍尔果斯 23 日发生的疫情,病毒测序结果为奥密克戎变异株,疫情涉及人员职业范围比较广,当地已发生一定程度的社区传播。目前,尚未发现疫情扩散外溢的迹象。

黑龙江牡丹江 1 月 25 日疫情感染者均有明确的流行病学关联,传播链条较为清晰,当地仍存在疫情社区传播扩散的风险。浙江杭州 26 日发生的疫情病毒测序结果为奥密克戎变异株,病例主要集中在杭州市内,湖北、贵州、江西和河南发现散在外溢病例,目前疫情波及范围较为局限,传播链条总体清晰,疫情仍处于快速发展阶段,风险区域管控和外溢风险人群协查等各项防控工作正在加快进行。

近期,国际上疫情持续高位流行,国内人员跨地区流动和聚集性活动增加,我国仍面临较大的外防输入、内防反弹的压力。春节期间,国家卫生健康委将落实联防联控机制有关部署,继续保持目前从严从紧地坚持外防输入、内防反弹的总方针,坚持"动态清零"的总策略,强化值班值守,加强对各地防控工作的指导支持,指导地方坚持做到发生一起、快速处置扑灭一起,让人民群众过上一个欢乐祥和、健康安全的春节。谢谢。

中央广播电视总台央广记者:即将到来的春节是人群出游密集的高峰时段。现在国内有多地出现了散发疫情。请问文化和旅游部,对于文化旅游场所的开放,景区景点的开放,以及旅游企业的经营,我们会采取怎样的疫情防控举措?谢谢。

余昌国:谢谢这位记者朋友的提问。文化和旅游部高度重视疫情防控工作,近期印发多份文件,召开全国文化和旅游假日市场工作电视电话会议,发布旅游热点防疫预报,对疫情防控、安全生产等工作进行部署。

对于你提到的旅行社、景区景点和室内场所的防控措施,主要包括:一是严格执行旅行社及在线旅游企业不得经营出入境团队旅游及"机票＋酒店"业务,严格实施跨省旅游经营活动管理"熔断"机制,暂停经营旅游专列业务,暂停旅行社及在线旅游企业经营进出陆地边境口岸城市的跨省团队旅游及"机票＋酒店"业务。二是景区景点,以及剧院、博物馆、美术馆、公共图书馆、文化馆(站)、网吧、KTV等文化娱乐场所,按照新版疫情防控工作指南,严格落实"限量、预约、错峰"开放要求,控制人员接待上限,持续推进门票预约制度;落细落实查验健康码、测温、规范佩戴口罩等防控措施要求;做好通风换气、清洁消毒等工作;加强从业人员健康监测和管理,杜绝员工带病上岗;完善应急预案,健全工作机制,强化应急演练,提升应急响应水平,妥善处置异常情况。

疫情防控人人有责,既是对他人负责,也是对自己负责。希望广大游客外出旅游做好个人健康防护,度过一个欢乐、祥和、平安的春节假期。谢谢。

中国人口报记者: 冬季也是儿童流感高发的季节,我想问一下,该如何保护我们的孩子不受流感的侵袭? 如果得了流感,家长应该如何去护理孩子? 谢谢。

王荃: 谢谢您对孩子的关心。的确如您所说,冬季是儿童流感的高发季节。我们知道流感和普通感冒不同,虽然大多数情况下流感是一个自限性的病程,但是流感的确可以引起严重的并发症甚至致死。5岁以下儿童,尤其是2岁以下的儿童,或者伴有基础疾病的孩子,他们不仅是流感的高发人群,更是重症流感的高危人群。所以,我们一定要加强儿童防护来避免我们的孩子被流感侵袭。

在预防流感方面,最有效的方式就是给孩子接种流感疫苗。所以我们建议,除去一些有特殊情况的孩子(比如发热、急性疾病、存在流感疫苗接种的禁忌证),建议所有6个月以上的孩子在每年的流感季之前,在医生的指导下接种流感疫苗。因为6个月以下的孩子不能接种流感疫苗,所以我们建议和这些孩子同住的人群应该去接种流感疫苗,间接地保护我们的孩子。

另外,我们建议要给孩子养成一个良好的卫生生活习惯,包括勤洗手、戴口罩,不随地吐痰,也不要去人多密集或者是通风不良的场所。咳嗽、打喷嚏时别忘了用纸巾或肘部遮住口鼻,不要用不洁净的手触摸眼口鼻。接触呼吸道感染患者的时候,注意加强个人防护。如果家里有流感的患者,一方面患者应该尽早就医,另一方面一定要注意隔离,家中还要定期通风。其他的家庭成员可以在医生的指导下进行预防性给药,从而预防流感的发生。还有就是孩子要注意锻炼,规律作息,保证充足的睡眠。要注意合理的膳食,加强营养。如果孩子得了流感,应该及早就医,并且谨遵医嘱,轻者可以多饮水,按照医嘱服药,并且居家休息,如果重的话就需要住院治疗了。

大家都知道,在流感时孩子很容易高热,在发热时,我们建议家长可以给孩子按照说明书口服对乙酰氨基酚或者布洛芬之类的退热药。但是我们不建议交替或者联合使用退热药,另外不要使用水杨酸类药物。还有就是2个月以下的孩子,是不能口服解热镇痛药的。还想提醒各位家长的是,其实我们给退热药的目的,是为了让孩子安全舒适地度过急性的发热期,而不仅仅是单纯想把体温降至正常。还有一个想提醒大家的,流感是病毒感染,所以不要盲目地给孩子使用抗菌药物,因为这样可能会引起一些不良反应。如果孩子出现了持续的高热、频繁的呕吐、精神差、呼吸急促,甚至出现抽搐、意识障碍等情况,请您一定要带孩子尽早就医。谢谢。

中央广播电视总台财经节目中心记者: 春节马上就要到了,请问政府将采取哪些措施丰富节日市场供应,确保人民群众平安喜乐过春节?谢谢。

丁书旺: 感谢你的提问。春节是重要的传统节日,也是居民消费的旺季。商务部认真贯彻落实党中央、国务院决策部署,统筹做好疫情防控和市场保供工作,切实保障节日期间市场供应,确保人民群众度过一个喜庆安康的新春佳节。

一是引导企业开门营业。引导商贸流通企业春节期间正常开门营业,鼓励电商平台、物流企业正常配货送货,倡导社区、乡村零售网点保证一定营业时间,满足节日消费需求。比如,上海市主要批发市场春节期间均正常开业,南京市千余家农贸市场、连锁超市、便利店春节期间不休市、不歇业。

二是加大货源组织力度。指导督促商贸流通企业进一步加强产销衔接,拓宽货源渠道,增加备货量,提高补货上架频次,丰富节日市场供应。指导疫情、极端天气发生地区就地就近、分区分级、联保联供,确保生活必需品供应稳定。北京一些大型连锁超市在丰台地区的经营网点生活必需品备货量比平日增长 1 倍以上。

三是做好储备商品投放。近日,商务部会同相关部门向甘肃、宁夏、新疆等 7 个省(自治区、直辖市)投放了 2 500 吨中央储备牛羊肉,同时指导各地组织冬储菜等生活必需品储备投放,增加节日市场供应。近期天津、郑州、西安、银川等多个地区启动了储备肉菜投放,比如 1 月 26 日天津在全市 86 个网点集中投放了 110 吨储备大白菜。

四是繁荣活跃节日市场。商务部会同相关部门共同指导举办的“2022网上年货节”,已于 1 月 10 日正式启动,将于 2 月 7 日,也就是正月初七结束。各大电商平台在做好生活必需品供应的同时,普遍增加了绿色、智能、健康等升级类商品供应。各地商务部门在做好疫情防控的前提下,也组织开展了形式多样、线上线下结合的节日促消费活动。

五是加强节日市场监测。深入批发市场、农贸市场、超市等开展实地调研,进一步加强粮食、食用油、肉类、鸡蛋、蔬菜等生活必需品市场监测,及时全面掌握市场供求和价格变动情况。加强信息发布和宣传引导,稳定市场预期。谢谢。

香港中评社记者:请问春节期间医疗机构如何做好发热门诊筛查,更好地发挥疫情早发现、早报告的哨点作用? 谢谢。

邢若齐：谢谢对医疗机构的关心。发热门诊筛查是发现感染者的一个重要途径，在疫情防控中处于前哨位置。春节期间人员流动性大，更应该时刻保持警惕，不能有片刻的放松大意，我们在春节前对发热门诊设置管理提出了一系列要求。

一是网格化布局，提供方便可及的服务。要求二级以上综合医院和儿童专科医院都要开设发热门诊，有条件的社区卫生服务中心、乡镇卫生院也要设置发热门诊，以确保每个区县都有发热门诊。同时要求设置发热门诊的医疗机构要将名称、位置、联系方式向社会公开。

二是优化就诊流程，以便提供快捷的服务。要求发热门诊24小时开诊，切实落实预检分诊和首诊负责制，对所有就诊人员要查验健康码、测量体温、询问流行病学史和症状，并且对所有的就诊患者都要进行新冠病毒核酸检测。这个工作也是为了减少患者的等候留观时间，我们也要求所有的发热门诊配置快速检测的设备。

三是要求做好防护和院感管理，提供更安全的服务。在这里提醒大家，如果出现了发热、咳嗽等相关症状，要做好个人防护，到发热门诊就诊，佩戴好医用防护口罩，做好手卫生，保持安全距离，避免交叉感染。同时我们也会要求发热门诊的工作人员加密核酸筛查频次，做好健康监测，及时发现和排查隐患与风险。在这期间，包括发热门诊工作人员在内的很多医务人员也将放弃与亲人团聚，继续坚守在疫情防控医疗救治的一线，我们也会更加关心、关爱医护人员。谢谢。

新华社记者：节日期间就进一步做好疫情防控，请问还有哪些安排和部署？谢谢。

贺青华：谢谢你的提问。新春佳节假期将至，近期国内部分地区发生的局部零星散发聚集性疫情，有的已经被有力有序地组织扑灭了，但有的还存在一定程度的外溢风险和扩散风险,疫情防控的形势压力仍然严峻复杂。

从近期聚集性疫情处置的情况来看,各地各疫情发生地按照现行防控方案的总体要求,采取快速核酸检测、迅速流调溯源、及时规范集中隔离、严格社区管控等核心防控措施,有效地控制了德尔塔变异株和奥密克戎变异株引发的疫情扩散和蔓延。为了确保春节期间全国疫情总体形势平稳,国家卫生健康委在现有工作的基础上,将重点加强以下四个方面的工作。一是指导疫情发生地坚决果断处置疫情。指导近期发生聚集性疫情并进入拖尾阶段的天津、河南、广东等地区集中力量实现疫情全面清零。指导支持近期新出现疫情的北京、新疆、上海、黑龙江、浙江、江西、贵州等地,从严从紧开展应对处置,坚决控制疫情扩散蔓延,力争在一个潜伏期内控制社区获得性感染的传播风险。二是加强春节期间重点部门风险隐患排查。要求各地对第一入境点、边境口岸等重点地区的机场、集中隔离点、定点医疗机构进行全面排查,按照防控要求加强对高风险岗位人员的管理。进一步加强口岸高风险物品、环境的检测和消毒,坚决防范疫情风险外溢。三是要加强值班值守。指导各地做好人员和物资储备,健全应急处置机制,一旦发生疫情,第一时间启动应急机制,第一时间做出应急响应,做出的决定要坚决、果断,采取的措施要科学有序、快速有效,做到放假不放松。四是指导各地统筹做好春节期间疫情防控和群众返乡。疫情防控需要力度、需要速度,更需要温度和精度。各地应当按照国务院联防联控机制的工作要求和部署,切实做好春节期间疫情防控和群众返乡工作,不得在现行的政策基础上"擅自加码""层层加码",不得擅自对低风险地区人员采取集中隔离管控、劝返等措施,不得扩大中高风险地区的范围,不得延长隔离期限,更不得随意禁止外地群众返乡过年。如果发现这种情况,国务院联防联控机制综合组将对这些地区或做出这些决定的部门、单位进行通报,也请媒体朋友们和广大群众监督。谢谢。

北京广播电视台记者：现在北京冬奥会即将拉开帷幕，全国各地也已经掀起了冰雪运动的热潮。请问，孩子们在进行冰雪运动的时候应该注意哪些安全问题？请给一些相关的提示。谢谢。

王荃：谢谢您的提问。当前，全国各地掀起了冰雪运动的热潮。我们都知道，适宜的冰雪运动对孩子是有很多好处的，比如可以增强孩子的御寒能力，锻炼心肺功能，提升肢体协调性，促进生长发育，等等。但是在寒冷的环境里，身体会处于收缩保护的状态，灵活性会降低，随之而来的运动风险也会增加，比如可能造成肌肉拉伤，或者是韧带关节的损伤，等等。所以，我在这里提醒各位家长注意以下几点。首先要给孩子选择正规的场地进行冰雪运动，不要带孩子滑野冰。另外要给孩子选择合适且正规的冰雪运动着装和运动器材，并按要求佩戴护具，包括头盔、护膝、护肘、护目镜、手套等。家长要客观地评估孩子的运动能力和运动水平，给孩子选择适合年龄、身高和体重以及身体状况的冰雪运动，并且最好在专业教练的指导下进行练习。在户外冰雪运动前，我们应该关注天气状况，在大雪、强风、气温过低、雾霾或者能见度比较差的时候，都不适合户外运动。运动前还要让孩子做好充分的热身，使肌肉和关节都达到很好的功能状态，然后再开始正式运动。在运动中要注意补充水分，并且防止冻伤，如果一旦孩子感觉某个局部出现麻木时，一定要回到室内，可以给予轻轻地按摩，以恢复并缓解冻伤。运动过程中休息时，或者是运动结束后，一定要及时给孩子添加衣物，以免失温。另外如果孩子身体不适，就不要强迫孩子参加运动了。如果在运动时受伤了，我们可以先做一些简单的自救，然后尽快送医。比如，如果出现了局部的出血，可以按压止血；如果出现了扭伤，可以把患肢抬高、制动，并且局部进行冰敷，注意这时候不要揉捏了，以免加重肿胀。另外，如果出现了关节脱臼，在转运前一定要把受伤的关节固定好；如果出现骨折，应该做好固定之后再去搬动孩子。最后我还是想提醒大家，在运动时还是要加强个人防护，避免聚集和扎堆。谢谢。

人民日报记者：春节期间一些群众可能由于防控原因需要经常做核酸检测，请问如何做好核酸检测相关的安排工作？谢谢。

邢若齐：谢谢。经过两年多的努力建设，我国新冠病毒核酸检测能力有了大幅度的提升，截至 2022 年 1 月 24 日，全国共有 12 000 余家医疗卫生机构可以开展新冠病毒核酸检测服务，总检测能力现在达到 4 200 万份 / 天。目前，在以往 10 合 1 的混采基础上，我们也在稳步推进 20 合 1 混采技术，在大规模人群筛查中可以进一步提高效率。为做好群众核酸检测服务的组织安排，我们医疗救治组已经多次作出部署，并且各地也出台了很多细化的工作要求。例如，针对北京市近期检测量增长的情况，已经要求全市检测机构及时调整服务时间，加强人员和物资的配备，增加核酸检测服务供给。对于开展核酸筛查的地区，进一步科学合理地设置采样点和优化采样流程，加强秩序的维护，严防人群聚集，并且做好采样、送样、检测以及报告的流程匹配。春节临近，群众核酸检测需求将进一步增加，因此我们要做好核酸检测的组织管理，也提醒各地重点做好以下几方面工作。一是对核酸检测机构和采样点进一步实行网格化设置管理。进一步优化布局，方便群众就近采样，建议考虑开发一些可视化的地图，能够方便群众查询。二是加强采样预约管理。严格落实一米间隔要求，落实采样点的感染防控各项措施，严防人群拥挤、聚集、扎堆现象的发生。三是要求检测机构和采样点要进一步合理安排班次，落实关心关爱医务人员的有关要求，让医务人员能够更安心专心地开展工作。谢谢。

南方都市报记者：春节假期期间，在当前的疫情防控政策下，文化机构还有文博机构的开放情况是怎么样的，是否受到了疫情的影响？谢谢。

余昌国：谢谢这位记者朋友的提问。春节期间，各级文化和旅游行政部门将在严格落实疫情防控措施前提下，丰富产品和服务供给，满足多样化精神生活，提升人民群众的文化获得感、旅游体验度。

一方面，我们指导低风险地区公共图书馆、文化馆（站）、博物馆保障开放时间。开展 2022 年全国"村晚"示范展示、"文化进万家——视频直播家乡年"、"新生活·新风尚·新年画"——我们的小康生活主题美术创作征集展示，以及"博物馆里过大年"系列展览、活动。另一方面，我们丰富线上文化产品供给，推动群众文化活动由"现场看"向"云赏艺"扩展，提供更多线上演播、云展览等非接触、少聚集的产品和服务。鼓励各级公共图书馆、文化馆（站）通过公共文化云、网站、微信公众号和小程序等平台，推出一批文化慕课（MOOC）、专题片、微视频、数字图书、线上展陈等数字文化资源。此外，为喜迎北京冬奥会和冬残奥会举办，推动冰雪旅游发展，我们推出了 10 条"筑梦冰雪·相伴冬奥"全国冰雪旅游精品线路，会同国家体育总局公布了首批 12 家国家级滑雪旅游度假地。预计今年春节期间，除部分地区因疫情防控或季节性原因临时关闭旅游景区外，全国超过 70% 的 A 级旅游景区将正常开放。谢谢。

澎湃新闻记者：春节临近，很多家长会给孩子选购一些玩具，我们看到往年的案例当中有一些孩子因为玩具导致伤害，请问怎么给孩子安全地选购玩具，避免伤害？谢谢。

王荃：谢谢您的提问。到了春节，家长们都会给孩子挑选玩具，但是不合格或者不合适的玩具可能会对孩子造成伤害，因此在挑选玩具方面，我有几点想提醒各位家长。

首先，一定要购买正规厂家合格的玩具，并且按照孩子的年龄和发育情况来挑选。在购买前应该认真阅读说明书，按照安全提示去选购，而不仅仅是从玩耍的技巧性和趣味性上考量。尽量不给低龄儿童购买配有小零件的玩具，如果要购买，我们一定要确保小零件被稳妥固定了，并且是不易脱落的。尤其是有电池的玩具，一定要确保电池是被稳妥固定在了电池盒里，并且电池盒盖不是孩子能够轻易打开的。另外，玩具的表面应该光滑且没有粗糙的边角，以防孩子被划伤或刺伤。对婴幼儿而言，尤其是1岁半以内的孩子，如果购买的玩具上配有一些线绳或者索带，我们要求线绳和索带不超过22厘米的长度。另外，不建议给婴幼儿购买填充玩具，尤其是体积大、非常蓬松的填充玩具，更不要把这样的玩具放在孩子的床上，以免孩子造成窒息。6岁以下的孩子，我们不建议玩电动玩具。玩玩具之前，家长应该认真阅读说明书和安全提示，教会孩子如何正确玩耍，并且在初次玩耍时，我们还应该在旁边认真观察，尽可能去发现孩子在玩耍过程中可能出现的一些危险。如果家里有多个孩子，我们应该分别给他们适合他们年龄的玩具，并且加强看护。我们应该从小就让孩子养成良好的习惯，玩耍后都应该妥善地收纳玩具，以免被绊倒或者造成其他的伤害。家长尽量不要把玩具放在高处，以免孩子去攀爬去拿的时候跌倒或者造成其他的伤害。另外，要定期检查玩具的完整性，以及它的小零件、电池等是否有脱落情况的发生，并且及时制止孩子在玩耍过程中的不当行为，比如把玩具含在嘴里，或者投掷他人。另外，一定不要把危险的物品当成玩具给孩子玩。谢谢。

香港经济导报记者：当前我国本土疫情多点散发，请问目前全国消费市场特别是生活必需品市场情况如何？谢谢。

丁书旺：感谢你的提问。从我们监测的情况看，当前全国消费市场运行总体平稳,生活必需品市场货足价稳。主要呈现以下特点。

一是商品供应足。各地商务部门积极组织大型批发市场、连锁超市加强产销衔接,加大生活必需品货源组织力度,丰富节日市场供应。近期北京新发地、大洋路、岳各庄等大型批发市场蔬菜上市总量稳定在 2.5 万吨左右,比去年农历同期增长 10% 以上。

二是价格运行稳。节前粮油价格总体稳定,肉禽蛋价格小幅波动,蔬菜价格有所上涨。据商务部监测,1 月 28 日全国重点批发市场粮食、食用油价格与一周前基本持平,猪肉、牛肉、羊肉价格分别上涨 1.5%、0.6% 和 0.7%,鸡蛋价格下降 0.6%;受雨雪天气、需求增加等因素影响,蔬菜批发价格出现一定幅度上涨。

三是市场销售旺。各地传统年货销售红火,绿色有机食品、智能家电、新型电子产品等商品受到消费者青睐,一些电商平台洗地机、按摩仪、美容仪销量增长 30% 以上。北京冬奥会开幕在即,各地掀起冰雪消费热潮,滑雪服、滑雪板等滑雪用品销量快速增长,一些滑雪主题公园门票销售额同比增长 1 倍左右。

我们判断,节日期间消费市场总体将继续保持平稳运行态势,生活必需品市场供应有充足保障。谢谢。

红星新闻记者:请问当前的疫苗接种情况如何? 春节期间可否正常接种新冠病毒疫苗? 谢谢。

贺青华:谢谢你的提问。根据国务院联防联控机制的部署,我们按照"知情、自愿、同意"的原则,指导各地全力推进新冠病毒疫苗的接种工作。截至 1 月 28 日,全国累计报告接种新冠病毒疫苗 299 416.2 万剂次,接种疫苗的总人数达到 126 607 万人,已经完成全程接种的 122 738.7 万人,其中 60 岁以上的老年人新冠病毒疫苗接种覆盖人数达到 21 922.7

万人,完成全程接种的 21 022.9 万人。为了持续做好新冠病毒疫苗接种工作,进一步提高老年人群的预防接种服务质量,我们指导各地做好一系列保障工作,对老年人群还突出以下四个方面工作。一是将精细化管理落实到网格。以网格为单位做好符合条件的 60 岁以上人群接种组织实施工作。二是创造良好的接种环境。尤其是针对当前的严寒天气,做好接种点饱暖,确保接种场所环境温度适宜。三是完善接种信息。及时将接种信息录入信息系统,为有需要的老年人提供纸质接种证明。四是做好宣传动员。除了传统媒体以外,我们还提倡使用新媒体等多种宣传方式和形式,鼓励老年群体参与接种,要让老年朋友充分认识到疫苗是预防疾病传播的有效手段,新冠病毒疫苗对预防感染、预防再传播、预防重症和死亡有良好的效果。春节期间我们也将继续提供疫苗接种服务,希望大家,特别是老年朋友,继续积极主动地接种疫苗,为自身的健康再助一"臂"之力。谢谢。

澳门月刊记者:请问文化和旅游部门对今年春节假期有出游计划的群众有哪些提醒? 谢谢。

余昌国:谢谢你的提问。后天就将进入春节假期,文化和旅游部门在此提醒广大游客。

一是注重个人防护,倡导预约错峰出行。提前了解出发地、目的地最新疫情防控政策,提前查询旅游景区开放、门票预约措施,合理规划旅游线路和时间。尽量避开热门景区和出行高峰时段,不前往中、高风险地区旅游。自觉遵守疫情防控规定,戴口罩、勤洗手、少聚集、养成"一米线"好习惯。出现感冒、发热等症状时,应立即停止游览并及时就医。

二是提高防范意识,做到平安出游。冬季出游,要注意做好防寒保暖工作。参加滑冰、滑雪等活动时,要结合自身健康状况量力而行,并在专业人士指导下进行。避免前往不具备开放接待旅游者条件的区域。打卡网红景点时,要遵守公序良俗和法律法规。进入景区、博物馆、文物保护单位等场所参观游览时,严格遵守各项安全管理规定。户外旅游注意防火避灾。乘坐公共交通工具不携带违禁物品,行驶途中系好安全带。自驾出游要杜绝疲劳驾驶和酒后驾车,控制车速,注意防范低温、雨雪、冰冻、寒潮、雾霾等恶劣天气带来的事故风险。

三是增强文明意识,健康绿色出游。积极践行"光盘行动",杜绝餐饮浪费,提倡使用公勺公筷。爱护生态环境,不在公共场合吸烟。保护文物古迹,不乱刻乱画,遵守公共秩序,不大声喧哗,不随地乱扔垃圾,做好垃圾分类处理,不随意投喂动物,爱惜公共设施。自觉减少一次性物品使用,树立文明、健康、绿色旅游新风尚。谢谢。

中国日报记者:春节是孩子们很喜欢的节日,尤其是可以吃很多好吃的,但是饮食不当也会给孩子们的健康造成影响。请问专家,春节期间孩子们的饮食应该注意些什么?谢谢。

王荃:谢谢您的提问。如您所说,春节有一个习俗就是吃好吃的,也是孩子们最喜欢的。但是,每年我们都会遇到因为饮食不当所导致的疾病状态的发生。所以在这儿我有几点想要提醒各位家长。

第一,我们应该让孩子规律饮食,三餐定时,养成良好的餐桌礼仪,不要暴饮暴食,并且避免食用过多刺激性、过油或者过甜的食物。饮食上应该为孩子实现荤素搭配、粗细搭配,保证食物的多样化。

第二,保证蛋白质、水果和蔬菜的摄入,并且让孩子多喝水,避免孩子食入过多零食。动物食品应该烧熟煮透,不要去食用野生动物,并且在加工食物的时候,应该注意生熟分开。过年都讲究年年有鱼,几乎家家都会吃鱼。有一点特别提醒各位家长的,一定要认真处理鱼类食物,如果家里有低龄的孩子,就尽量少吃或者不吃刺多的鱼类,并且要帮低龄孩子仔细剔除鱼刺。对于年长儿,应该叮嘱他吃饭时要细嚼慢咽,不要狼吞虎咽,以免发生一些伤害。

第三,不要让婴儿尝试成人的食物,另外不管多少,都不要让孩子尝试饮酒。不要食用时间过长的剩菜剩饭,饱食后也不要立即运动。不要给3岁以下的孩子吃完整的坚果,以及带核的,尤其是核比较大的水果。另外,在饮食的时候,我们不要逗孩子,也不要在孩子跑跳或者进行其他活动时给孩子喂食,以免孩子发生窒息。一旦孩子发生窒息,一定要及时拨打急救电话,并且在急救人员的指导下进行现场救治。

最后,想提醒大家,春节期间尽量减少聚餐聚会,如果要外出就餐,一定要选择食品安全合格的正规饭店去就餐。谢谢。

主持人:时间关系,最后再提两个问题。请继续提问。

凤凰卫视记者:目前内地多地疫情散发,春运大量人员流动也带来了一定风险。请问在春节期间如何保障民众的日常医疗?尤其是对于危急的患者来说。谢谢。

邢若齐:谢谢提问。为保证节日期间群众的正常医疗服务,尤其是危急重症患者的救治,国家卫生健康委已经作出了相应的部署,要求重点做好以下几个方面的工作。一是合理安排医疗服务,做好值班值守。要求各医疗机构做好节日期间的医疗服务安排,并主动向社会公布诊疗信息,保证急诊24小时开放,不得出现停诊和拒诊情况。合理安排医务人员排班,对重点岗位适当增加人员配备。开展互联网医疗服务,解决适宜人群的就医需求。二是保障急危重症患者和特殊群体的就医需求,各地区要为急危重症患者开设"绿色通道",重点保护好血液病、肿瘤等重大疾病患者以及孕产妇、儿童、老年人、精神类疾病患者等特殊群体的医疗需求。并且为符合条件的慢性病患者开具长期处方。三是对发生疫情的地区,要求细化医疗服务保障,管控区和封控区要完善应急状态下的医疗服务管理运行机制。对重点人群建立台账,明确急危重症、肿瘤、中末期肾病、孕产妇、长期服药的慢性病患者等医疗服务保障要求和流程。对封控人员、管控人员、隔离人员紧急外出就医,要求安排专车,提供点对点接送服务,实行闭环管理。谢谢。

主持人:谢谢。最后一个问题。

中国新闻社记者:刚才提到了很多关于孩子安全方面的问题,春节期间,孩子安全的问题非常重要,想请专家再帮我们总结一下,有哪些方面是值得我们非常关注的。谢谢。

王荃:谢谢您的提问。有以下几点我想提醒各位家长。首先,应该预防烟花爆竹伤。我们要求家长如果带孩子燃放烟花爆竹,一定要在指定的地点燃放,不要把鞭炮放在井窖或者容器内燃放。儿童燃放时一定要有家长陪同,并且在燃放前应该认真阅读说明书,按照要求去燃放。及时制止不正当、不恰当行为,包括手持燃放或者把烟花口对着别人,也不要抛掷鞭炮等情况。如果遇到了"哑炮",不要立即上前查看或者踢踹。观看烟花爆竹时,应该保持恰当的安全距离,一旦发生严重的烟花爆竹伤,一定要及时拨打急救电话,并且尽快送医。另外,还想提醒,预防儿童烧烫伤。不要让低龄孩子单独进入浴室和厨房,热源也应该置于孩子触摸不到的地方,桌上的热水杯尽量往里靠,并且桌布尽量是固定在桌子上。取热物之前一定回头看看孩子在不在自己的周围,给孩子洗澡时要先放冷水再放热水,保持水温38℃左右就可以了。不要在地上放热水盆、热锅或者炉火,孩子一旦烫伤,尽快用凉水冲淋大概15~30分钟,并且把没有和皮肤粘连的衣物及时脱下。如果脱不下来不要强行撕脱，可以用剪刀剪去。如果这时候孩子的疼痛仍然非常明显，还可以把患处浸泡在凉水中，直至疼痛明显减轻。如果烫伤面积大，并且创面比较深，一定要及时送到有救治能力的医疗机构去。还要提醒各位家长的是，一定不要往创面上涂抹类似牙膏、酱油、香油或者是其他的一些没有明确疗效的物品，防止感染或大夫到时候清创难度增加。另外不要刺破水泡，或者把泡皮撕脱，不要用冰块去降温。最后想提醒的是，关于预防儿童跌倒伤的问题。大家都知道，婴幼儿的跌倒伤主要发生在家里，所以我们建议家长要给婴儿睡有护栏的婴儿床，并且是不易被婴儿攀爬出来的。不要把 3 个月以上的婴儿单独放在桌椅、沙发和没有拉上护栏的床上。婴儿床最好是矮床，床周围可以铺一些软垫或者是毯子之类的物品。另外，要及时整理孩子经常活动场所中的一些杂物、尖锐物品以及玩具等，并且在家具的尖角处安放一些防护装置。在阳台和窗户下不要堆放孩子可以攀爬的物品，建议最好是安装防护栏，或者是安全防护窗。要固定好抽屉柜和电视，不要把孩子单独锁在家中。户外运动时，我们应该给孩子选择适合他们年龄、身高、体重的运动，并且按照要求佩戴护具。孩子受伤后不要随意把孩子抱起来并且摇晃，应该先观察孩子的神志和肢体活动情况，如果孩子哭声响亮，而且容易安抚，肢体活动正常，这时候在家密切观察就可以了；如果孩子持续哭闹，而且精神很差，出现了呕吐或者耳鼻可以看到有血或者其他液体渗出，甚至出现抽搐和意识障碍，还有孩子诉说他某一个部位固定疼痛时，一定要及时把孩子送到医院就医。还要提醒大家不要揉其肿包，以免加重肿胀，可以局部用毛巾包上冰块或者是冰袋进行冷敷。最后一点，孩子在头部外伤时，有时候出现症状会相对晚一些，因此孩子如果有明确的头部外伤，至少需要观察24~48 小时。谢谢。

主持人：谢谢。孩子的健康和安全牵动着所有家长的心，再次感谢王荃主任，感谢以上几位嘉宾。今天是国务院联防联控机制在牛年召开的最后一次新闻发布会，后天就是除夕，万家团圆的时候，仍然有千千万万坚守在一线的人民警察、环卫工人、快递员、媒体记者，有那些守护着人民健康的医护人员，有日夜值守的社区工作者，还有千千万万各行各业的劳动者，也正是他们的无私奉献、默默奉献，守护着千家万户的幸福安康，借此机会向他们表示敬意，也祝大家虎年吉祥，祝祖国繁荣富强！今天的发布会到此结束，谢谢大家！

国务院联防联控机制就春节期间及节后疫情防控工作有关情况举行发布会

（第163场）

一、基本情况

时　　间　2022年2月8日

主　　题　介绍春节期间及节后疫情防控工作有关情况

发布人　交通运输部运输服务司副司长　韩敬华

　　　　　商务部市场运行和消费促进司二级巡视员　丁书旺

　　　　　文化和旅游部市场管理司副司长　余昌国

　　　　　国家卫生健康委疾病预防控制局一级巡视员　贺青华

　　　　　中国国家铁路集团有限公司劳动和卫生部副主任　伍世平

主持人　国家卫生健康委新闻发言人、宣传司副司长　米锋

二、现场实录

主持人：各位媒体朋友，大家下午好！欢迎参加国务院联防联控机制举办的新闻发布会。

春节期间，全国疫情防控形势整体平稳，但仍有局部聚集性疫情的发生和扩散。要采取坚决果断措施快速控制疫情。要持续推进新冠病毒疫苗接种。截至2月7日，全国累计报告接种新冠病毒疫苗301 066.9万剂次，完成全程接种的人数为122 834万人。

针对群众返乡遇到的"层层加码"问题，国务院联防联控机制综合组在

1月29日开通了"春节返乡路"公众留言板。在此期间,我们每天及时转办留言信息,推动地方尽快核实处理。对于明确违反"五个不得"的做法,各地积极与留言群众沟通,认真核实,有的地方及时调整政策、发布公告,有的地方开通本地留言板,帮助解决实际问题,让群众的返乡之路更加顺畅、更加温暖。当前正值春运返程高峰,各地要继续按照"五个不得"要求,分地区分人群科学精准落实各项防控措施,保障人员安全有序流动。今天发布会的主题是:春节期间疫情防控的有关情况。我们请来了:交通运输部运输服务司副司长韩敬华先生;商务部市场运行和消费促进司二级巡视员丁书旺先生;文化和旅游部市场管理司副司长余昌国先生;国家卫生健康委疾病预防控制局一级巡视员贺青华先生;中国国家铁路集团有限公司劳动和卫生部副主任伍世平先生。请他们就大家关心的问题共同回答媒体的提问。下面,进入今天的现场提问环节,请各位记者朋友举手提问,提问前请先通报所在的新闻机构。

中央广播电视总台央视记者:请问今年春节期间全国的疫情形势总体如何?谢谢。

贺青华:谢谢你的提问。春节期间,国家卫生健康委密切关注各地的疫情形势,强化值班值守,分析研判风险点,指导各地快速有效稳妥地处置疫情,全国的疫情形势总体保持平稳,局部散发的聚集性疫情均得到了快速有效的处置,有的已经得到了控制,有的尚在处置过程中。北京、天津的疫情总体趋于控制,黑龙江黑河的疫情已报告发生7例感染者,感染者的病毒序列结果显示为奥密克戎变异株,本次疫情是一起新的境外输入来源引起的本土疫情,感染者被管控前的活动比较多,存在一定的传播扩散外溢风险。

广东深圳奥密克戎关联疫情波及广东、广西、湖南3省(自治区)9市,波及的广东云浮、惠州、梅州、河源等地的疫情已经得到控制。深圳 2 月 6 日管控区发现 2 例感染者，提示疫情仍然有传播扩散的风险。波及广西百色的疫情正处于快速上升阶段，这次疫情约 80% 以上的感染者居住在同一自然村，空间聚集性明显，由于社区隐匿传播时间长、人员活动轨迹多，加上春节期间人员流动性大，发生进一步传播扩散风险比较高，需要完成风险人员排查和管控，加快风险区域核酸筛查的速度，及早发现社区中的传染源。从百色波及广西南宁和广东广州的外溢病例感染者在被管控前活动轨迹多，存在疫情扩散风险。波及湖南邵阳的仅报告了 1 例病例，目前看总体风险不大，但需要密切关注。

国务院联防联控机制综合组已在第一时间派出工作组赴广西，会同当地建立扁平化的指挥体系，推动区域核酸筛查、流调溯源、风险人群排查等措施落实落地，尽快将疫情控制住。

目前，春节假期即将结束，春运也即将迎来返程高峰，国家卫生健康委将继续会同相关部门，压实四方责任，强化人员安全有序流动，切实落实"四早"的防控措施，继续做好新冠肺炎疫情的防控工作。谢谢。

人民日报记者：请问今年春运以来客流总体情况如何？

韩敬华：谢谢这位记者朋友的提问！今年春运自 1 月 17 日启动以来，总体看运行平稳有序。春运客流呈现"节前客流稳步提升、节中客流低位运行"的特征。截至昨天（2 月 7 日）共计发送旅客 5.39 亿人次，较 2021 年同期增长约 42.8%，不足疫情发生前 2019 年同期客流的四成。其中，铁路 1.2 亿人次，公路 3.9 亿人次，水路 901 万人次，民航 1 889 万人次。具体来说，节前 15 天，也就是 1 月 17 日—31 日，日均客流 2 648 万人次，从腊月二十五至腊月二十八（1 月 27 日—30 日）进入客流高峰期，客流峰值出现在腊月二十八（1 月 30 日），为 2 955.5 万人次，总的看，节前客流强度分布趋于均衡、波动幅度不大，主要以特大城市或省会城市为中心向周边城市及主要劳务输出省市迁徙。

春节假期,全国铁路、公路、水路、民航发送旅客1.31亿人次,比2021年同期增长33.0%,比2019年(疫情前)同期下降68.9%。其中,铁路发送旅客3 077.5万人次;公路发送旅客9 169.0万人次;水路发送旅客311.8万人次;民航发送旅客501.0万人次。总体看,春节假期客流呈现"前低后高"的趋势,客流最低出现在2月1日(正月初一),为1 134.6万人次;2月2日—4日(正月初二至正月初四)客流逐步增多,主要以探亲访友、城市周边游、农村赶集等中短途出行为主;从2月5日(正月初五)开始,迎来假期返程客流,主要是劳务输出省市及中小城市向大城市和中心城市聚集。客流峰值出现在2月6日(正月初六),为2 742.2万人次。预计2月16日—17日,也就是正月十六和正月十七,还将再次迎来返程客流高峰。

春运以来,各地交通运输部门和从业人员奋战在服务保障一线,落实落细疫情防控、安全生产、保通保畅、运输保障各项举措,目前春运运行总体平稳有序,应急保障有力,安全形势稳定。谢谢!

中央广播电视总台财经节目中心记者:受疫情影响,今年春节假期我国文化和旅游市场总体情况如何?和往年相比有哪些不同?谢谢。

余昌国:谢谢这位记者朋友的提问。文化和旅游部坚决贯彻落实党中央、国务院决策部署,统筹疫情防控和经济社会发展,全力做好春节假期文化和旅游假日市场各项工作。各地精心策划、组织一批高质量文化文艺活动,文化馆、图书馆、博物馆通过线上、线下相结合的方式开展丰富多彩的非遗、民俗等文化活动,为群众就近就便享受文化生活提供便利。今年春节假期,国内旅游出游人数和旅游收入比2021年略有下降,与疫情前相比仍有较大差距,按可比口径分别恢复至2019年的73.9%、56.3%。据文化和旅游部数据中心测算,全国国内旅游出游2.51亿人次,同比减少 2.0%；实现国内旅游收入 2 891.98 亿元,同比减少 3.9%。全国文化和旅游系统未发生重特大安全事故,假日市场总体安全平稳有序。春节假期文化和旅游市场有以下几个特点。

一是传统民俗文化有机融入春节活动,文化迎春氛围浓厚。各地张灯结彩,扮靓古村古镇,年画、春联、窗花、庙会、龙舞、狮舞等年俗元素营造浓浓 "年味儿",非遗体验、民俗拜年等活动深受游客欢迎。各地群众广泛参与 "视频直播家乡年" 和全国 "村晚" 示范展示活动,在家门口和线上享受精彩的文化盛宴,分享浓浓家乡 "年味儿"。三星堆修复文物通过春晚与全国观众见面,掀起博物馆旅游热潮,"博物馆里过大年" 逐步成熟并形成品牌。

二是 "周边游 + 深度游" 模式凸显,近程旅游品质化、个性化趋势突出。春节假日期间,省内游、跨省游比例分别为 78.3%、21.7%,近程自驾游、亲子游、主题公园游、冰雪游等短途休闲活动增量明显,在本地找 "年味儿" 成为越来越多人的过年选择。近程休闲活动提质升级,品质化、个性化产品更加契合春节出游需求。独栋民宿受欢迎,"包个小院儿过大年" 成为时尚。

三是冰雪旅游热度提升,成为春节假日旅游的新亮点。在北京冬奥会热情持续高涨的带动下,以冰雪项目为主的冰雪游在虎年春节假期较受欢迎。北京、辽宁、吉林、浙江、四川、新疆等地发布 14 条春节假期冰雪主题体育旅游精品线路,带热周边滑雪、温泉、非遗、研学、美食、酒店等业态。

四是数字技术丰富文化和旅游新体验,线上活动丰富多彩。各级文化和旅游部门开展了云展览、云春晚、云讲座、云演艺等丰富多彩的线上文化服务活动。大年初一,《文艺中国 2022 新春特别节目》通过文化和旅游部新媒体账号和各大新媒体平台同步直播,奏响了激昂奋进、大气磅礴的主旋律,引发网民热烈关注,当晚直播观看量突破 1 000 万人次,全网话题关注量超过 2.5 亿。京剧《龙凤呈祥》等在线演播也广受好评。各地强化智慧旅游技术应用,方便游客一站式获取预约、限流、疫情防控等信息,利用大数据引导游客错峰出游,实现科学管控、智慧限流。谢谢。

新华社记者: 当前即将迎来返岗复工高潮,客流量较大,请问铁路部门如何做好返程运输疫情防控工作?谢谢。

伍世平: 当前春运已经进入复工返岗出行高峰期,从售票大数据来看,返程运输客流最高峰预计发生在 2 月 16 日—19 日,日均发送旅客 900 万人~1 000 万人。针对返程运输高峰出行情况,铁路部门采取了有针对性的疫情防控措施。

一是投放充足运力。统筹旅客出行和疫情防控要求,客流高峰期每天最高可提供 1 050 万人左右的运输能力。针对武汉、南昌、成渝、合阜等返程客流高峰地区,投放充足运力,提供宽松乘车条件。

二是开行"点对点"专列。加强地方政府、用工企业、高校对接,为始发、终到集中的团体旅客提供"点对点"专列、包车厢服务,全程闭环管理,减少人员接触。

三是严格落实常态化疫情防控措施。认真落实测温验码、通风消毒、分散候车、预留隔离席位、强化个人防护、健康宣传、应急处置等措施,确保旅客运输服务全过程防控安全。

四是加强车站重点部位预防性消毒。制定了"三专一保"措施,即消毒药品专用房间统一管理,统一浓度配比和配发使用;配置专用消毒工具;安排专门人员开展消毒作业;实行分工包保,严格落实作业标准,保证预防性消毒质量,为广大旅客营造安全健康的出行环境。谢谢!

凤凰卫视记者: 这几天是返程高峰,请问如果在低风险地区和涉疫地区往返的话有哪些具体规定？有哪些原则？谢谢。

贺青华： 谢谢你的提问。目前全球疫情仍在高位流行，全国仍然有局部地区散发聚集性疫情发生，在春运返程高峰即将到来之际，返程出行仍然要坚持安全有序，尽量错峰出行。怎么做到安全有序出行呢？我想提醒三句话：一是严格限制出行，二是非必要不出行，三是非必要不前往。一是发生疫情的地方，中高风险所在地的县（市、区、旗）这些人员严格限制出行，执行特定公务的人员、保障生产生活运输等需要出行的特殊人员，经当地联防联控机制批准，持48小时核酸阴性证明，做好个人旅途防护，落实目的地的疫情防控规定可以出行。二是中高风险地区所在地市的其他非疫情的县（市、区、旗），这些人员非必要不出行，确实需要出行的要持48小时内核酸阴性证明，做好个人旅途防护，并遵守目的地疫情防控规定。三是严格限制前往中高风险地区，有疫情的中高风险县（市、区、旗）非必要不前往，已经到达的人员必须遵守当地疫情防控要求。怎么做到错峰出行呢？提倡高校、企业安排错峰返校返岗，鼓励各地组织开行农民工返岗"点对点"运输，降低旅途疫情的风险。

在此我也提醒广大群众，在返程出行前，既要关注目的地疫情防控规定，提前做好核酸检测等准备工作，旅途中要做好个人防护。同时，也要加强个人健康监测，如果有发热、咳嗽等感冒症状，应当暂时中止返程或者出行计划，避免旅途劳累导致症状加重，并及时就医，待康复后再安排出行。谢谢。

香港中评社记者： 春运以来，为保证旅客出行安全，交通运输部门在防疫方面做了哪些工作？谢谢。

韩敬华： 谢谢这位记者朋友的提问！为切实做好春运疫情防控工作，经国务院领导同志同意，交通运输部会同国家发展改革委、国家卫生健康委等 14 家单位,在国务院联防联控机制下成立了春运工作专班,统筹做好今年春运疫情防控、安全生产和运输服务保障工作。春运工作专班成立以来,制定印发了《2022 年综合运输春运疫情防控和运输服务保障总体工作方案》,组织召开了电视电话会议,就春运疫情防控和运输服务保障工作进行了全面系统部署,加强调度和动态分析研判,积极指导各地切实做好今年春运疫情防控工作。

一是引导重点旅客群体错峰有序出行。指导各地交通运输部门加强与人社、教育、文旅等部门沟通协作,针对务工人员、学生等重点群体,对有集中运输需求且具备条件的,积极组织开行包车、专列(包车厢)、包机等"点对点"运输。例如,四川省根据务工人员返乡出行需求,采取"点对点、一站式"包车运输方式,实现从厂门到家门。全省共开行省际"春风行动"车辆 1 560 趟次,运送务工人员 5.6 万人次安全有序返乡过年。

二是切实做好交通运输场站和运输工具疫情防控。指导各地督促客运和客运场站经营者按规定进行通风消毒,严格查验旅客健康码,开展体温检测,提醒旅客全程规范佩戴口罩、落实"一米线"等要求。优化售票组织,积极拓展线上售票渠道,鼓励采用人脸识别等非接触方式进站核验。按规定落实交通运输工具控制载客率、设置隔离区等要求。

三是严格实施中高风险地区客运管控。指导涉疫地区及时关闭进出中高风险地区所在区县的道路客运服务;对涉疫地区内部运行的城市交通、道路客运,采取加强场站、车辆消杀和人员防护的疫情防控措施,全力防范疫情外溢扩散。

四是强化春运一线服务保障人员防护。指导各地交通运输部门在地方疫情防控领导机构的领导下,落实春运一线服务保障人员"应检尽检"要求,加强一线人员日常健康监测,按规定定期开展核酸检测,并积极开展疫苗加强免疫接种。同时,指导各地督促运输经营管理单位切实备好防疫物资,确保物资充足有效。

五是强化监督检查补齐防疫短板漏洞。指导各地交通运输部门会同卫生健康、应急管理、铁路监管部门开展春运疫情防控和安全检查，及时发现问题隐患，督促企业立行立改，严防疫情通过交通运输传播扩散。谢谢！

第一财经记者：我们都知道春节是重要的传统节日，可否介绍一下今年春节期间对于生活必需品的供应情况？谢谢。

丁书旺：感谢你的提问。刚刚过去的虎年春节假期，全国商务系统全力保障广大城乡居民生活必需品供应，督促商贸流通企业加强产销衔接，提前准备，保证"库中有货"和"架上有货"；鼓励电商平台、物流企业正常配货送货；指导疫情、极端天气发生地区就地就近、分区分级联保联供。各地重点商超、农批市场坚持开门营业，网购配送照常服务，粮油肉蛋奶果蔬等生活必需品种类齐全、数量充足、价格稳定，居民节日消费需求得到较好满足。

一是开门营业方便居民过年。节日期间，各地大型商贸流通企业开业率保持在较高水平，餐饮外卖服务效率提高。上海长宁全区28家标准化菜市场，除一家装修改造外，其余27家菜市场均对外营业。西安13家重点保供超市、便利店、生鲜店企业正常营业门店1 723家，营业率和员工到岗率均在90%左右。青岛主要商贸企业"春节不打烊"。有网友反映，今年春节期间网上订餐十分便利。

二是供应充足增添节日气氛。各地生活必需品市场货源丰富，供应充足。辽宁猪肉、蔬菜、鸡蛋日均上市量比平日增加20%以上，水产品、牛羊肉、绿色有机食品上市量比平日增加15%以上。河南、福建等地主要农批农贸市场生活必需品库存充足，均比平日供应有所增加。

三是价格总体保持平稳。据商务部监测，春节期间，全国百家大型农副产品批发市场粮食、鸡蛋价格分别为每公斤4.75元和9.96元，均与前一周持平；食用油价格为每公斤 15.70 元，上涨 0.3%；鸡肉、羊肉、牛肉、猪肉价格分别为每公斤 17.61 元、71.77 元、75.34 元和 21.62 元，分别上涨 1.3%、0.8%、0.4% 和 0.2%，30 种蔬菜、6 种水果平均价格分别为每公斤 5.88 元和 7.66 元，分别上涨 3.7% 和 2.0%。

四是疫情重点地区供应有保障。北京确保疫情管控区域生活必需品保供有预案、有人员、有物资、能配送。丰台地区一些大型连锁超市的经营网点生活必需品备货量比平日增长 1 倍以上，为管控区域居民提供年货礼包。浙江杭州市、区两级商务主管部门以"按需配送、定点接应、全程防护"的方式保障生活必需品供应正常有序。除夕至初六，全市累计发放生活包 11.7 万份。广西百色 10 家重点商超库存大米粮油储备可动态保障 30 天供应。方便食品、蛋、奶等库存可动态保障 15 天供应。

春节假期期间，全国生活必需品市场供应充足，得益于各地各部门的积极组织和全力保障，更离不开广大在岗值守的商贸流通企业员工、快递外卖小哥、社区工作者志愿者等保供战线所有同仁的辛勤付出。借此机会，我想向大家道一句：谢谢你们，大家辛苦了！

香港经济导报记者： 今年春运与北京冬奥会时间重叠，冬奥会已经进入了第 5 天，能否简要介绍一下冬奥交通服务保障和疫情防控工作情况？谢谢。

韩敬华： 谢谢这位记者朋友的提问！交通运输是保障涉冬奥人员安全便捷出行的重要支撑，也是疫情防控的关键环节。在北京冬奥组委、主办城市人民政府及有关部门和单位的共同努力下，冬奥交通指挥调度、服务保障、疫情防控和保通保畅等各项工作总体顺利。目前，已为 1.5 万余名运动员等涉冬奥重点人员提供入境转运和赛时出行服务，并为开幕式提供了良好的运输服务保障。重点开展了以下工作。

一是强化指挥调度。北京冬奥组委和主办城市人民政府加强支持力量融合，按照"三个赛区、一个标准"的要求，分别组建北京市冬奥交通保障指挥调度中心和张家口市冬奥交通保障指挥调度中心,实行扁平化、一体化指挥调度。

二是优化服务保障。根据各类人员出行需求,相关各方为闭环内人员提供班车、出租车、租赁车、分配车、收费卡车、京张高铁专用车厢等多样化出行服务;北京市为闭环外工作人员、志愿者等人群发放公共交通乘车卡,免费乘坐北京市轨道交通和地面公交,为各类人群提供贴心细致的出行服务。

三是从严疫情防控。各基层交通保障单位认真落实冬奥交通领域疫情防控方案和指南,按照"分区不重叠、流线不交叉、界面严管控、人员不跨区"要求,闭环内严格执行50%客座率控制、"点对点"运输要求,车辆每趟次消毒、每日进场进行全面消毒,驾驶区与乘客区域物理隔离,服务人员做好个人防护,坚决杜绝"破环"现象。

四是做好应急处置。公路运营单位持续开展涉冬奥路网运行监测,及时启动除雪预案,保证公路正常通行。公安交管部门对涉冬奥车辆交通事故实行专人快速处置。冬奥交通服务团队紧盯天气变化和赛时调整情况,相应调整运输服务,保障赛事顺利开展。

五是圆满完成开幕式交通保障任务。北京冬奥组委交通部会同北京市交通保障部门制定《北京冬奥会开幕式交通运输保障方案》,细化工作计划和运行流程,投入916辆客车、京张高铁投入专列2.5对,圆满完成了北京、延庆、张家口三个赛区的涉冬奥重点人员和观众等的集结和疏散任务,保障了开幕式的顺利进行。

当前,冬奥赛事正在如火如荼进行。冬奥交通保障各有关单位将进一步加强组织和力量调配,筑牢防疫屏障,优化交通服务,更好地满足运动员等涉冬奥重点人员出行需求,为北京冬奥会安全顺利举办提供坚强的交通运输保障。

中国日报记者:请问当前疫苗接种的进展情况如何? 春节过后的疫苗接

种工作有什么安排？谢谢。

贺青华：谢谢你对疫苗接种工作的关心。春节期间，我们持续提供新冠病毒疫苗的接种服务，截至 2 月 7 日，全国累计报告接种新冠病毒疫苗 301 066.9 万剂次，接种疫苗的总人数达到 126 642.6 万人，占总人口数的 89.8%，已经完成全程接种的 122 834 万人，占总人口数的 87.1%，完成加强免疫接种的是 45 984.3 万人，60 岁以上的老年人新冠病毒疫苗接种覆盖人数达 21 931.5 万人，完成全程接种的老年人是 21 032.4 万人。

随着春节假期的结束，气温回暖，给接种带来方便。同时我们也注意到，在一些地方，老年人群的接种率还很低，特别是 80 岁以上的，要引起高度重视。下一步，我们将指导各地继续加强新冠病毒疫苗的接种工作，为大家提供更加便利、更加人性化的服务，提高老年人群的接种积极性，增强老年人群的抗病毒能力。同时，进一步开展新冠病毒疫苗的加强免疫，为大家提供更可靠的免疫保护，希望大家继续积极接种疫苗，在保证自身健康的同时，助力新冠肺炎疫情的防控工作。谢谢。

东方卫视记者：春运时间已经过半了，在此期间大量的旅客出行，春运的前半程疫情防控总体情况是怎么样的呢？

伍世平：春运以来，铁路部门统筹做好旅客运输、货物运输和北京冬奥运输疫情防控工作，各项措施得到有效落实，防控工作取得较好成效。一是在旅客运输疫情防控方面，在从严从紧落实测温验码、通风消毒、分散候车、严控载客率、加强线上和自助服务、及时停开减开涉疫地区旅客列车等常态化疫情防控措施基础上，重点做好应急处置工作，发现风险人员后迅速启动应急预案，落实隔离观察和终末消毒等管控措施。春运以来的 21 天，全国铁路发送旅客同比增长 55%，筛查发热旅客 421 人，向地方政府推送相关旅客信息 2 365 条。二是在货物运输疫情防控方面，重点做好"外防输入"工作,对阿拉山口、二连、满洲里、凭祥等9个铁路口岸站,实行非接触式货物交接模式,坚持"先检测、再消毒、后作业",严防境外货物输入疫情风险。春运以来,全国铁路口岸站共接入国际货物班列1 023列,没有发生疫情输入情况。三是在北京冬奥运输疫情防控方面,对涉北京冬奥会运输的京张高铁清河、延庆、太子城、崇礼4个车站和冬奥列车实施分区分级、闭环管理等防控策略,闭环管理人员进出站和乘车全部使用专用通道、专用候车区、专用车厢和专用落客区,与非闭环管理人员区域相互隔离、互不交集。1月21日北京冬奥会运输启动以来,共开行冬奥列车562列。总体来看,春运时间过半,铁路疫情防控平安有序,也感谢广大旅客和大家的支持配合。

澎湃新闻记者: 节后迎来客流返程高峰,想请问一下交通运输部门如何保障公众健康平安地出行?谢谢。

韩敬华: 谢谢这位记者朋友的提问。春运后半程将迎来返程客流高峰,人员集中流动性增大,疫情传播风险也将加大。交通运输部将会同有关部门,充分发挥春运工作专班的统筹协调作用,在前期工作基础上,指导各地切实做好春运后半程疫情防控和运输服务保障工作,确保疫情不因春运而扩散,确保人民群众便捷高效有序出行。

一是毫不放松做好疫情防控。指导各地交通运输部门密切与相关部门沟通协作,积极引导重点客流群体错峰返岗、避峰开学,采取"点对点"运输等方式,保障旅客安全有序返岗返校。督促指导客运和客运场站经营者严格查验旅客健康码,及时增加进站、安检通道;强化站内客流组织,有序疏导乘客分散候乘;按规定落实交通运输工具分区分级载客率控制、消毒通风等要求;提醒旅客全程规范佩戴口罩,落实"一米线"外等候等防疫要求。

二是抓细抓实行业安全生产。指导各地强化"两客一危"车辆和重型载货汽车动态监管,督促客运站严格落实"三不进站、六不出站"制度。指导各地交通运输部门加强联合执法,依法严厉查处道路旅客运输违规运营行为。优化完善突发事件应急预案,做好应急运力和应急物资准备,遇有极端恶劣天气等突发情况,及时开展应急处置,做好滞留旅客服务和转运等工作。

三是用心用情做好服务保障。督促指导客运企业优化运输组织,科学安排班次计划,加强客运枢纽场站、旅游景区等重点区域运力投放,强化城市交通与铁路列车、民航航班的协调衔接,做好夜间到达旅客疏运,切实解决"最后一公里"问题。强化老幼病残孕等重点旅客服务保障。加强客流高峰时段、易受恶劣天气影响路段、事故多发路段路网运行监测,多渠道发布路况信息。强化对重要通道、节点通行管控,保障干线公路网畅通有序。

最后,借此机会也提醒广大旅客乘坐交通工具出行时,积极配合做好扫健康码、测温,规范佩戴口罩,保持安全距离,做好自身防护,祝愿大家返程平安顺利! 谢谢!

新京报记者:想问一下春节期间文化旅游部门在疫情防控方面做了哪些举措? 谢谢。

余昌国:谢谢这位记者朋友的提问。针对春节假期疫情防控形势,文化和旅游部高度重视,坚持把疫情防控作为春节假日工作的重中之重,从严从紧、从细从实抓好疫情防控工作,主要做了三方面工作。

一是按照精准防控要求,强化工作部署。节前,通过召开会议、印发文件等形式,对疫情防控工作进行了全面部署安排。要求各类公共文化单位、文化和旅游经营单位,落实查验健康码、测温、规范佩戴口罩、通风换气、清洁消毒等防控要求;落实"限量、预约、错峰"开放,控制人员接待上限的要求;落实旅行社企业暂停经营出入境团队旅游业务、进出陆地边境口岸城市跨省团队旅游业务,以及跨省旅游经营活动管理"熔断"

的要求；落实配足防疫物资、加强员工健康监测和管理、加大疫情防控宣传引导等要求。

二是加强监督检查，落细落实工作措施。春节期间，各级文化和旅游行政部门加强监督检查，排查疫情防控漏洞和隐患，针对发现的问题，督促相关经营单位立行立改。这个假期，全国文化市场综合执法队伍共检查文化市场经营场所 11 万余家次，其中上网服务场所 6.4 万余家次、娱乐场所 4.5 万余家次、演出场所 2 282 家次；共巡查景区 1.5 万余家次，检查旅行社 7 828 家次、旅游团队 857 个。通过视频监控系统巡查上网服务营业场所 1.5 万余家次。

三是加大宣传引导力度，提高游客自我防护意识。我们通过新闻发布会和官网、微博、微信公众号等渠道发布出游提示，提醒游客安全文明健康出游。同时，我们还指导各类文化和旅游经营单位、场所通过设置预约提醒、播放宣传片、完善防疫设施等多种方式，帮助公众了解和掌握疫情防控知识，积极引导游客自觉遵守各项防疫规定。此外，春节期间，广大志愿者活跃在各类文博场馆和旅游景区，向市民、游客提供疫情防控、信息咨询、义务讲解、秩序维护、文明旅游宣传等志愿服务，全力打造健康、安全、文明的旅游环境。

在大家的共同努力下，今年春节假期，文化和旅游行业经受住了疫情防控的考验。尽管春节假期结束了，但是我们的疫情防控工作始终不能松懈，全国各类公共文化单位、文化和旅游经营单位将一如既往地落实好疫情防控措施，保障游客安全。同时，我们也希望广大游客，外出旅游时继续做好个人健康防护，健康、安全、文明出游。谢谢。

主持人：谢谢。今天的发布会，相关部门的嘉宾为我们介绍了春节期间疫情防控的相关情况，再次感谢各位。后续我们还将继续召开联防联控机制新闻发布会，欢迎大家持续关注。今天的发布会到此结束，谢谢大家。

国务院联防联控机制就疫情防控和
疫苗接种工作有关情况举行发布会
（第164场）

一、基本情况

时　间	2022年2月19日
主　题	介绍疫情防控和疫苗接种工作有关情况
发布人	国家卫生健康委疾病预防控制局副局长　吴良有
	国家卫生健康委医政医管局监察专员　郭燕红
	国务院联防联控机制科研攻关组疫苗研发专班专家组成员 邵一鸣
	中国疾病预防控制中心免疫规划首席专家　王华庆
主持人	国家卫生健康委新闻发言人、宣传司副司长　米锋

二、现场实录

主持人：各位媒体朋友，大家下午好！欢迎参加国务院联防联控机制举办的新闻发布会。近一周，周边国家和地区新增确诊病例继续快速增长，我国"外防输入"压力持续增大。

当前，本土聚集性疫情仍有发生，随着节后返程和复工复产，疫情扩散风险持续存在。要始终坚持"外防输入、内防反弹"总策略和"动态清零"总方针，克服麻痹思想、松劲心态，精准做好疫情防控。要持续推进新冠病毒疫苗接种。

截至2月18日，全国累计报告接种新冠病毒疫苗307 575.2万剂次，完成全程接种的人数为123 254.3万人。今天发布会的主题是：疫情防控与疫苗接种工作有关情况。我们请来了：国家卫生健康委疾病预防控制局副局长吴良有先生；国家卫生健康委医政医管局监察专员郭燕红女士；国务院联防联控机制科研攻关组疫苗研发专班专家组成员邵一鸣先生；中国疾病预防控制中心免疫规划首席专家王华庆先生。请他们共同回答媒体的提问。

下面，请记者朋友举手提问，提问前请先通报所在的新闻机构。

中央广播电视总台央视记者：请问近期全国疫情形势如何？

吴良有：谢谢您的提问。目前，我国本土疫情形势总体保持平稳。广西百色疫情处于收尾清零阶段。辽宁葫芦岛疫情近日新增病例主要通过集中隔离筛查发现，疫情趋势向好，社会传播风险基本得到控制。黑龙江黑河疫情目前主要集中在黑河市，存在多条传播链，进一步的流调溯源和病例排查工作正在有序开展。广东深圳、珠海、东莞近期发生境外输入引起的聚集性疫情，深圳奥密克戎变异株关联疫情已基本控制，东莞、珠海疫情正在加强流调溯源工作，全力防范疫情传播扩散风险。

云南的文山、红河、瑞丽三地相继发生疫情，感染来源还不清楚，当地正全力加速重点区域核酸筛查工作，加快排查风险来源，防止疫情由边境地区向内陆扩散。江苏苏州疫情基因测序结果为奥密克戎变异株，是一起新的境外输入来源引发的本土疫情，目前仍处于一个快速发展的阶段。当地正加快流调溯源工作，扩大风险区域的核酸筛查，加强重点场所人员的排查工作，防范疫情进一步扩散。

内蒙古自治区呼和浩特疫情基因测序结果为德尔塔变异株，为新的境外输入来源引发的一起本土疫情，已经波及内蒙古自治区的包头市。目前,疫情处于一个早期阶段,病例数快速增长,出现单位、婚宴等人群密集场所的聚集性疫情,存在较高的社区传播和外溢风险,需要尽快排查风险来源和重点场所,摸清疫情的波及范围。

目前,国务院联防联控机制综合组派出的工作组在辽宁、内蒙古、广东等省(自治区)会同当地共同处置聚集性疫情,指导各项措施落实到位。当前仍处于春运期间,学校将陆续开学,国家卫生健康委将密切关注各地疫情防控工作,会同有关部门引导人员安全有序流动,确保春运期间疫情形势总体平稳。谢谢!

中央广播电视总台央广记者:刚刚吴良有先生提到国务院联防联控机制综合组在广西百色工作了一段时间,请问当地的医疗救治情况到底怎么样?有什么特点?另外,我们也知道广西百色地处我国西南边陲,当地救治水平能不能满足需要呢?谢谢。

郭燕红:谢谢这位记者的提问。广西百色发生疫情之后,国务院联防联控机制综合组第一时间派出工作组赶赴一线指导当地疫情防控和救治工作,也有多名国家级医疗救治专家随工作组到达广西百色,与当地的医疗专家一同开展医疗救治工作。按照"四早""四集中"的原则,有力有效地统筹医疗救治工作。

从患者病情看,自2月5日百色收治首例患者开始,截至2月18日,定点医院一共收治了272名患者,累计有4例发展为重症。经过精心救治,4位患者当中已经有2位患者转轻症,没有出现危重症,患者的整体情况还是比较好的。

从医疗救治的开展情况来看,我们注重借鉴以往成熟的经验做法,特别是坚持医疗救治关口前移和中西医结合,由国家、省和市三级专家联合组成专家组,第一时间进入医院,来到患者床旁,逐一对患者进行诊查,同时制订个体化诊疗方案,开展同质化诊疗。在治疗过程中,针对有高危因素的患者进行提早干预,特别是对一些高龄和有基础疾病的患者,加强对生命体征的观察和预警,及早进行干预,加强呼吸支持,加强对症治疗,加强营养支持,有效减少重症的发生。

从医疗资源的组织情况来看,从去年到今年,各地都加大了对定点医院的建设和准备。百色的疫情主要发生在德保县,该县地处西南边陲,是一个边境县。虽然地处偏远,但是当地也建设了比较好的定点医院,分别是靖西市公共卫生应急救治中心和右江民族医学院附属医院百东院区。两家定点医院一共准备了近900张床位。此外,广西还从全区及百色调集了近千名医护力量,分梯队进驻到定点医院开展救治工作。同时,根据收治患者的情况,还增派了护理力量、儿科力量、临床药师等,来加强患者的救治工作。

这两家定点医院,无论是硬件条件,还是医务力量,以及相应的管理能力,都能够满足百色疫情的医疗救治需要。此外,在做好患者救治工作的同时,我们还指导当地做好正常医疗服务保障,满足人民群众正常医疗需求。目前,患者整体情况平稳,治疗工作顺利。截至2月18日,已经有30名患者治愈出院。谢谢。

新华社记者:如何更好地发挥新冠病毒疫苗作用已成为大众关注的热点,采用不同技术路线进行序贯加强免疫也进入了人们的视线。请问,我国会在什么时候开展新冠病毒疫苗序贯加强免疫接种?又有哪些疫苗可以进行序贯加强免疫接种?谢谢。

吴良有:谢谢这位媒体朋友的提问。当前我国"外防输入,内防反弹"的疫情防控任务仍然艰巨。根据新冠病毒疫苗研发使用进展情况,我们对新冠病毒疫苗加强免疫接种策略做了进一步补充和完善。近日,经国务院联防联控机制批准,国家卫生健康委已经开始部署序贯加强免疫接种。此前，凡全程接种国药中生北京公司、国药中生武汉公司、北京科兴公司灭活疫苗，以及天津康希诺公司的腺病毒载体疫苗满 6 个月的 18 岁以上目标人群，可以进行一剂次同源加强免疫，也就是用原来的疫苗进行加强。序贯加强免疫策略实施后，完成全程接种上述三种灭活疫苗的目标人群，还可以选择智飞龙科马的重组新冠蛋白疫苗或康希诺的腺病毒载体疫苗进行序贯加强免疫。对于目标人群来说，同源加强免疫接种和序贯加强免疫接种，选择其中一种就可以。此外，国务院联防联控机制还批准了深圳康泰公司和中国医学科学院医学生物研究所新冠病毒灭活疫苗的同源加强免疫接种。无论是同源加强还是序贯加强，都是在完成全程接种满 6 个月的 18 岁以上人群中实施。研究数据表明，同源加强免疫和序贯加强免疫，都能够进一步提高免疫效果，希望满足接种条件的人群能够主动接种、及早接种，为健康加码、为防疫加油。谢谢！

中央广播电视总台财经节目中心记者：请问，目前我国新冠病毒疫苗序贯免疫的安全性和有效性如何？请给我们介绍一下。谢谢！

邵一鸣：谢谢这位记者的提问。大家知道，由于我国疫情防控做得非常好，我们在国内要观察，不管是普通免疫还是序贯免疫，评估其效果都是有些困难的。我们在国内也开展了很多的真实世界研究，比如说近期我们在陕西、河南、天津等地，在有德尔塔变异株流行又有奥密克戎变异株流行的地区开展了分析研究。同时，我国在广东、江苏、福建、内蒙古等地发生了完全是以德尔塔变异株流行的疫情，目前已经有一些研究结果，可以跟大家分享。

第一，近期陕西疫情报告有 2 000 多例感染者均为德尔塔变异株，重症发生率大概是 2.2%。河南郑州和许昌两地的疫情报告的感染者是 499 例，也均为德尔塔变异株，重症发生率约为 3.4%。在这些聚集性疫情的处置过程中,管控措施和治疗手段都是相近的,一个最主要变量就是疫苗接种率在不同时间是变化的。这说明,通过疫苗接种率的提高可以使感染德尔塔变异株的重症风险从之前的平均 7% 下降到原来的 1/3~1/2。所以说这个疫苗的效果是显著的。

另外,我们再以去年 5 月发在广东的德尔塔变异株疫情为例,这次报告是 190 例本土传播病例,接种 2 剂次疫苗后,发展为普通型和重症型的风险较未接种疫苗的 16.8%。去年发生在江苏等地的疫情也是德尔塔变异株,共报告感染者 1 300 多例,其中完成全程免疫的感染者仅 5 例发展为重症,占所有重症病例约 5%。60 岁以上重症病例有 97% 都是没有接种疫苗的或者没有完成两针接种的,危重症全部发生在没接种疫苗的人。此外,广州的疫情分析数据也表明,接种疫苗后再感染,也就是突破性感染,在密接人群当中的阳性率显著低于未接种疫苗感染者。

近期,在春节前,河南许昌疫情的分析数据也表明,加强免疫后,突破感染的病毒载量比没有加强免疫的要低 1/4~1/2。以上数据都表明,对于德尔塔变异株,我国新冠病毒疫苗加强免疫后,对预防感染和再传播有一定效果,对预防肺炎和重症有显著的效果。

第二,截至今年 1 月 20 日,天津和河南安阳两地疫情共报告感染者759 例,都是奥密克戎变异株。仅天津出现 4 例重症病例,安阳传播链没有出现重症病例,重症发生率约 0.6%,这说明奥密克戎变异株本身引起的症状是比较轻的。但是我们通过研究还是发现,完成接种免疫 6 个月内,可以使新冠病毒感染者发生肺炎(普通型及以上)的风险降低 60%。在密接人群中,完成基础免疫和加强免疫的突破感染率分别为 22.6% 和 6.0%。加强免疫可以使奥密克戎变异株的突破感染率较基础免疫降低 1/3 以上。

这些数据都表明,对于奥密克戎变异株,我们国家的新冠病毒疫苗是能够降低发生肺炎的风险的,进而可以减少重症和死亡的发生率。我们国家新冠病毒疫苗的加强免疫对奥密克戎变异株的突破感染具有抑制效果,可降低奥密克戎变异株的再传播能力。所以说,我们的疫苗对奥密克戎变异株也是有效的,加强免疫的效果更加突出。谢谢。

财经杂志记者:刚才听到说目前我国已经启动了新冠病毒疫苗的序贯免疫,还想请教什么是序贯免疫,我们以往有序贯免疫程序在应用吗?谢谢。

王华庆:谢谢这位记者的提问。其实,序贯免疫这个概念是大家非常关注的一个概念,也是最近比较热门的一个概念。序贯免疫在过去我们也应用过这项免疫策略,它是不同技术路线的疫苗按照一定的接种时间间隔,还有接种的剂次,为了进一步提高预防效果,同时也要考虑它的安全性,所采取的一项免疫策略。序贯免疫也是我们免疫策略不断完善的一个过程,是基于科学证据基础上提出来的一项决策。

以前我们说到序贯免疫,主要是我们应用的脊髓灰质炎疫苗是减毒活疫苗,也就是大家说的小儿麻痹糖丸,全程接种下来需要 4 剂次,现在我们接种的疫苗也是完成 4 剂次,但是前两剂次是用灭活三价脊髓灰质炎疫苗进行接种,后两剂次我们用两价的减毒活疫苗来接种。在制订序贯免疫策略的过程当中,我们一方面考虑它的保护效果,另一方面,像脊髓灰质炎疫苗采用序贯免疫的程序,更重要的也是考虑进一步降低严重不良反应的风险。谢谢!

人民日报记者:请问如果我们希望接受序贯加强免疫接种,应该注意哪些事项?谢谢。

王华庆:谢谢这位记者的提问。其实,序贯接种有一些特别的注意事项。首先,在对象的选择上,我们国家不管是《中华人民共和国疫苗管理法》,还是《预防接种工作规范(2016 年版)》,对于接种都有相关的规定。关于这次序贯免疫的对象，第一个是18岁以上的人群；第二个是他要完成2剂次的灭活疫苗接种，而且这2剂次接种的是国药中生北京公司、北京科兴公司、国药中生武汉公司的新冠病毒灭活疫苗；第三个是要全程完成2剂次的接种，序贯加强免疫接种间隔不能短于6个月；第四个是没有进行过加强免疫，也就是第3针没有打，这样几个条件，我们要严格把握。此外，跟过去我们接种新冠病毒疫苗的注意事项一样，包括接种之前要了解当地接种的相关规定，因为现在还是疫情流行期，在这个过程中，大家去接种疫苗的时候，要做好个人的防护，包括在接种的时候，要把自己的健康状况如实向接种医生反映，由接种医生判断他是不是有禁忌证，或者一些缓种的情况。

最后，也要提一下，接种疫苗后要留观30分钟，发生怀疑与疫苗接种有关的不良反应时，如持续时间较长，症状比较严重的，一是要向接种单位报告，二是要及时就医。谢谢！

凤凰卫视记者：请问现在国外是否已经开始实施新冠病毒疫苗的序贯加强免疫接种？另外，世界卫生组织对于序贯接种是怎样的态度？谢谢。

王华庆：谢谢这位记者的提问。实际上，我们知道，现在全球接种新冠病毒疫苗技术路线还有很多，病毒也是在不断变化的过程中。基于研究证据的基础上，在美洲（不管是南美还是北美），还有欧洲、东南亚一些国家，已经开始实施了序贯加强免疫接种。

世界卫生组织支持灵活的同源疫苗和异源疫苗接种计划。当然，对于考虑异源接种方案的国家，世界卫生组织基于异源接种与同源接种具有同等或更高免疫原性或有效性的背景，以及疫苗可及性等，推荐采用与首剂接种不同技术路线的新冠病毒疫苗进行后续剂次接种。目前，世界卫生组织也在不断收集积累更多临床试验证据，不断完善同源与异源基础免疫及加强免疫策略。谢谢！

中央广播电视总台央视记者：春季来临，请问国家卫生健康委将采取哪些措施预防春季新冠肺炎和其他呼吸道传染病同时暴发？谢谢。

吴良有：谢谢这位媒体朋友的问题。当前，奥密克戎变异株已经成为我国境外输入和本土疫情的优势毒株，其传播力更强，传播速度更快。我国发生境外输入疫情和本土疫情的风险大幅提高。与此同时，虽然目前我国南北方省份流感活动水平有所下降，但仍处于流感高发季节。随着春季到来，加上学校、托幼机构开学，新冠肺炎和流感、手足口病等常见多发传染病在局部地区特别是在人群聚集的场所发生叠加流行的风险持续存在，国家卫生健康委指导各地在做好新冠肺炎疫情防控工作的同时，始终坚持多病共防，强化监测预警，规范疫情的处置，广泛开展宣传动员，坚持综合防控冬春季传染病。

一是强化联防联控，落实职责任务。加强部门间的沟通协调和联防联控，明确"四方"责任，落实各项防控任务。针对流感、感染性腹泻等学校常见多发传染病，我们会同教育部门压实学校主体责任，落实晨午检、通风消毒等传染病防控制度，做到责任明确、责任到人。

二是强化监测，及时有效处置疫情。要求对学校、托幼机构、养老机构等人群聚集的重点场所进一步加强流感、诺如病毒感染性腹泻等常见多发传染病监测以及人员健康监测，做到传染病聚集性疫情早发现、早报告、早处置，防止疫情扩散蔓延。

三是强化群防群控，提高群众的防病意识。指导各地结合本地区的重点传染病疫情形势，我们做到集中宣传和日常宣传相结合，全方位、多层次地宣传普及冬春季传染病防治知识，来进一步提高群众自我防护能力和及时主动就医的意识。谢谢！

香港中评社记者：我国已经出现了几波奥密克戎变异株引发的疫情。请问，这些病例对比过往变异株的发病情况救治情况如何？有哪些救治措施？谢谢。

郭燕红：谢谢这位记者的提问。2021年11月，在南非首次检测到了奥密克戎变异株，目前全球已经有100多个国家发现了奥密克戎变异株感染病例，奥密克戎已经成为全球流行的主要变异株。2022年1月以来，我国天津、河南安阳、广西百色等地也都发生了由奥密克戎变异株引起的本土聚集性疫情。从目前总的情况来看，我们所采取的无论是防控策略还是防治措施，都是有效的。我们对相关病例进行了分析，主要有以下几个方面的特点。

第一，传染性更强，传播速度更快。奥密克戎变异株更容易造成人体的感染和人群的传播，通过我们对现有病例的流行病学分析，奥密克戎感染病例间的代间距平均为3天，比德尔塔变异株的4天左右的时间进一步缩短，它的传播能力大概是德尔塔变异株的2倍，所以传播能力更强，传播速度也更快。

第二，奥密克戎感染的症状不典型，因此在传播过程当中也更为隐匿。从临床表现来看，奥密克戎变异株的感染跟其他病毒引起的上呼吸道感染症状相似，缺乏特异性表现，临床鉴别诊断难度比较大，病毒传播变得更加隐匿。

第三，我们对这些病例的分型也进行了分析，病例主要以轻型和普通型为主，症状也相对较轻，临床的主要表现有咳嗽、咽痛、发热等，部分患者有鼻塞、流涕、乏力、头痛等症状。另外，患者的影像学改变不典型。总体来看，重症患者比例也不是很高。但是由于它传播很快，一旦造成了人群传播，就有可能造成医疗资源挤兑。现在我们通过"四早"，早期对患者进行观察、干预，应该说整体的患者救治策略还是非常有效的。在救治当中,我们仍然强化关口前移,做好病例分类。对于轻型和普通型患者,我们强化对高风险患者相应预警指标的监测预警。另外,通过中西医结合,加强呼吸支持、营养支持、对症治疗,特别是对一些高龄患者,包括有基础疾病的患者,加强多学科诊疗,一人一策。通过这些相应的治疗措施和治疗策略,来对患者实施积极治疗。目前看来,这些策略和措施在临床上是十分有效的。谢谢。

东方卫视记者: 目前我国新冠病毒疫苗的接种已经超过了 30 亿剂次,在此前的发布会上提到,我国老年人群体接种率偏低,请问我国 60 岁以上、80 岁以上老年人目前接种疫苗进展如何? 围绕老年人的接种,我们开展了哪些工作,未来会有哪些接种的计划? 请给我们介绍一下。谢谢。

吴良有: 谢谢您的提问。根据国务院联防联控机制的部署,目前我们继续指导各地积极稳妥地推进新冠病毒疫苗的接种工作。刚才米锋先生已经介绍,截至 2 月 18 日,全国累计报告接种新冠病毒疫苗达到 307 575.2 万剂次,疫苗接种总人数达到 126 818 万,已完成全程接种人数达到 123 254.3 万人。其中,60 岁以上老年人新冠病毒疫苗接种覆盖人数达到 21 961.7 万人,完成全程接种达到 21 072.8 万人。80 岁以上老年人新冠病毒疫苗接种覆盖人数为 2 044.1 万人,完成全程接种 1 795.3 万人。

前几次新闻发布会上,我们也跟大家介绍过,老年人感染新冠病毒后,很容易发展成重症,甚至造成生命危险。接种新冠病毒疫苗对于预防感染、再传播和重症,都有很好的效果,老年人也需要通过接种疫苗来获得免疫力。但就目前来看,60 岁以上的老年人,特别是 80 岁以上的老年人,接种率与全人群相比仍然偏低。我们一直高度关注老年人的身体健康,也希望老年人能够更加方便地接种上新冠病毒疫苗。为此,各地已经针对老年人出台了一系列的便民措施,从接种点的设置到接种环境的安排,从接种前的健康问询到接种后的留观,从接种记录的登记到接种知识的科普,方方面面都根据老年人特点做了进一步细化,目的就是要为老年人提供更好的服务。未来,我们将继续指导各地结合老年人的特点,更有针对性地开展接种工作,优化服务质量,确保接种安全,丰富宣传形式,提高老年朋友们的接种意愿。在这里,也想再次提醒大家,提高老年人的接种率,除了我们做好服务以外,各个家庭的支持是至关重要的,希望大家都能关心关爱我们身边的老年人,动员和陪同他们接种新冠病毒疫苗,共同为老年人的健康保障贡献力量。谢谢!

主持人:最后再提两个问题,请继续提问。

光明日报记者:我的问题有三个。第一,目前我国新冠病毒核酸检测能力如何?第二,是否所有二级以上医院都能向社会提供 24 小时核酸检测服务?第三,目前各个省份的核酸检测收费水平怎么样?谢谢。

郭燕红:谢谢这位记者就核酸检测提出的三个问题。我国新冠病毒核酸检测能力总体是很强的。截至目前,全国已经有 12 277 家机构可以开展新冠病毒核酸检测,既包括传统的固定实验室,也包括像方舱实验室、气膜实验室和移动检测车等移动检测实验室,总体已经达到单管检测 4 555 万人份 / 天。如果我们采用 10 合 1 或者 20 合 1 混样检测的方法,检测能力和效率还会进一步提升。

在常态化疫情防控形势下,核酸检测已经成为一种公共服务,面向社会提供。为了满足公众"愿检尽检"需求,各地在核酸检测资源布局、优化检测服务,以及方便快捷查询等方面,都积极地开展了一系列工作措施,不断加大核酸检测服务的供给,提高检测效率。目前,各个省份都确定了 24 小时提供核酸检测服务的机构名单,都向社会进行了公布。同时,由于公众检测的需求在不同的时期也会存在比较大的波动,我们也要求各地根据公众的检测需求,合理安排相应的检测机构。为了加强检测的质量管理和质量监控,国家和各省份都定期开展实验室的室间质评,保证核酸检测工作的质量。

关于核酸检测的价格,公立医疗机构执行的是医疗服务项目定价标准。据不完全统计,全国 31 个省(自治区、直辖市)公立医疗机构新冠病毒核酸检测单人单检的平均费用约为 39 元,如果是多人混检,平均费用不到 10 元,大概是这样一个水平。谢谢。

南方都市报记者: 当前奥密克戎在全球广泛传播,请问我国针对奥密克戎变异株的新冠病毒疫苗研发进展如何? 谢谢。

邵一鸣: 谢谢您的问题。目前为止,全球已经接种新冠病毒疫苗超过了 100 亿剂次,我国接种也超过了 30 亿剂次。根据我国现已开展的真实世界研究结果来看,我们新冠病毒疫苗全程免疫能够显著降低奥密克戎变异株引发肺炎和重症的风险。加强免疫则不仅能降低肺炎和重症风险,还能进一步降低奥密克戎变异株引起的突破感染率,也就是打了疫苗以后又被感染的情况。为了做到有备无患,我们国家已经部署了疫苗研发单位开展奥密克戎变异株疫苗研发。一是开展了针对奥密克戎变异株灭活疫苗的研究,这些研究临床前的工作都已经结束了,已经把资料报到国家药品监督管理局药品审评中心,正在进行临床试验审批。二是针对奥密克戎变异株的广谱或者多价蛋白疫苗研究也进行了部署,这部分工作,进展快的也已向国家药品监督管理局药品审评中心滚动提交了临床试验申请资料。三是部署了针对奥密克戎变异株的腺病毒载体疫苗和核酸疫苗研发,进展较快的已经完成动物有效性和安全性试验,正在申报临床试验。四是国家有关机构也已经完成了对这种新的变异株疫苗研发和评价指导原则,并且采取了"点对点"方式下发到疫苗研发企业,以促进研发工作进程。即使病毒出现了更加严重的变异,比如完全逃逸了目前生产的疫苗预防作用,我国也可以迅速大规模生产出新的疫苗,这个公众是可以放心的。

关于序贯免疫的安全性和有效性问题。一般针对常规的容易对付的病毒或者疾病,单一的疫苗使用就够了,但是对于一些变异性很强又很难对付的病毒,经常是采用序贯免疫的方式。主要是两个目的:一是不同疫苗之间可以优势互补;二是个人体质不一样,可能对某一类疫苗的副作用多一些,这样我们可以换一个疫苗,可以规避副反应。

刚才几位专家和国家卫生健康委的同志都介绍了,我们是在两类疫苗的基础上来进行不同技术路线的疫苗的序贯工作,我们的基础疫苗主要是灭活疫苗,既可以用灭活疫苗的同源加强,也可以用腺病毒载体疫苗和蛋白疫苗的异源序贯加强免疫。首先,它的安全性是有把握的。我们的灭活疫苗都是在几十亿剂次的使用中证实了它的安全性,另外两种疫苗,在几千万上亿剂次的使用中也充分证明了它的安全性。刚才几位同志介绍了,在国际上,世界卫生组织,还有一些欧美国家已经开展了大量的序贯疫苗接种试验,包括在我们国家灭活疫苗上加腺病毒载体疫苗、蛋白疫苗、mRNA 疫苗的都有,也有倒过来的,在 mRNA 疫苗基础上再打别的疫苗,这些研究的结果都是安全的。它的前提,跟我们国家一样,首先单独使用疫苗的安全性是有保障的。国家前期已经组织了这方面的研究工作,包括在灭活疫苗的基础上打腺病毒载体疫苗作为异源的序贯加强,还有用蛋白疫苗作为异源的序贯加强。我们看到了它的免疫原性的结果都是非常好的,中和抗体都是百分之百的阳转,它的中和抗体滴度也能提得更高,可以起到优势互补作用,同时副作用与单独使用相比是同样的或者更低,没有发生额外的异源序贯更多的副作用反应,也是安全的。

从这个意义上来讲,我们目前正在有序开展的工作是安全的,在国内外都显示了它的效果。这项工作，为原有的免疫屏障的建立提供了一种新手段，使我们建立的免疫屏障更加牢固、更加持久。谢谢。

主持人：今天的发布会，几位嘉宾为我们介绍了近期疫情防控的相关情况和疫苗接种的有关情况，后续我们还将继续召开新闻发布会。也再次感谢各位嘉宾。今天的发布会到此结束，谢谢大家！

国务院联防联控机制就疫情防控和
疫苗接种工作有关情况举行发布会

（第 165 场）

一、基本情况

时　　间　2022 年 2 月 26 日

主　　题　介绍疫情防控和疫苗接种工作有关情况

发布人　教育部体育卫生与艺术教育司副司长、一级巡视员　刘培俊

　　　　交通运输部应急办副主任　周旻

　　　　国家卫生健康委疾病预防控制局副局长　吴良有

　　　　中国疾病预防控制中心免疫规划首席专家　王华庆

主持人　国家卫生健康委新闻发言人、宣传司副司长　米锋

二、现场实录

主持人：各位媒体朋友，大家下午好！欢迎参加国务院联防联控机制举办的新闻发布会。全球新增新冠肺炎确诊病例连续四周下降，但部分周边国家和地区新增病例仍快速增长，随着全球人员流动增加，"外防输入"面临更多挑战。近一周，15 个省份报告了新增本土确诊病例。要快速响应，抓住聚集性疫情处置早期关键"窗口期"，坚决果断采取各项防控措施，尽快实现"社会面清零"；要狠抓重点人群、重点场所、重点环节防控举措落实，切实把疫情扩散风险降到最低。要持续推进新冠病毒疫苗接种。截至 2 月 25 日，全国累计报告接种新冠病毒疫苗 311 462.2 万

剂次,完成全程接种的人数为 123 454 万人。今天发布会的主题是:疫情防控与疫苗接种工作有关情况。我们请来了:教育部体育卫生与艺术教育司副司长、一级巡视员刘培俊先生;交通运输部应急办副主任周旻先生;国家卫生健康委疾病预防控制局副局长吴良有先生;中国疾病预防控制中心免疫规划首席专家王华庆先生。请他们共同回答媒体的提问。下面,请记者朋友举手提问,提问前请先通报所在的新闻机构。

中央广播电视总台新闻新媒体记者:近期全国十几个省份发生了本土聚集性疫情,有的是德尔塔变异株,有的是奥密克戎变异株,请问近期全国疫情形势如何? 谢谢。

吴良有:谢谢你的提问。近期,国内疫情呈现点多、面广、频发,德尔塔和奥密克戎变异株叠加流行的特点。从各地疫情情况看,北京、天津、山西、上海、山东、福建厦门、黑龙江鸡西近日检出感染者都是隔离管控或闭环管理人员,疫情进一步扩散传播风险较低。江苏苏州疫情近日新增感染者主要来自管控人群,疫情整体处于下降趋势,社区传播风险逐步下降,当地正持续加强封控区和管控区的管理。辽宁葫芦岛疫情近日病例数有所增加,这种持续拖尾状况,需要警惕疫情的反弹和进一步的扩散。黑龙江黑河、云南红河疫情感染者均集中在当地,存在不同传播链条,目前感染来源仍在调查,疫情存在传播扩散风险,当地正进一步排查感染者活动轨迹,加强风险人员筛查和管控。云南临沧疫情近日新增病例集中在当地某中学,需要尽快转运隔离全体师生,加快重点区域核酸筛查工作,防止疫情在校园和社区进一步扩散。广东深圳疫情点多面广,传播链条复杂,社区传播和外溢的风险较高,东莞近日新增的感染者主要分布在某个工业园,该区域人口密度较高,广东相关地市正加强风险人员排查管控,加快推送协查信息,防止疫情进一步扩散。四川成都、广西防城港疫情存在进一步传播扩散风险,当地正加快风险人员的排查和管控工作,防止疫情外溢。湖北武汉疫情已波及北京、山东、河北、上海等省(市),各地正抓紧追踪管控风险人员,加快外溢人员排查速度,防止疫情进一步扩散。内蒙古自治区呼和浩特市疫情目前仍处于高位平台期,但社区传播扩散风险有所下降,当地正全力加强对社区筛查病例的处置和封控区等重点区域的管控,进一步落实各项防控措施。

从我国疫情防控经验来看,现行的防控措施应对奥密克戎变异株是有效的,关键在于落实"四早原则",压实"四方责任"。国家卫生健康委将指导正在发生疫情的地区,加快组织重点区域核酸筛查,加强流调排查,及时规范隔离管控风险人员,落实落细各项防控措施,确保疫情形势总体平稳。谢谢!

中国新闻社记者:为期 40 天的春运已经结束,全国共发送旅客 10.6 亿人次,请介绍一下今年春运客流总体情况和特点,以及交通运输服务和疫情防控效果怎么样? 谢谢。

周旻:谢谢这位记者的提问。2022 年春运已于昨日结束,总体来看,今年春运平稳有序,客流呈现出以下特点。

一是客流总量方面,春运 40 天全国共发送旅客 10.6 亿人次,日均 2 650 万人次,比 2021 年同比增长 21.8%,仅为疫情前正常年份(2019 年)的 35.6%。

二是客流构成方面,受高校避峰放假、分批开学影响,学生客流对春运影响较往年降低。春运客流以务工、探亲客流为主,并出现潮汐性特征,受疫情影响,春节假期国内旅游客流较往年有所减少。

三是时间分布方面,节前客流主要集中在 1 月 27 日—30 日,高峰出现在 1 月 29 日,人数近 3 000 万人次,节后客流主要集中在 2 月 6 日—9 日,以及 2 月 16 日—20 日,高峰日分别是 2 月 8 日、2 月 19 日,人数也在

3 000万人次左右。

关于春运服务和疫情防控成效方面。为切实做好春运疫情防控工作,经国务院同意,交通运输部会同国家发展改革委、国家卫生健康委等14家单位,在国务院联防联控机制下成立了春运工作专班,统筹做好今年春运疫情防控、安全生产和运输服务保障工作。工作专班印发了春运疫情防控和运输服务保障总体工作方案,制定了《2022年春运期间客货运场站和交通运输工具新冠肺炎疫情防控指南》,通过召开会议、视频调度等方式就春运疫情防控等相关工作进行了系统部署。从实际情况看,各地各相关部门坚持"外防输入、内防反弹",细化、实化疫情防控要求,加强进站、候车、乘车等运输各环节疫情防控,严格落实消毒通风、测温扫健康码、控制客座率等措施,未发生疫情通过客运场站和交通运输工具传播的情况,实现了疫情不因春运扩散的既定目标。谢谢。

中国教育电视台记者:当前寒假已经结束,新学期到来,为推动各地做好春季学期教育系统疫情防控工作教育部做了怎样的部署?谢谢。

刘培俊:感谢中国教育电视台记者关注春季学期疫情防控工作。当前,冬去春来,学校寒假结束,春季学期开始。与此同时,全国本土新冠肺炎疫情呈现多地散发态势,疫情防控任务仍然繁重。

教育系统认真贯彻落实党中央、国务院部署,统筹疫情防控和教育发展,把抓好疫情防控作为教育发展的重要基础,把维护师生生命健康安全作为头等大事,摆在重要位置,从严从紧做好教育系统疫情防控各项工作。为做好春季学期疫情防控,教育部进行了4次统一部署,提出了4项防控要求。第1次部署,今年一月,教育部召开的2022年全国教育工作会,要求教育系统切实强化疫情防控责任,确保师生寒假安全有序流动,健康平安过年。第2次部署,春节前夕,教育部召开全国教育系统疫情防控工作视频调度会,要求各地及早谋划、科学部署春季学期疫情防控工作。第3次部署,春节刚过,教育部召开联防联控机制会,要求各地教育部门及时分析研判疫情形势,指导学校精准落实春季学期疫情防控各项措施。第4次部署,各地开学前,教育部印发通知文件,部署安全开学各项工作,要求各地各校始终保持疫情防控领导体制、应急机制、指挥体系高效运行,统筹落实开学方案与返校措施,统筹做好常态防控与应急处置,统筹实现人员健康与校园安全,切实有效做好开学前、开学中、开学后各项工作。总之,全国教育系统通过动态及时、集中统一的周密部署,合力推进今年春季学期学校安全开学、师生员工健康、各项工作平稳有序。谢谢!

封面新闻记者:目前,我国已经启动了新冠病毒疫苗的序贯免疫,有公众反映仍然有一些疑惑想请专家解答,请问接种两个厂家的新冠病毒灭活疫苗算是序贯加强免疫吗?序贯免疫和疫苗"混打"有没有什么区别?谢谢。

王华庆:谢谢这位记者的提问。其实在之前,有关序贯免疫的概念向大家做过解释,在这里再和大家强调一下。序贯免疫是采用不同技术路线的疫苗,通俗说就是不同类型的疫苗,按照一定的时间间隔和一定的剂次,为了预防效果的提高或者进一步降低严重的不良反应风险,所采取的一种接种策略。

过去预防接种,尤其是儿童的预防接种在接种的过程中绝大多数都是使用同一种类型的疫苗完成全程免疫。当然也有一些序贯免疫的情况,像儿童接种脊髓灰质炎疫苗,以前,我们全程的4剂次都是用减毒活疫苗,后来随着疫苗供应的到位,尤其是新产品的到位,现在采用了序贯免疫的程序,包括前两针打灭活疫苗,后两剂用减毒活疫苗,两个不同技术路线的疫苗在一个儿童接种程序中有所体现,这就属于序贯免疫。

我们知道,新冠病毒在发生变化,怎么提高现有新冠病毒疫苗效果呢?世界卫生组织有相关建议,我们国家也在考虑,所以提出了序贯免疫的程序。至于你刚才说到的"混打",这可能是公众或者老百姓提出的一个概念,专业上来说,其实就是相同技术路线的疫苗,只不过厂家不同,灭活疫苗这次打一个厂家,第二次、第三次打另一个厂家,其实都属于灭活疫苗,都是相同技术路线,不属于序贯免疫。谢谢。

香港无线电视台记者: 关于香港的疫情,确诊病例不断地创新高,你们怎么研判香港现在的疫情? 第二个问题,国家的专家组到香港之后,有没有发现香港的抗疫防疫工作和中央的有点儿不太一样,这会带来什么困难? 中央未来会如何帮助香港对抗这波疫情呢? 谢谢。

吴良有: 谢谢您的提问。全国人民都十分关心香港的疫情,疫情发生以来,中央政府全力支持香港疫情防控工作,内地援助的 8 间方舱医院正在紧锣密鼓地建设。国家卫生健康委与香港特区政府举行了新冠肺炎医疗救治专家视频会议,就具体的技术问题进行了深入细致的讨论。已安排两批内地援港抗疫医疗防疫工作队专家抵达香港,与特区政府有关部门和医务工作者进行了交流,内地援港专家组与香港方面的沟通顺畅。此外,在内地的其他新冠肺炎防治专家每天都会与援港专家组进行视频连线交流,对香港抗疫工作提出建议。当前,香港疫情正处于快速扩散和加速上升期。中央政府将继续全力支持香港的疫情防控,内地专家将继续与香港同行密切合作,努力做好抗疫防疫工作。谢谢。

新华社记者: 我接着问序贯加强免疫接种的问题,请问,现在接种进展怎么样? 下一步有什么具体的计划?

吴良有: 谢谢这位媒体朋友的提问。根据国务院联防联控机制的部署,我们继续按照"知情、同意、自愿"的原则,指导各地稳妥有序推进新冠病毒疫苗的接种工作。截至 2 月 25 日,全国累计报告接种新冠病毒疫苗 311 462.2 万剂次,疫苗接种总人数达到 126 930.2 万,已完成全程接种 123 454.0 万人,完成加强免疫接种 55 472.8 万人,其中 60 岁以上老年人新冠病毒疫苗接种覆盖人数达到 21 991.1 万人,完成全程接种 21 106.6 万人。

在前几次发布会上,我们已经向大家介绍了疫苗接种的工作进展,近期重点针对 60 岁以上的老年人和加强免疫接种工作开展了多项的工作部署,同时启动了序贯加强免疫接种,为群众提供了多种加强接种的选择。

为进一步规范接种工作,确保接种安全、提升服务质量,我们专门对疫苗接种相关人员进行了全方位的培训,对接种实施、信息登记、医疗救治等方面提出了明确要求。各地在接种实践中不断积累经验,并按照加强免疫工作的要求做好组织安排。

近期国内多地出现新冠肺炎疫情,在这里我们也强调疫苗接种仍然是疫情防控的关键手段,我们在此向大家呼吁,请符合条件的人员尽快完成新冠病毒疫苗加强免疫,请 60 岁以上特别是 80 岁以上的无禁忌证的老年朋友积极主动接种疫苗,为保护自身身体健康、为尽快控制疫情贡献力量。谢谢。

香港经济导报记者:不管是中国,还是其他一些国家,对于老年人接种疫苗都特别地强调,请问为什么老年人接种新冠病毒疫苗更加重要? 谢谢。

王华庆:谢谢这位记者的提问。大家都知道新冠肺炎流行已经持续两年多了,病毒也在发生变化。但是这个病毒给老年人,尤其是年龄更长者带来了重症和死亡的高风险。世界卫生组织也有相关的统计,在奥密克戎变异株流行期间，全球一周报告发病的最高峰接近 2 400 万，是之前其他变异株流行的最高峰的 4 倍。所以我们看到奥密克戎变异株的传染性是非常强的。在奥密克戎变异株持续流行期间，通过监测研究发现它对老年人造成重症和死亡的风险是非常高的。基于这样的情况，1 月份世界卫生组织再次强调，我们现有的新冠病毒疫苗重点是减少重症和死亡的发生，以及保护卫生系统。

正如你刚才所说，在老年人群当中，疫苗的接种率和其他人群相比相对还是较低。刚才吴良有先生也提到，老年人出现重症死亡风险依然很高。最近香港卫生防护中心传染病处公布了一个数据，在前期死亡的患者当中，年长的人占了大部分，其中接种疫苗人群的病死率只有 0.03%，没有接种疫苗人群的病死率是 0.54%，两者相差 18 倍。

所以我们还是建议，对于老年人来说，没有接种疫苗的或者没有打加强针的，按照有关规定，符合条件的都要尽快完成全程疫苗接种或完成加强针的接种。谢谢。

21 世纪经济报道记者：春运已经结束，各地落实错峰返岗的要求，学生和务工人员在陆续返校返岗，请问交通运输部门如何做好学生、务工人员的返程运输服务和疫情防控工作？谢谢。

周旻：感谢你的提问。春运已经结束，受部分学校延期开学等因素影响，有的学生、务工人员尚未返校返岗。交通运输部将在系统总结春运工作经验基础上，继续做好学生、务工人员返程疫情防控、安全生产和运输服务保障等工作。

一是进一步做好客运场站和交通运输工具疫情防控。指导各地督促客运和场站经营者按规定进行通风消毒，严格查验旅客健康码，开展体温检测，提醒旅客全程规范佩戴口罩、落实"一米线"等要求。优化售票组织,推广非接触式进站核验,按规定落实交通运输工具控制载客率、设置隔离区等要求,确保旅客健康出行。

二是进一步做好交通运输安全生产工作。指导各地加强源头治理,督促客运站严格执行"三不进站、六不出站"制度,强化"两客一危"重点营运车辆动态监控,加大对"六区一线"重点水域和"四类"重点船舶的监管力度。针对疫情、恶劣天气等加强应急准备,与气象等部门密切合作,及时发布预警信息,确保旅客安全出行。

三是进一步做好运输服务保障工作。指导各地督促运输企业,在满足疫情防控需要的基础上,科学安排班次计划,特别是及时调整重点区域、农村地区的运力投放。继续做好不同运输方式间的服务衔接。同时,严格落实环境卫生要求和服务标准,加大对老年人、残障人群等重点旅客的关爱帮扶力度,确保旅客便捷出行。谢谢!

中国日报记者: 有网友说他们在序贯接种启动前已经接种了加强针,请问他们还需要用序贯程序来加强免疫吗? 谢谢。

王华庆: 谢谢这位记者的提问。在序贯免疫启动之前已经完成了加强免疫,也就是用相同技术路线的疫苗完成了加强免疫的群体,根据目前的规定,后续不用再进行序贯免疫了。

简单来说,目前的序贯免疫是建立在灭活疫苗免疫的基础之上。如果前期打了两针灭活疫苗,按照规定间隔 6 个月以上打了第三针灭活疫苗,这种情况下采用的是相同技术路线的加强,后续不需要采用序贯免疫来进行加强。

现阶段,18 岁及以上人群,假如说他打了两针灭活疫苗,第二针又超过了6 个月,这种情况下可以选择不同技术路线的疫苗进行序贯免疫,也可以选择相同技术路线的灭活疫苗来进行加强免疫。谢谢。

中央广播电视总台央视社会与法频道记者：目前我国多地存在散发病例，请问对于那些处在中高风险地区的学校来说应该如何做好疫情防控？谢谢。

刘培俊：感谢央视记者关切中高风险地区师生的安全返校问题。中高风险地区学校疫情防控工作是教育系统疫情防控的突出重点。目前为止，有部分学校和师生关联到中高风险地区，特别是在返校开学之际，师生跨省流动增加，校园疫情风险不容忽视。

教育部印发关于做好春季学期疫情防控工作的通知，明确疫情防控的总体要求，特别是对中高风险地区学校和师生的防控作了统一部署，原则是中高风险地区的学校暂缓开学，中高风险地区的师生暂缓返校，等待当地疫情明显好转、风险等级降低后再行安排，安全有序返校开学。与此同时，高等学校、中小学校以及托幼机构新冠肺炎疫情防控总体技术方案也明确了中高风险地区的学校做好疫情防控的五项具体要求。

第一项要求是，中小学校开学，一省一策。各省根据疫情形势、当地政策以及教育实际统筹安排开学方案、开学时间，分类、有序完善引导中小学校陆续开学。特别是中高风险地区的学校还是要等待当地疫情得到有效控制，风险等级降低后再行返校。

第二项要求是，高校返校的安排，一校一案。各高等学校要按照当地疫情防控指挥部的统一部署，结合本校实际，安排学校的学生返校时间和开学具体安排，确定方案，并提前公布。中高风险地区的高校师生员工，包括有中高风险地区旅居史的师生员工，他们的返校要暂缓安排。目前，有部分高校也采取了一种方式，就是如期开学、暂缓返校、线上教学，等疫情放缓、条件允许，再行全面返校，校内教育教学秩序步入正轨。

第三项要求是，师生健康监测，一人一档。强化全体师生返校前的健康监测，对返校前师生员工及其共同居住生活人员健康状况以及近期行程轨迹进行了解,精准到人,一人一档,确保每一位师生员工进入校园是安全的、健康的。

第四项要求是,校内校外防护,一并加强。严格落实疫情防控的常态防控措施,加强师生员工的健康教育,在校内戴口罩、勤洗手、多通风,保持安全社交距离等健康生活方式,在校外要加强个人防护,远离疫情风险。

第五项要求是,线上、线下教学,一体安排。中高风险地区学校根据本校的教学计划,结合当地的疫情形势,要安排好线上教学和线下教学,特别是要保证好暂缓返校学生的学习,支持他们的线上学习。线上学习重点保质量,线下学习重点保安全。

可以说各地都有一个共同的目标,科学、精准、有效防控疫情,把疫情风险降到最低,让教育教学有效开展,确保学生健康成长,各级各类学校,特别是中高风险地区学校一直在努力。谢谢。

香港中评社记者: 我们知道海运是国际货运主渠道,当前全球疫情形势依然严峻,船员常年在海上作业,交通运输部对于做好船员换班工作有哪些举措?谢谢。

周旻: 谢谢你的提问!航运是国际货运的主渠道,船员是保障航运业稳定运行的关键力量。疫情之后,他们的工作环境、生活环境都发生了变化,付出了巨大努力和牺牲,为维护国际物流链稳定畅通作出了积极贡献。交通运输部高度重视、非常关心船员群体利益保障。疫情以来,持续会同有关部门采取了一系列积极有效措施,指导做好船员换班和伤病救助等工作。

一是规范船员换班程序。2020 年 3 月以来,交通运输部联合相关部委发布了多份通知、公告,部署做好船员疫情防控和换班等工作。明确保障船员换班工作的各方责任,提出优化船员换班出入境通关防控措施,规范船员换班上下船操作,为实现船员"应换尽换"提供政策支撑。

二是成立船员换班工作专班。去年底,交通运输部成立了国际航行船舶船员换班工作专班,专司协调解决船员换班工作中存在的问题,督促地方政府、管理部门及相关企业落实各方责任,为船员换班提供服务保障。在我部专班的推动下,各地也成立了推动解决船员换班的工作专班,或者建立了相关工作机制,进一步明确船员换班的程序和要求,破解"难点"、打通"堵点"。

三是压实企业主体责任。交通运输部会同外交部、海关总署,制定印发了《关于做好国际航行船舶船员新冠肺炎疫情远端防控的公告》等文件和指南,要求航运企业和船员服务机构落实船员换班主体责任,充分掌握船员的换班需求,提前制定换班计划,指导船方加强船员健康监测和远端防控,严格落实换班全过程的疫情防控要求。

同时,我们积极协调有关部门、地方和航运企业、船员服务机构为船员接种新冠病毒疫苗提供便利,中国籍国际船员疫苗接种率已达 90%。自 2020 年 4 月有统计以来,我国已累计完成国际航行船舶船员换班 36.5 万人次。

下一步,我部将依托船员换班工作专班,会同地方政府和有关部门,加强船员换班保障能力建设,持续完善船员换班制度和程序,进一步推动船员换班平稳有序开展,切实维护船员权益,保障国际海上物流供应链稳定畅通。谢谢!

红星新闻记者:为什么打加强针需要年满 18 周岁?

王华庆:谢谢这位记者的提问。接种疫苗的时候考虑对象的年龄范围,是我们制定免疫程序当中的一个重要组成部分。大家都知道,制定免疫程序包括给谁打、打几针、怎么打。这个过程是一个科学的决策过程。

在这个过程中主要考虑三个因素：一是要考虑疾病的流行特征；二是要考虑疫苗接种的效果和安全性证据；三是要考虑优先接种的人群。以上三点都要有充足的证据来支持。现阶段新冠病毒疫苗加强免疫接种目标人群确定为 18 岁及以上人群，这主要是根据有关研究证据，经专家论证，有关方面批准作出的。谢谢。

中国青年报记者： 现在全国各地疫情多点散发，请问这种情况下各地高校和中小学能否按期开学？为了保证各个学校按期开学，各地教育部门和各高校做了哪些防控措施？谢谢。

刘培俊： 谢谢青年报记者关心春季开学。一年之计在于春，春季开学是整个春季学期的关键环节，事关起好步、开好局。可以说近期全国多地疫情散发，但是各地的疫情防控措施落地见效，根据专家研判，目前疫情形势总体可控，为中小学、高等学校的开学提供了一个基础。据统计，目前全国范围内，中高风险地区学校除外，大部分高等学校、中小学校基本实现如期开学、安全开学的预期目标。截至今天，全国 25 个省份中小学已经开学；教育部 75 所直属高校中 50 多所高校已经开学，尚未开学的高校和中小学校将根据疫情形势变化以及政策的调整，在后续陆续、安全、有序开学。

为保证安全开学，各地各校严格按照高等学校、中小学校以及托幼机构新冠肺炎疫情防控技术方案，聚焦开学前、开学中、开学后三个阶段，做实做细各项工作，为安全开学打下了很好的基础。

第一阶段，开学前，做好充分准备。一是学校普遍制定了三个方案，一个是春季开学方案，一个是疫情防控方案，一个是应急处置预案。特别是强调，各地学校采取针对性、多场景的应急处置演练，确保做到宁可备而不用，避免用而无备。二是学校疫情防控纳入当地联防联控，争取当地支持，做好应急场所、紧急物资以及人员的充分储备。加强校园环境卫生的整治，报备师生员工健康状况，为师生返校、入校做好提前准备。

第二阶段，开学中，落实返校措施。一是加强师生员工返校途中的防护，加强全员健康教育，做好全程个人防护。在交通工具上，尽量减少交流，保持安全距离。在交通场站主动接受健康监测，遵守相关防疫规定等。二是严把返校时校门关，落实各项入校规定，严防疫情输入校园。

第三阶段，开学后，加强常态防控。坚持人、物、环境同防，坚持新冠肺炎疫情与其他传染病共防，引导师生员工不仅在校内加强个人防护，而且在校外也加强个人防护，加强校门、校园公共场所、食堂、宿舍的管理，严防疫情在校园内传播的可能。谢谢。

主持人：谢谢。今天的发布会，几位嘉宾为我们介绍了近期疫情防控和疫苗接种的有关情况，也介绍了近期各地疫情防控的一些形势。后续我们还将继续召开新闻发布会，欢迎各位记者朋友持续关注，大家有什么问题可以提前发给我们。今天的发布会到此结束，谢谢大家！

国务院联防联控机制就疫情防控和疫苗接种工作有关情况举行发布会

（第 166 场）

一、基本情况

时　间　2022 年 3 月 15 日

主　题　介绍疫情防控和疫苗接种工作有关情况

发布人　国家卫生健康委疾病预防控制局副局长、一级巡视员
　　　　雷正龙
　　　　国家卫生健康委医政医管局局长　焦雅辉
　　　　中国疾病预防控制中心免疫规划首席专家　王华庆
　　　　国家卫生健康委临床检验中心副主任　李金明

主持人　国家卫生健康委新闻发言人、宣传司副司长　米锋

二、现场实录

主持人：各位媒体朋友，大家下午好！欢迎参加国务院联防联控机制举办的新闻发布会。

当前，全球正在经历新冠肺炎疫情第四波流行高峰，连续十周每周报告新增病例均超过 1 000 万例，亚洲地区呈现快速上升态势，我国周边有关国家和地区不断刷新单日新增病例最高纪录，疫情传入风险不断加大。

近期，我国多地多点发生本土聚集性疫情，主要为奥密克戎变异株，传播快、隐匿性强。3 月以来，疫情发生频次明显增加，感染人数快速增长，波

及范围不断扩大,已波及 28 个省份。疫情防控难度加大,防控形势严峻复杂。

实践证明,我国现行的"动态清零"总方针和一系列防控措施应对奥密克戎变异株疫情是行之有效的。要坚持"外防输入、内防反弹"总策略和"动态清零"总方针不动摇,采取果断措施,迅速流调溯源,快速核酸筛查,规范集中隔离,严格社区管控,及时区域协查,查补防控漏洞,不折不扣做到应检尽检、应隔尽隔、应治尽治。

要始终坚持戴口罩、勤洗手、多通风、少聚集、"一米线"等生活习惯,积极接种新冠病毒疫苗,特别是 60 岁以上老人更要积极接种。

截至 3 月 14 日,全国累计报告接种新冠病毒疫苗 319 827.2 万剂次,完成全程接种的人数为 123 917.1 万人。今天发布会的主题是:近期疫情防控和疫苗接种有关情况。我们请来了:国家卫生健康委疾病预防控制局副局长、一级巡视员雷正龙先生;国家卫生健康委医政医管局局长焦雅辉女士;中国疾病预防控制中心免疫规划首席专家王华庆先生;国家卫生健康委临床检验中心副主任李金明先生。请他们共同回答媒体的提问。下面,进入今天的现场提问环节,请各位记者朋友举手提问,提问前请通报所代表的新闻机构。

中央广播电视总台央视记者:近期疫情多地散发,发展快速,请问应当如何来判断我国当前的疫情形势? 谢谢。

雷正龙:谢谢你的提问。受全球第四波新冠肺炎流行的影响,特别是我国周边国家和地区疫情水平快速上升,近期我国境外输入压力不断增大。今年 3 月以来,境外输入疫情引发的本土疫情发生频次明显增加,波及范围不断扩大。3 月 1 日—14 日,本土疫情累计报告感染者已经超过 15 000 例,波及 28 个省(自治区、直辖市)。近期吉林、山东、上海、广东、河北等地疫情还在发展中,部分地区的疫情上升速度较快,社会面传播扩散和外溢风险比较高,各地方正加快风险人员筛查、转运、隔离等工作。总体来说,当前本土聚集性疫情呈现出点多、面广、频发的特点,我国疫情防控形势严峻复杂,疫情防控难度加大。目前各疫情发生地应对处置工作正有序、有力地推进,疫情整体仍处于可控状态。国务院联防联控机制综合组已经向吉林、广东、山东、河北、云南、黑龙江等地派出工作组,指导相关地区更加坚决果断、科学精准落实防控措施,提高现场指挥效率,加快开展核酸筛查,摸清疫情本底稳住大局;推进流调隔离转运,将风险人员排查管控,应管尽管,尽快控制住局部的聚集性疫情,巩固疫情防控成果。谢谢。

光明日报社记者:近几天吉林省新增确诊病例数量快速上升,大家都非常关切。请问目前吉林省新增的确诊病例救治情况是怎么样的?谢谢。

焦雅辉:谢谢您的提问。吉林省这次病例主要集中在长春市和吉林市两个地方,我们采取了分类救治的措施,所谓"分类救治"就是把普通型、重型、危重型病例,以及有高风险因素的,比如年纪比较大、有基础疾病的病例,集中收治在综合能力比较强的定点医院,其他的无症状感染者、轻型病例收治在其他定点医院以及方舱医院。吉林省截至今天上午在院病例 8 201 例,其中吉林市危重型 2 例、重型 2 例,长春市重型 2 例,普通型占比大概是 4%。也就是说 95% 以上的患者是无症状感染者和轻型病例。我们在第一时间向长春市和吉林市派出了国家专家组,指导吉林市和长春市的医疗救治工作,在吉林市针对医疗救治力量相对较弱的情况,我们也派出了国家医疗队,从黑龙江调派了一支重症的医疗队,从河南、内蒙古和江西调派了 3 支普通医疗队,同时从辽宁调派了救护车辆支援吉林市的病例转运工作。国家调派的医疗队整建制地接管了收治重型和危重型以及有高风险因素患者的定点医院的重症病区和相关病区。同时我们派出了国家专家组，一方面每天早上在定点医院早交班、早查房，及时发现患者的病情变化，有针对性地采取救治措施。另一方面，在方舱医院和其他定点医院采取巡回指导的方式，及时发现转重或者有高风险因素的患者，并及时转到救治力量强的定点医院，通过综合施策来提高整体救治效果。从目前情况看，吉林省的医疗救治效果还是不错的。谢谢。

凤凰卫视记者：在面对奥密克戎变异株的时候，在疫苗接种和个人防护方面需要注意什么吗？谢谢。

王华庆：谢谢这位记者的提问。从目前全球新冠流行情况来看，最近新冠病毒奥密克戎变异株导致的病例超过了既往任何一个变异株流行高峰，也就是说，流行的情况还是比较严重的。另外，大家知道奥密克戎变异株病毒本身的特点，导致传染性进一步增加，另外是特别隐匿，也给我们防控增加了很大难度。在这里特别要强调一下老年人，我们看到在奥密克戎变异株流行的时候，给老年人带来的危害还是比较大的。从全球情况看，奥密克戎变异株导致的住院数和死亡数还是非常大的，导致了医疗资源的紧张。所以在目前的情况下，我们接种疫苗和做好个人防护还是防控新冠的最主要的一个措施。在这里，我们要特别强调对老年人做好防护，老年人没有接种疫苗的要尽快接种疫苗，没有全程接种疫苗的要尽快补种。另外接种了疫苗之后，按照规定，如果符合加强接种的人群，到了规定间隔时间，要尽快开展加强接种。

同时，我们建议大家要做好个人防护，包括戴口罩、保持手卫生、保持社交距离等。在这里要强调老年人也要做好个人防护，尽量不要去人群密集场所。养老院等老年人聚集的场所一定要按照防疫规定严格管理到位。谢谢。

人民日报记者：近日，国务院联防联控机制综合组印发了《新冠病毒抗原检测应用方案（试行）》，请问什么是抗原检测，以及哪些人群适用抗原检测？谢谢。

李金明：谢谢这位记者朋友。有关抗原检测，新型冠状病毒抗原的结构蛋白有4种，其中一种是刺突蛋白，还有包膜蛋白、膜蛋白和核衣壳蛋白，我们检测的蛋白是核衣壳蛋白，也就是N蛋白，它的特点是表达量比较高，还有更容易突变。所以新冠病毒感染以后在咽部病毒有非常活跃的复制，这时候检测，就可以间接反映是不是有新冠病毒的感染。我们抗原检测的应用人群主要有三类。第一类是到基层医疗机构就诊的，比如有临床症状的，发热的，确定这个症状在5天之内的人员。核酸检测是阴性可以居家，再连续检测5天抗原。为什么连续检测5天？如果是一个真正新冠病毒感染者，这5天中总有一天病毒含量比较高，如果持续是阴性的不需要任何干预，就没有问题了。第二类人员，隔离观察的人员，包括了居家隔离观察的，境外入境的在隔离观察的，还有出现散发疫情的时候密接、次密接以及封控封闭小区的足不出户的人员。在测抗原的时候连续测5天，每天测1次，如果是阳性可能测出来，如果是阴性就不需要干预，直到解除隔离时候的最后一次核酸检测。第三类人群是居民中希望自己做检测的人员。如果测出是阳性的，第一时间做核酸检测，阴性的就可以在家里必要的时候再测抗原，如果有明显临床症状的要到发热门诊就诊，尤其是发热、味觉、嗅觉丧失的一定要到发热门诊，味觉、嗅觉丧失是新冠病毒感染非常特异的一个症状。谢谢。

中央广播电视总台财经节目中心记者：近期发生的本土疫情中无症状感染者的比例增多，这是否是奥密克戎变异株造成的疫情传播的一个新特点？国家卫生健康委针对这种情况有哪些应对措施？谢谢。

雷正龙：谢谢您的提问。当前奥密克戎变异株已经成为全球和我国境外输入以及本土疫情的优势毒株。奥密克戎变异株比其他新冠病毒变异株的传播力明显增强。近两个月奥密克戎 BA.2 亚分支所占的比例也明显增加，传播力也是进一步增强的，并且我们发现感染者临床表现以无症状和轻型为主，导致疫情隐匿性传播，发现比较晚，造成近期的本土疫情频繁发生，给我们溯源和防控增加了难度。

专家分析研判认为，我国现行的"动态清零"总方针和一系列的防控措施应对奥密克戎变异株疫情是行之有效的。接种新冠病毒疫苗能够有效地降低重症率和病死率。就像刚才说的，奥密克戎变异株有传播更快、隐匿性更强的特点，要求我们的防控措施要更早、更快、更严、更实。

下一步国家卫生健康委将会同有关部门围绕"控频次、降规模、防重症"的目标，指导各地从以下几个方面进一步强化常态化防控措施的落实。一是守好守牢外防输入关口。落实"四方"责任，强化闭环管理。继续坚持人、物、环境同防，强化入境人员和口岸、集中隔离点、定点医疗机构、进口冷链工作人员等高风险人群闭环管理。加强进口冷链食品、国际货运等全链条检查，加强陆路口岸跨境货车司机管理，进一步降低疫情输入风险。二是坚持"四早"原则，落实重点人群、重点场所、重点区域的防控措施。特别是强化监测预警，严格落实高风险岗位人群核酸"应检尽检"，加强对中高风险地区人员的健康管理，充分发挥好医疗机构、药店等"哨点"作用，推广"抗原筛查、核酸诊断"的监测模式，完善监测预警系统，提高发现的及时性。同时，还要提高跨地区协查效率，做到第一时间对风险人群进行落地排查，以学校、工厂车间、建筑工地、农贸市场等人员密集场所为重点，严格常态化防控措施，做到早发现疫情、早扑灭疫情。三是有序推进新冠病毒疫苗接种工作。推进老年人特别是 80 岁以上老年人疫苗接种工作，统筹做好加强免疫接种，不断提高人群接种率。同时督促各地认真查找防控风险漏洞和薄弱环节，及时排查风险，补齐短板、堵住漏洞。最后，我们希望广大群众能够继续落实好戴口罩、勤洗手、不聚集、保持社交距离等防控要求，积极主动接种新冠病毒疫苗，配合做好疫情防控应急处置的各项工作，共同维护和巩固我国来之不易的疫情防控成果。谢谢。

中央广播电视总台 CGTN 记者：疫情以来，一些区域有这样一个短期检测的需要，目前我国如何满足这些短期核酸检测需要？另外，一些口岸城市一直面临防疫疫情的压力，目前这些口岸城市在核酸检测方面能否满足核酸检测的筛选工作需要？谢谢。

焦雅辉：谢谢您的提问。新冠肺炎疫情发生以来，2020 年国务院印发了关于进一步推进新冠病毒核酸检测能力建设的文件，在全国部署加强核酸检测能力。各地一年多以来都在抓紧建设，一方面是购置这些检测仪器设备，包括增加实验室的设施，另外培训实验室检测人员。近一年来，各地尤其是在支持第三方核酸检测规范发展这方面做了大量工作。目前，我们国家移动的检测力量，比如方舱实验室、气膜实验室、移动检测车的核酸检测力量也极大提高，我们国家形成机动核酸检测的支援能力越来越强。据统计，截至 2022 年 3 月 13 日，全国一共有 12 400 家机构开展新冠病毒核酸检测服务。这里有医疗机构 8 864 家，疾控机构 2 733 家，另外还有第三方检测实验室 803 家。全国总体的核酸检测能力单管能达到 4 609 万管 / 天，我国单管核酸检测能力已经很强了。我们在 2020 年的时候开发了 "5 混 1" "10 混 1" 的核酸检测技术，今年初我们进一步提升核酸检测的混检能力，提升到 "20 混 1"，也就是说单管的 4 609 万管 / 天的检测能力，现在可以再把它提升 20 倍。可以说我们国家在核酸检测方面是全球领先的。

针对近期多地都有核酸检测的需求，我们建立了核酸检测区域支援的机制。一方面，是在省内通过其他地市调派移动的检测资源支援疫情发生地的核酸检测。另一方面，当本省力量不能满足需求的时候还有区域支援的机制。您刚才提到我们国家现在的口岸城市,口岸城市的核酸检测力量在常态化疫情防控的时候是完全能够满足需求的。一旦发生聚集性疫情,通过支援机制也能够满足核酸检测的需求。我们现在通过几种方式不断提高短时间内激增的核酸检测需求:一是支援的机制,特别是机动的支援力量的支持。二是现在对于一些低风险人群大规模筛查时我们推广"20混1"核酸检测技术,我们也把这个技术方案,包括大规模核酸筛查的组织实施工作方案,都进行了不断更新,也进行了培训。三是我们用信息系统来提高在核酸筛查过程中"采、送、检、报"各个环节的衔接,不断提高核酸检测效率,缩短从核酸采样的组织到出具结果的时间。四是上个星期国务院联防联控机制综合组印发了《新冠病毒抗原检测应用方案(试行)》,把抗原检测作为筛查的一个重要手段,也作为核酸检测的重要补充,充分发挥抗原检测的"早"和"快"这两个优势,在第一时间能够针对奥密克戎变异株无症状感染者比较多,比较隐匿、传播快的特点,利用抗原检测能够尽早地把可能的感染者筛查出来,也就是说我们可以利用最短的时间把传染源控制住,这样辅以大规模的核酸筛查来提高早发现的能力。谢谢。

新华社记者:我们注意到在《新冠病毒抗原检测应用方案(试行)》当中提出,为了提高早发现的能力,推进抗原筛查核酸诊断的监测模式,增加抗原检测作为核酸检测的补充。请问,抗原检测和核酸检测的区别是什么?在疫情防控体系中,二者的关系是怎样的?如何协同?谢谢。

李金明:谢谢记者的提问。关于抗原检测,我们通过抗原抗体的结合反应来测抗原,前面讲了 N 蛋白,但是抗原检测的一个特点是快速、简便,打个通俗的比方,胶体金试纸条方法,就是通常的妊娠实验的方法,方法比较类似,操作非常简单。但是核酸检测因为有一个扩增的过程,它是指数扩增,就是一个变两个、两个变四个、四个变八个,2 的 10 次方是 1 024, 2 的 20 次方是 100 万, 2 的 30 次方是 10 亿, 2 的 40 次方是 1 万亿, 它是一个指数扩增, 所以核酸检测的灵敏度比抗原检测要高 100~1 000 倍。

我们做抗原检测是这样, 这个人如果感染新冠病毒, 病毒含量在咽部有一个由少到多的过程, 如果量达到每毫升 100 万, 甚至 1 000 万, 这时候大部分通过抗原可以做出来, 这时候对相关重点人群加入抗原筛查, 通过抗原检测, 大部分人都可以做出来。从而可以迅速控制疫情传播。还有一个特点, 如何把抗原检测和核酸检测作比较, 它的特异度不一样。抗原检测的特异度做得好的试剂可以达到 99%, 但是核酸检测在方法学上它的特异度是 100%, 也就是核酸检测在方法学上面没有假阳性, 你做的它就是真的。所以核酸检测一直是我们确定新冠病毒感染的一个依据, 一个 "金标准", 抗原检测不能替代核酸检测。当抗原检测是阳性的时候, 一定要拿核酸检测去做确认。但是核酸检测是阳性, 不管你抗原检测是阴性还是阳性, 这个被检者都要当作新冠病毒感染者或者确诊患者来采取措施。谢谢。

香港中评社记者: 目前我国新冠病毒疫苗接种进展如何? 针对老年人的新冠病毒疫苗接种工作有什么新的部署或者安排? 谢谢。

雷正龙: 谢谢您的提问。根据党中央、国务院的决策部署, 各地按照 "知情、同意、自愿" 的原则继续稳妥有序推进各类人群的基础免疫和加强免疫接种工作。截至 3 月 14 日, 全国累计报告新冠病毒疫苗接种 319 827.2 万剂次, 疫苗接种总人数达到 127 253.7 万人, 已完成全程接种 123 917.1 万人。其中 60 岁以上老年人新冠病毒疫苗接种覆盖人数达 22 122.6 万人, 完成全程接种是 21 162 万人。

新冠病毒疫苗接种加上有效个人防护, 是当前新冠肺炎疫情防控的重要手段。近期的疫情当中, 我们也看到老年人群感染占一定比例。疫苗在预防重症和死亡等方面有良好效果,特别是老年人和有基础疾病的人群,感染新冠病毒后容易发生重症、危重症甚至死亡,这类人群接种新冠病毒疫苗获益最大。为更好做好接种服务,针对老年人新冠病毒疫苗接种工作已经进行了多次专门部署,指导各地严格规范接种实施,创新服务形式,确保接种安全;及时做好辖区老年人群在内的人员摸底,力争做到应接尽接。多地在接种组织实施中,也开设老年人接种的"绿色通道",采取移动车接种,提供接送等便利服务,争取无禁忌证的老年人群都能够享受到有温度、无障碍的疫苗接种服务。我们也希望大家积极鼓励身边的老年人去及时接种疫苗,为疫情防控尽一份力的同时,让家人感到安心,让自己放心,共享健康生活。谢谢。

环球时报记者: 现在各地已经在开展序贯加强免疫,请问序贯加强免疫和普通的疫苗加强免疫有什么区别? 谢谢。

王华庆: 谢谢这位记者的提问。之前我们也介绍过序贯免疫,序贯免疫就是采用不同技术路线疫苗或者不同类型的疫苗来完成接种。刚才你讲到普通的疫苗加强免疫,其实过去的时候大多数情况下是用同一种类型的疫苗完成整个程序的接种,这又叫作同源疫苗接种。既往采用序贯免疫其实有两个方面的考虑:一是怎么样进一步增强免疫力;二是有些时候我们考虑通过疫苗接种怎么样进一步降低严重不良反应发生的风险。

新冠病毒疫苗的接种对预防新冠肺炎,尤其是重症和死亡的效果是非常明显的。我们看到两年多来,随着时间的推移,疫苗的保护效果在下降,尤其是病毒变异出现了免疫逃逸的现象。在这种情况下,从国际达成的共识来看,通过增加接种剂次或者通过开展加强免疫来进一步提高免疫力。我国目前的加强免疫策略是既可以开展同源加强,也可以开展序贯免疫的加强。当务之急是符合条件的人群,没有接种疫苗的要尽快接种疫苗。没有全程接种疫苗的要尽快补足未种的疫苗。到了规定时间间隔的还没有打加强针的要尽快开展加强接种。谢谢。

中国新闻社记者：在之前发布会上也说过，老年人，尤其是年龄更长者的重症和死亡风险更高。请问目前老年人感染者的救治情况如何？谢谢。

焦雅辉：谢谢您的提问。确实老年人，特别是同时伴有基础疾病的老年人，是新冠肺炎疫情当中的高风险人群，罹患重症风险非常高。根据现在的统计数据，重症患者当中大概有 65% 是 60 岁以上的老年人。在 60 岁以上这些罹患重症的老年人中 80% 合并有基础疾病。在分型为重型的老年人当中，65% 没有接种疫苗。这也是为什么国家倡导老年人尤其是高龄老年人要及时接种疫苗，这是我们临床观察到的情况。

从武汉发生疫情以来，我们一直按照习近平总书记的重要指示，本着人民至上、生命至上的要求，不放弃每一个生命，我们有针对性地加强了老年人医疗救治工作。除了一贯采取的"一人一策"、中西医结合这些救治策略外，针对老年人，我们的医疗专家通过这两年的实践还摸索出一个非常重要的经验，就是"关口前移"，我们把有高风险因素的老年人，设置了"亚 ICU"病房，在没有进入 ICU（重症监护室）的时候，就把他们收治在"亚 ICU"病房。这个病房的供氧条件、监测条件和医疗力量要比普通病房好，同时又不像重症监护室有那么多的抢救仪器设备。在"亚 ICU"病房里医护力量配比高于普通病房，重点对老年人的病情变化加强监测，特别是血氧饱和度变化，一旦发现有病情加重的趋势会及时转入 ICU 治疗。我们设立"亚 ICU"病房的目的，就是在"亚 ICU"病房把他们的病程进展阻断，让他们不再进入 ICU 病房里面来救治。针对老年人、合并基础疾病多的情况我们采取多学科诊疗方式，针对他的基础疾病加强治疗，比如老年人一般罹患心脑血管疾病、高血压、糖尿病的比较多，老年人血液黏稠度比较高，分析发现容易发生血栓栓塞的风险，我们常规采取了抗凝治疗。从积累下来的医疗救治经验来看，我们国家对于老年人的医疗救治效果还是非常好的。谢谢。

封面新闻记者：请问群众购买抗原检测试剂的渠道有哪些？社区居民自测后如何上报结果？谢谢。

焦雅辉：谢谢您的提问。抗原检测的方案印发后得到了社会广泛关注，特别是广大老百姓想了解一下，因为抗原检测的适用对象也包括有检测意愿的居民。这些居民如果想购买检测试剂，如果有抗原检测的需求，可以就近到基层医疗卫生机构来进行抗原检测，因为我们国家推行医改这么多年，15分钟就医圈已经普遍形成，这是非常方便的一个渠道。如果自己想在家进行抗原检测可以在零售药店购买，也可以通过网络渠道购买抗原检测试剂。国家药品监督管理局批准了5款抗原检测试剂，还会陆续审批抗原检测试剂。通过网络销售途径，销售数量会越来越多。我在参加这次发布会之前，专门登录了两个著名的电商销售平台，我发现在这些平台上现在已经可以买到抗原检测试剂了。

关于居民在家做抗原检测阳性以后该怎么办？我们在抗原检测方案中提出了原则性要求，居民在家自测抗原，如果阳性要向辖区社区进行报告，社区通知急救中心呼叫120专用救护车辆，把抗原检测阳性患者闭环转运到具有核酸检测条件的医疗机构再进行核酸检测，如果核酸检测阳性，然后进入感染者管理的流程。我们在全国召开了电视电话会议对这项工作进行了部署，要求各个省指挥部要细化本省的抗原检测实施方案，特别是对于基层医疗机构发现抗原检测阳性患者以及居民在居家时进行自我抗原检测出现阳性结果要求向谁报告，要求各省指挥部都明确制定方案提出要求。最重要的是从抗原阳性一定要闭环衔接到核酸检测的环节。这里要提示做居家抗原检测的居民，最重要的一点，一旦抗原检测阳性，所有用过的拭子、试管、检测卡一定要装在密封塑料袋，工作人员上门时一定要把这个带走交给医疗机构,按照医疗垃圾进行处理。谢谢。

21 世纪经济报道记者: 全国多地在推广新冠病毒疫苗加强针接种工作,已经完成全程接种的老年人是否有必要接种加强针? 谢谢。

王华庆: 谢谢这位记者的提问。前面我们已经说到,老年人是一个非常脆弱的群体,一方面随着年龄的增长,免疫力在下降;另一方面,合并的基础疾病比较多。这种情况下,不管是什么样的传染病,最容易侵犯到的一个重点人群可能就是老年人。新冠肺炎流行两年来也是这样一个情况,不打疫苗或者没有全程接种疫苗,导致老年患者病死率和重症率还是较高的。去年底以来,奥密克戎变异株的流行给老年人带来了更大的危害,没有接种疫苗的老年人或者没有全程接种疫苗的老年人,在国外的有些国家和有些地区已经出现了死亡数、重症数超过了历史的最高水平,所以目前这种情况下不能把新冠肺炎当作普通流感对待。我们要提高警惕,做好相关防控工作。这里包括前面提到的老年人要全程接种疫苗,加强针也非常必要,另外进一步强调要做好防护,尤其是老年人在聚集场所的个人防护和相关管理措施一定要到位,这样避免出现老年人聚集性疫情的危害。谢谢。

东方卫视记者: 抗原检测的灵敏度、特异度以及我国现有的流行水平假阳性、假阴性的概率如何?

李金明: 谢谢您的提问。关于这一点,我们国家已经批准的抗原检测试剂它的灵敏度在 75%~98%,特异度是 95%~99%。因为我们国家疫情防控措施比较好,大部分地区人群的流行率低于百万分之一,如果拿灵敏度在 85%、特异度 97% 的试剂盒,到千万人口的城市做筛查的话,会得到

30万个阳性,但这30万个阳性里可能只有9个是真的,也就是说绝大部分是假阳性,当然检测为阴性的结果是可靠的。如果在一个流行率达到5%的人群中去使用85%灵敏度、97%特异度的试剂盒,做100个阳性中约60个是真的,同时漏检率不超过1%。所以抗原检测应该用在高风险、高流行率的聚集性感染的人群检测。我们的一般人群不要随意做抗原检测。谢谢。

主持人:今天的发布会几位嘉宾为我们介绍了近期疫情防控形势,也介绍了疫苗接种的有关情况,特别是也介绍了抗原检测的相关知识,给我们通报了教育系统在做好疫情防控所做的相关工作。我刚才注意到还有一些记者朋友在继续举手提问,后续我们将继续召开新闻发布会,欢迎大家继续关注。今天的发布会到此结束,谢谢大家!

国务院联防联控机制就疫情防控和疫苗接种工作有关情况举行发布会

（第 167 场）

一、基本情况

时　　间　2022 年 3 月 19 日

主　　题　介绍从严从实、科学精准抓好疫情防控工作有关情况

发布人　国家卫生健康委疾病预防控制局副局长、一级巡视员
　　　　雷正龙

　　　　国家卫生健康委医政医管局局长　焦雅辉

　　　　科研攻关组疫苗研发专班工作组组长、国家卫生健康委医药
　　　　卫生科技发展研究中心主任　郑忠伟

　　　　中国疾病预防控制中心流行病学首席专家　吴尊友

　　　　首都医科大学附属北京地坛医院感染性疾病诊疗与研究中心
　　　　首席专家　李兴旺

主持人　国家卫生健康委新闻发言人、宣传司副司长　米锋

二、现场实录

主持人：各位媒体朋友，大家下午好！欢迎参加国务院联防联控机制举办的新闻发布会。

习近平总书记强调，要坚持"外防输入、内防反弹"总策略和"动态清零"总方针不动摇，坚持人民至上、生命至上，统筹好疫情防控和经济社会发

展，努力用最小的代价实现最大的防控效果。近一周，全球新冠肺炎新增确诊病例再次出现反弹，其中40%以上集中在我国周边国家和地区，外防输入压力持续增大。我国本土疫情发展快速，多省面临同时段多地发生以奥密克戎变异株为主的疫情防控局面，防控形势严峻复杂。疫情防控是国之大者。要保持战略定力，坚决杜绝"松口气、歇歇脚、等等看"的思想，不麻痹、不厌战、不侥幸、不松劲儿，坚持就是胜利。要更早、更快、更严、更实落实现行各项防控措施，加快开展核酸筛查、流调排查和区域协查，严防疫情外溢扩散，尽快有效控制局部聚集性疫情。要在防得住的前提下抓好精准防控，切实提高疫情"早发现"的能力。周密做好封控区、管控区群众日常生活和就医保障，不断提高疫情防控工作的科学性和精准性。要始终做好个人防护，积极接种新冠病毒疫苗，共同努力，筑牢群防群控的坚实防线。截至3月18日，全国累计报告接种新冠病毒疫苗321 871.6万剂次，完成全程接种的人数为123 970.6万人。今天发布会的主题是：从严从实、科学精准抓好疫情防控工作有关情况。我们请来了：国家卫生健康委疾病预防控制局副局长、一级巡视员雷正龙先生；国家卫生健康委医政医管局局长焦雅辉女士；科研攻关组疫苗研发专班工作组组长、国家卫生健康委医药卫生科技发展研究中心主任郑忠伟先生；中国疾病预防控制中心流行病学首席专家吴尊友先生；首都医科大学附属北京地坛医院感染性疾病诊疗与研究中心首席专家李兴旺先生。请他们就大家关心的问题共同回答媒体的提问。下面，请记者朋友举手提问，提问前请先通报所在的新闻机构。

中央广播电视总台记者：大家都比较关心这几天全国疫情形势都发生了哪些变化？谢谢。

雷正龙：谢谢您的提问。当前全球第四波新冠肺炎疫情仍处在高位水平运行,3 月 1 日—18 日,我国累计报告新冠肺炎感染者超过 29 000 例,波及 28 个省(自治区、直辖市),其中吉林省 1 个省份累计报告超过 1 万例。另有 4 个省份累计报告超过 1 千例,还有 10 个省份累计报告在 100~1 000 例。总体来看,我国本土疫情还处在发展阶段,多省面临着同时段多地市发生奥密克戎疫情的防控局面。国务院联防联控机制综合组继续指导疫情发生地区严格落实各项防控措施,快速进行核酸筛查,迅速进行流调溯源,及时规范集中隔离,严格社区管控,及时进行区域协查,尽快实现社会面的"动态清零",坚决守住疫情不出现规模性反弹的底线。谢谢。

新华社记者: 请问现阶段病例数仍在较快增长的情况下,国内疫情防控的重点和难点是什么? 谢谢。

吴尊友: 谢谢记者的提问。当前的疫情形势十分严峻,防控工作的重点可以从两个方面来看:一是对于已经发生疫情的地区,需要尽快切断传播,防止扩散,防止蔓延;二是对于没有发生疫情的地区,要防止新的疫情发生,尤其是人员比较集中的场所,像学校、监狱、敬(养)老院等人员密集的地方。

防控工作的难点在于如何及时发现全部的感染者。发现了这些感染者,就为我们切断传播提供了重要的信息。一是"及时",一定要赶在病毒传播出去以前,把它截住。二是"全部",整个传播链上,所有可能感染的人都要发现出来,避免有遗漏,遗漏的病例都有可能是新的传播链的源头。为了做到及时、全部,我们也有一些新的技术来帮助我们发现感染者。一是大数据的应用。流行病学调查的过程中,利用大数据来协助我们把整个传播链梳理清楚,最大可能地发现传播链上的所有可能的感染人员。二是核酸检测,所谓的"全员核酸检测"。核酸检测非常重要的是"及时"和"全面"。我们在确定的局部范围内开展全员检测时,一定要在短时间内完成,最好是 1~3 天完成一轮检测,一定要快。每一轮检测一定要完成确定的局部范围内全部人群的筛查,不能筛查一部分漏一部分,如果我们能做到及时全员筛查,一般来说,3~4 轮核酸筛查基本能达到社会层面病例清零,千万要注意防止有遗漏。如果每一轮都有遗漏的话,可能会出现做了七八轮或者 8~10 轮还会有社会层面感染者的发现,所以及时、快速、全面非常重要。还有一点需要强调,我们在诊断感染者的时候,因为每个感染者的病情都是在变化的,在诊断时可能处在感染早期,属于无症状感染者或者轻型病例。前几天,国家卫生健康委下发的《新型冠状病毒肺炎诊疗方案(试行第九版)》特别提到,对于轻型病例、无症状感染者,在一些集中隔离的地方管理,在这些管理的场所也要配置一定的医务人员,对发现的无症状感染者或者轻型病例,如果症状加重要及时转到定点医院接受治疗,如果我们把这些工作都做好,对于防控工作、及时控制疫情是很有帮助的。谢谢。

中央广播电视总台央广记者:本轮疫情呈现点多面广频发的特点,请问本轮疫情当中医疗救治的整体情况怎么样?谢谢。

焦雅辉:谢谢您的提问。本轮疫情我们国家呈现了点多面广,主要的流行株是奥密克戎变异株,部分省份病例增长比较快。截至 3 月 18 日 24 时,全国在院的感染者总数是 29 127 例。从病情来看,以轻型和无症状感染者为主,占 95% 以上。这里边有一些是由于高龄、合并基础疾病,或者是没有接种疫苗,也有一些病情比较重的,但是占比不多,重型和危重型占比不到 0.1%。大家如果关注新闻的话,今天早上公布的疫情数据有 2 例死亡病例发生在吉林,这 2 例死亡病例中的一位是高龄,另外一位也是年龄大于 60 岁,都合并严重的基础疾病,其中有一位没有接种新冠病毒疫苗。他们的新冠肺炎病情本身不重,是轻型的,直接的死亡原因是基础疾病。

总的来看,医疗救治这项工作,我们国家有着非常丰富的经验,并且医疗救治的效果在全球也是最好的。现在我们医疗救治工作整体来说非常顺利,特别是《新型冠状病毒肺炎诊疗方案(试行第九版)》发布后,我们指导各地对病例采取分类收治的方式,这样更加突出了科学精准,普通型、重型以及有高风险因素的患者集中收治到定点医院救治,其他的轻型病例和无症状感染者采取隔离管理,目前各地基本上采用的是建设方舱医院来收治轻型病例和无症状感染者。

我们一方面按照更加优化的第九版诊疗方案对患者采取对症以及抗病毒治疗,因为这次第九版诊疗方案中也有明确的抗病毒治疗药物。我们把各省对小分子抗病毒药物的需求进行了统计,并且把用药需求反馈给了相关部门,更有针对性地给这些地方供药,支持医疗救治工作。我们坚持既定的中西医结合方案,并且关口前移,符合收入 ICU 标准的患者,及时收入 ICU。我们在很多定点医院也设立了“亚 ICU”病房,把这些有高风险因素的患者收治在“亚 ICU”病房,力争在这个阶段把病程阻断,不再进入 ICU 成为重症病例。另一方面,我们向病例比较多和救治压力比较大的省份派出了国家专家组,采取驻点指导的方式。对于吉林省,我们也派出了国家医疗队,直接参与到病例的医疗救治工作。我们派出的专家一方面是关注定点医院患者的救治,另一方面也到方舱医院进行巡诊。在方舱医院的巡诊,有利于我们在早期及时发现有高风险因素、病情发生变化的病例,并转诊到定点医院实施针对性的医疗救治。总体来说,现在医疗救治的效果还是非常不错的。谢谢。

南方都市报记者:之前发布会上提到过,我国启动了针对奥密克戎变异株新冠病毒疫苗的研发,请问这项工作的最新进展是怎么样的? 谢谢。

郑忠伟:非常感谢这位记者朋友的提问。大家都知道,去年 11 月 26 日,世界卫生组织正式将奥密克戎变异株标记为值得关注的变异株,四个多月过去了，现在奥密克戎变异株已经成为全球的主流行株。它的特点是传播速度快、隐匿性强。国内外近期的研究表明，虽然我们看到了对接种疫苗者奥密克戎变异株突破感染的风险是增加了，但是现在的研究表明，奥密克戎变异株并没有完全逃逸现有疫苗。就是说，如果我们完成了疫苗的全程接种，仍然可以有效降低奥密克戎变异株引起的住院、重症和死亡的风险。如果我们开展了加强针的接种，还能够有效地降低奥密克戎变异株引起的突破感染的风险。因此，现有的疫苗接种以及加强针的接种对奥密克戎变异株仍然是有效的。如果大家注意到的话，就在昨天，世界卫生组织技术负责人也对此做了专门的明确，还是呼吁大家，特别是呼吁脆弱人群，一定要加快推进新冠病毒疫苗的接种工作。当然，最近看到奥密克戎变异株流行，特别是突破感染的情况，大家都急迫地希望能够尽快用上针对奥密克戎变异株的疫苗，我们的心情和大家是一样的。但是在这里我还是要强调一点，大家要知道，疫苗是用于健康人的特殊产品，安全性是第一位的。我们在推进针对奥密克戎变异株疫苗研发速度的同时，始终将安全性、有效性的科学原则放在第一位。事实上，从奥密克戎变异株一开始出现，我们国家的疫苗研发队伍就已经行动起来了。目前为止，进展是比较快的，针对奥密克戎变异株单价以及多价的疫苗研发已经取得了积极进展，进展比较快的已经完成了临床前的研究，正在向国家药监部门滚动提交有关临床试验的申报材料。比如我们的灭活疫苗，已经开展了单价，以及德尔塔＋奥密克戎两价，还有原型株＋德尔塔＋奥密克戎三价疫苗的研发工作，已经基本完全了临床前研究，并且已经进行了生产验证。我们的重组蛋白疫苗也有开展阿尔法＋贝塔＋德尔塔＋奥密克戎四价疫苗的研发，正在申请境外的临床试验。我们的腺病毒载体疫苗也已经进行了疫苗株的优化制备，正在开展临床前的研究。我们的 mRNA 疫苗也正在积极推进临床前的一些研究工作。此外，我们前期的一些疫苗，目前在境外推进的Ⅲ期临床序贯研究的过程中，也得到了针对奥密克戎变异株的一些保护力数据。总的来说，奥密克戎变异株以及之前的变异株一经出现，我们的疫苗研发单位就及时行动起来了。我们遵循的基本原则就是"宁可备而不用，绝不会用而不备"。谢谢。

中央广播电视总台央视中文国际频道记者：我们注意到第九版的诊疗方案指出轻型病例要实行集中隔离管理，请问这是出于什么考虑？另外，集中隔离是方舱医院的模式还是一人一间的模式？有公众担心轻型病例集中隔离管理会扩大传染风险，请问这种担心是否必要？如何避免？谢谢。

李兴旺：我们知道现在奥密克戎变异株是主要流行株，这个流行株在流行病学上可能传播很隐匿，传播力更强，造成短期内出现大量感染者。但是在临床上，这些感染者的症状相对较轻，也就是说90%以上的患者都是很轻的病例，只是一些上呼吸道感染症状，换句话说，这些患者是不需要住院的。面对这样不需要住院但又有传染性的感染者，我们还要把他们集中管理起来，收治在医院里将会造成医疗资源浪费，感染者多了又会造成医疗资源挤兑，因此就有必要建立隔离点，把他们集中在隔离点进行隔离，由医务人员进行管理，这样既有利于患者健康恢复，也有利于疾病传播的控制。

刚才提到单人单间的问题，因为都是感染者，所以不需要单人单间隔离。但是不能和隔离点隔离的人群，比如核酸检测阴性的密接者同时在一起隔离，这样会发生交叉感染。至于把他们放在隔离点会不会发生交叉感染，我想这是不必要担心的，因为在隔离点，我们有很好的隔离设施，同时我们的工作人员都是闭环管理，只要做好个人防护，做好消毒隔离，是不会引起感染扩散的。谢谢。

香港电台记者：想请问一下香港这一波的疫情现在累计确诊的病例突破

100万,国家卫生健康委怎样研判香港最新的疫情发展呢? 目前香港是不是需要尽快开展全员的核酸检测? 是否需要配合一些减少社区人流的措施? 谢谢。

主持人: 谢谢你的提问,香港的疫情全国人民都十分关心。当前,香港疫情已进入高位平台期,快速上升的势头得到控制,并呈震荡下降趋势,近日阳性感染者仍在每日 2 万 ~3 万例的高位水平,形势仍然严峻,压力依然很大。中央政府高度重视并全力支持香港疫情防控工作,派出多批专家和工作力量,支持特区政府落实防控主体责任。香港特区政府已把"减少重症、减少死亡,减少感染"作为阶段性工作目标,努力做好重点人群、重点机构、重点区域的防控工作,把老年人作为优先照护的群体。

根据内地防控处置经验,核酸检测是发现潜在社区传染源的重要手段。核酸检测的时机要考虑核心目的、疫情现况、实施条件能力以及后续处置措施等多种因素。相信特区政府有智慧做出恰当的安排。

我们将继续根据疫情防控需要和香港特区政府要求,持续支持和协助香港特区政府和香港各界民众尽快稳控疫情。谢谢。

中央广播电视总台财经节目中心记者: 在此前的国务院联防联控机制新闻发布会上多次强调要保障疫情期间群众正常的看病就医需求。请问是如何保障疫情发生地区的群众,特别是特殊人群、重点人群的看病就医需求,在打通看病就医的"最后一米"上有哪些措施? 谢谢。

焦雅辉: 谢谢您的提问。在疫情发生的时候,如何保障广大人民群众的正常医疗服务需求也是我们要重点考虑的一个问题。影响人民群众看病就医的情况主要是发生在聚集性疫情期间,对封控区和管控区群众的影响是最大的。我们从 2020 年起一直在不断总结各地的经验和做法,印发了一系列文件,提出相应的要求,作出了部署和安排。我们要求各有关医院要在急诊、抢救室、手术室、病房设立缓冲区域，在核酸检测结果不明的情况下来收治患者，我们一再强调，医疗机构要严格落实首诊负责制和急危重症抢救制度，不得以任何理由，特别是不得以没有核酸检测的结果作为推诿或拒绝、延误治疗的理由。这次第九版诊疗方案的修订，要实施分类救治，也是为了更加科学合理地调配医疗资源。

刚才您提到的关于如何解决"最后一米"，这是非常重要的。我们要求，一方面要聚焦最急需的，比如需要规律性治疗的，肿瘤放化疗、血液透析患者，另外就是孕妇，还有特殊的人群，比如老年人、儿童。另一方面就是急危重症，对这些人群一定要保障他们的医疗需求。我们要求充分利用互联网诊疗的优势，解决老百姓日常看病诊疗用药的需求。

概括起来讲，要解决"最后一米"，一个是要解决"一出一进"，一个是要解决"一来一回"。"一出一进"就是要解决好需要看病就医的老百姓，特别是封控区和管控区的群众，能够出小区门，因为我们知道，封控区是足不出户，管控区是足不出小区。首先，这些人有看病需求，要让他能够出得了小区的门，所以要解决这个问题。其次就是"一进"，就是解决能够进得了医院的门。进医院的门，我们要求不得以核酸检测作为一个前置条件，任何一家医院都要严格落实首诊负责和急危重症抢救的制度。

解决"一来一回"，就是解决老百姓去看病时交通工具的问题，能够有交通工具让他到医院去。如果在资源能够满足需求的情况下，对于急危重症患者，可以利用 120 救护车来送。对于其他规律性治疗的，我们要求当地政府协调解决，征用或者使用志愿者车辆，把他们送到医院就诊。就诊结束后还得有车辆保证把他们再送回去。我们去疫情发生地，有时候解决了"一来"的问题，但是没有解决"一回"的问题。所以我们现在要求，要解决"一出一进""一来一回"的问题。

现在很多地方有很好的做法，我们要求在疫情发生地，特别是对于封控区、管控区,要精准地了解有这些特殊诊疗需求患者的情况,能够做到底数清、情况明,并且把他们的需求更加精准地对接到社区的门管,知道这个小区有多少位有特殊需求的患者需要就诊。再就是精准对接到相应的医疗机构,比如有肿瘤放化疗的、透析的,医疗机构知道在这些区域有多少有医疗需求的患者,更精准地对接供和需之间匹配的问题。谢谢。

中国日报记者: 据媒体报道,世界卫生组织专家最近证实,在多个国家都发现了"德尔塔克戎"毒株,这个新病毒变种的出现在预期之内。请问专家如何看待毒株重组而成的新变异株的危害性?我们应该如何应对?谢谢。

吴尊友: 谢谢这位记者的提问。最近世界卫生组织确实证实了一个新的毒株的出现,这个新的毒株是在一个患者同时感染德尔塔和奥密克戎毒株之后,两种毒株重组而成的一个新的变异毒株。目前观察到,这个重组毒株是由德尔塔 AY.4 型和奥密克戎 BA.1 型重组的,主体是德尔塔毒株,次蛋白部分主要由奥密克戎毒株组成。现在发现报告这种毒株的主要是欧洲的几个国家,而且报告病例数也只有几十例。从这些有限的数据来看,无论是流行病学还是临床表现,还没有观察到新的毒株有显著的变化,它和德尔塔、奥密克戎原来的毒株比较近似。但是由于新的毒株被发现的时间比较短,而且病例数比较少,致病性、传染性以及对疫苗的逃逸能力等,现在都没有办法做出结论。所以,现在世界卫生组织以及相关国家正在对这种毒株进行密切的监测,了解它的动向,如果它有变化的话,会及时向世界提醒。

我们知道,在过去两年病毒一直在发生变异,过去两年多的防控实践证明,无论是变异毒株德尔塔、奥密克戎,还是新的变异毒株,我们的常态化防控措施都能够有效地防控变异毒株造成的规模性的流行。对于普通老百姓来说,主要做好三件防控措施的落实。一是疫苗接种。如果没有接种的,要抓紧接种,需要打加强针的抓紧打加强针,疫苗的接种是我们防控的基础。二是坚持常态化防控的公共卫生措施的落实。在人员集中的地方戴口罩、保持社交距离、注意手卫生、保持通风,这些常规的防控措施对于变异毒株的防控都是有效的。三是要注意疫情的变化,更重要的是要遵守所在工作单位或者居住的小区,以及所到的各种场所关于疫情防控的相关规定,要遵守这些规定,落实这些措施。谢谢。

人民日报记者: 请问其他不同技术路线疫苗研发的最新进展情况如何?谢谢。

郑忠伟: 非常感谢这位记者朋友的提问。大家都知道,从 2020 年新冠肺炎疫情发生以来,在 2020 年 3 月份,我们就布局了 5 条技术路线的疫苗研发工作。截至目前,我国新冠病毒疫苗的研发工作,还是可以很自信地讲,我们始终处于全球的第一方阵。具体表现是,我们已经实现了 5 条技术路线临床试验的全覆盖。

目前,我国已经有 29 款疫苗进入临床试验,占到全球的 19%;有 16 款已经在境外开展Ⅲ期临床试验,占到全球的 27%;已经有 7 款获得了附条件上市或者紧急使用的批准,占到全球的 21%;有 2 款已经纳入世界卫生组织紧急使用清单,占到全球的 20%。

具体来说,目前我们已经有 6 款灭活疫苗进入临床阶段,有 12 款重组蛋白疫苗进入临床阶段,有 5 款腺病毒载体疫苗进入临床阶段,有 5 款 mRNA 和 DNA 疫苗,也就是大家通常说的核酸疫苗进入临床阶段。这些疫苗很多都正在开展境外Ⅲ期临床试验。

大家特别关心的腺病毒载体吸入性疫苗,还有减毒流感病毒载体鼻喷疫苗目前正在国外开展Ⅲ期临床试验。谢谢。

新京报记者：前几天我们发布了最新版的诊疗方案，里面调整了出院的标准，有提及核酸的 Ct 值≥35 的时候就可以出院了。想问一下，Ct 值≥35 意味着什么，这个时期患者有没有可能还有传染性？谢谢。

李兴旺：谢谢您的提问。大家很关注这个问题。我首先说一个问题，目前的判定核酸检测的阳性值没有改变，有人误以为新版诊疗方案把核酸检测 Ct 值从 40 变成 35 了，实际上没有改变，这样有利于我们早期发现病例。这两年从病毒学研究发现，在 Ct 值 35 及以上的患者标本中，几乎分离不到活病毒，拿不到病毒说明这个标本没有传染性。同时在流行病学研究中发现，我们前期有很多所谓"复阳"病例，对于这些"复阳"病例，我们发现他出去之后并没有对他的密切接触者造成感染，这些所谓"复阳"的病例 Ct 值基本上都是在 35 以上，提示没有传染性。住院患者也是这样，很多处于恢复期的患者，一周时间左右 Ct 值就升到 35 以上了，但达不到转阴的标准，鉴于这些患者没有传染性，这样在医院住着，是对医疗资源的浪费。因此根据这些研究，新版诊疗方案把出院和解除隔离时的核酸检测标准调整为 Ct 值≥35，这个时候就可以出院了。谢谢。

每日经济新闻宏观频道记者：目前我国新冠病毒疫苗接种情况如何？特别是加强针接种情况。谢谢。

雷正龙：谢谢您的提问。根据国务院联防联控机制的部署，我委指导各地继续按照"知情、同意、自愿"的原则进一步规范预防接种实施工作，强化宣传引导，统筹做好新冠病毒疫苗加强免疫以及各种人群的接种工作。针对不同的人群特点和工作实际，创新服务形式，优化服务质量，确保接种工作稳妥有序进行。截至 3 月 18 日，全国累计报告接种新冠病毒疫苗 321 871.6 万剂，疫苗接种总人数达到 127 381.1 万人，其中已完全完成全程接种 123 970.6 万人,完成加强免疫接种 64 915.6 万人。60 岁以上人群接种 22 182.9 万人,其中完成全程接种 21 181.9 万人,60 岁以上人群全程接种率达到了 80.27%。研究表明,加强免疫能够进一步提高免疫效果,也是降低重症和死亡发生率的有效手段。在防控实践中,新冠病毒疫苗接种凸显了对老年群体的保护作用,但从目前各地的接种情况看,部分地区的老年人接种率还有进一步提升的空间。在此我们再次建议,还没有接种疫苗的老年人要尽快接种,符合加强免疫接种条件的人员要及时完成加强免疫。为了自身健康,一定要尽早、主动接种疫苗。谢谢。

澎湃新闻记者:最近发布的第九版诊疗方案中提到了两个最新获批的抗病毒药物,这两个药物目前在临床上已经应用了吗? 它的应用对于新冠肺炎的治疗会有哪些改变? 还有一个大家比较关心的问题,这两个药物的价格是怎么样的,如果使用了之后,费用是由国家负担还是由个人负担? 谢谢。

李兴旺:这两个药物大家看到了,它已经纳入了新版的诊疗方案。在新冠肺炎治疗中,我们很关注的一个问题就是怎么能够防止患者从轻转重,怎么能够降低重症率和病死率,从而提高救治率,这两个药物大概就提供这样一个武器。这两个药物从前期临床研究资料结果中可以看到,对所谓的轻型、普通型患者当中可能会变成重症甚至死亡的患者,在发病 5 天以内使用,他的住院率和病死率明显降低,这正好符合我们的临床需求。因此,我想这两个药物纳入诊疗方案之后,医生手里有了这些药物,对于我们提高救治率、降低病死率有很大作用。谢谢你的提问。

中国网记者:由于疫情常态化长期性,不少民众产生了倦怠期。对于日常防护越来越松懈,再加上现在天气越来越热,一些人不想戴口罩了,对于防止心理上脱敏现象的产生,有没有一些好的办法? 谢谢。

吴尊友: 谢谢这位记者的提问。从新冠肺炎流行两年多的情况来看,新冠肺炎不可能在短时间内消失,所以我们与新冠病毒的斗争将是长期的,我们不能改变疫情长期存在的现实,我们就调整自己,我们面对这样一个现实,调整我们的心态。人的心态是非常强大的,如果我们及时调整我们的期待,调整我们的心态,我们还是能够适应新冠肺炎疫情的长期性,以及我们需要做长期的日常防控措施带来的生活改变。同时我们应该看到,在过去两年多,我们在新冠病毒斗争中已经取得了很大的成就,包括我们总结了一整套的用于控制疫情、防止感染的措施,包括我们的诊断试剂能够及时给出诊断,还有疫苗研发及广泛的应用,以及中西药治疗病例,这些都能有效控制疫情、减轻疫情对人类的危害。我们相信随着科学进步,人类终究会战胜新冠肺炎。谢谢。

香港中评社记者: 新修订的诊疗方案中,轻型病例实行集中隔离管理,普通型、重型、危重型病例以及有重症高风险因素的患者在定点医院治疗,请问为什么要分类收治? 无症状感染者是否会归类到轻型病例中? 谢谢。

焦雅辉: 谢谢您的提问。先回答第一个问题,为什么要实施分类收治。一方面,基于现在临床病例实际的情况,另外一方面也基于前期对新冠病毒不同变异毒株病例的研究,现在我们观察到奥密克戎毒株的特点是病程短、传播快、症状隐匿,一方面可能是由于病毒本身的原因,另外一方面也是我们国家疫苗的接种率比较高,所以轻型病例和无症状感染者的占比是相当高的,约占 95% 以上。对于轻型病例和无症状感染者,不需要采取过多的医疗和干预措施,为了能够更加精准科学地把真正需要治疗的有肺炎的普通型、重型和有高风险因素的患者,能够更加精准地进行治疗,使医疗资源能够更加科学精准地发挥应有的作用,我们提出了分类救治的原则。

第一个问题,对于分类救治,我想强调或者澄清一点,无症状感染者和轻型病例虽然不收治到定点医院,但我们要求对他们进行集中隔离管理。首先,因为这些感染者都是核酸阳性的,还是有传染性的,他们的集中隔离管理设施和我们集中隔离管理密接人员的设施,要严格区分开,这些人虽然都是隔离管理,但是不能放在一起隔离。其次,要强调的是,对于集中隔离管理的,无论是方舱医院还是集中隔离管理的设施,还是要有医务人员对这些无症状感染者和轻型病例进行管理。集中管理最主要的目的是给予他们一定的对症治疗,因为轻型病例还是有一定的症状,比如发热、咳嗽、鼻塞等,所以医务人员对于他们还是要给予相应的中西医结合等对症处理和治疗。另外,也要进行病情的观察,如果这些无症状感染者和轻型病例病情发生变化,特别是有加重趋势的,也要及时转诊到定点医院进一步治疗。

第二个问题,关于无症状感染者。因为新版诊疗方案中都是确诊病例,确诊病例是轻型、普通型和重型、危重型。无症状感染者虽然没有症状,不作为确诊病例,但是他们核酸检测结果阳性,还是有传染性的。所以在防控方案中,对于无症状感染者也提出了要求,要进行隔离管理。不是说无症状感染者作为轻型病例,而是把无症状感染者和轻型病例都要进行集中的隔离管理,由医务人员管理起来,而且在无症状感染者当中也会有一些可能处于疾病潜伏期和早期的情况,随着疾病的进展,有一部分无症状感染者会转为轻型病例,所以是一个动态的变化过程。谢谢。

凤凰卫视记者:在轻型病例集中管理方面,请问轻型病例的转诊流程是怎样的,是否先要在定点医院确诊之后再转到隔离点? 谢谢。

焦雅辉：谢谢您的提问。首先可以明确地说，不需要把所有的核酸阳性患者都先收到定点医院，然后再转到集中隔离管理的设施，或者说直接转到方舱医院，不需要这样的流程。因为现在我们95%以上都是无症状感染者和轻型病例，所以发现了核酸阳性的人员时，可以先把他们转到方舱医院，但是对于有高风险因素的，比如高龄者、有基础疾病者、孕妇、儿童、超级肥胖者、重度吸烟者等，在核酸检测阳性时我们会直接要求把他们送到定点医院。对于有肺炎的表现，其实从临床上来讲，医生都很清楚，有肺炎表现一般都是下呼吸道的症状，咳嗽会非常严重，而且会有高热及全身的症状。对于这些，医生通过初步的判断，会把他们直接转到定点医院。所以我们要求，如果发现在方舱医院里面的有可能是普通型以上的患者，要把他们转诊到定点医院。一方面要求在方舱医院配备车载移动 CT，对于有很明显的肺炎表现的，要给他做 CT 检查，确定是不是有肺炎。如果通过这个检查明确有肺炎，就要马上转诊到定点医院。我们也要求专家每天到方舱医院进行巡诊，经验丰富的专家，他们也可以及时在早期发现这些症状重一些的患者，然后转诊到定点医院。谢谢。

主持人：时间关系，最后两个问题。

封面新闻记者：请问为什么说老年人接种疫苗意义重大？接种和不接种新冠病毒疫苗的差别有哪些？谢谢。

郑忠伟：非常感谢这位记者朋友的问题。关于老年人接种疫苗的必要性，我们已经多次反复强调了。就在昨天国新办的新闻发布会上，国家卫生健康委的负责同志也就此专门回答了记者朋友的提问。在这里我还有几方面的信息和大家分享，再次强调一定要尽快加快老年人疫苗接种。

第一,和大家谈一个传染病的防控常识,刚才吴尊友先生包括焦雅辉局长都谈到了,传染病的防控就是三个原则。一是发现和管理传染源。我们进行的检测以及隔离就是为了这个。二是阻断传播途径。戴口罩、保持社交距离,包括隔离,也是为了阻断传播途径。三是保护易感人群。从这两年多来全球各个国家以及各个地区疫情防控的工作来看,我们可以看到,凡是违背常识、违反原则,我们就会承受巨大的代价,最大的代价就是生命的丧失,尤其是规模化的生命丧失。新冠病毒是一个新病毒,全人群易感,而在易感人群当中,最脆弱的就是老人。因为老人往往大多有基础疾病,同时他的免疫力比较弱,一旦发生感染,相较于成人和儿童,重症和死亡风险是非常高的。我们国家由于疫情防控得好,没有这方面的统计数据,我们看看全球的数据,截至目前,全球因新冠肺炎死亡的人数已经超过 600 万人,从各个国家报道的数据来看,平均年龄都在 70 岁。按照美国疾病预防控制中心的统计数据,相较于 18~29 岁的年轻人,他的数据是经常在变动的,65~74 岁人群的住院风险提高了 4倍,死亡风险提高了 65 倍,75~84 岁的人群相较于 18~29 岁人群住院风险提高了 8 倍,死亡风险增加了 140 倍。85 岁以上的人群,住院风险增加了 12 倍,死亡风险提高了 340 倍。近期大家也看到,香港暴发了大规模的新冠肺炎疫情,大家也看到报道,接种疫苗者的死亡率是 0.04%,没有接种疫苗者的死亡率是 1.25%,两者相差 30 多倍。而在香港报道的死亡人员当中,90% 以上是老人。由此可见,接种疫苗对于降低老人的重症率和死亡率是有效的。在这里还有一个数据可以和大家分享,大家知道阿联酋是第一个批准我们国家开展Ⅲ期临床试验的国家,是在 2020年 6 月份批准中国的疫苗在阿联酋开展Ⅲ期临床试验;这是一个近千万人口的国家,截至今年初,阿联酋的目标人群的疫苗接种率是 96%,加强针的接种率接近 50%,而使用的疫苗当中,中国的疫苗占了 70%;我们也从报道和统计资料当中看到一些数据,从今年 1 月 1 日—3 月 17 日,其新冠肺炎疫情也处在流行当中,但死亡病例只有 150 人左右;最近一个月以来,死亡病例只有9例。我们可以看到,新冠病毒疫苗的接种对有效降低易感人群当中最脆弱的这部分老人的重症率和死亡率是非常有效的。

第二,大家可能非常关心新冠病毒疫苗接种对老人安不安全,我这里也有一个数据告诉大家。目前,全球接种中国新冠病毒疫苗的老人已经是数亿剂次,最高的年龄,海外是106岁,国内也是106岁。经过有关统计,老年人发生不良反应率略低于年轻人,所以新冠病毒疫苗对老年人来讲是安全的。还有一点我想强调,可能有的老年人觉得我在家里待着,很少出门,或者在边远的农村,也不去外地,因此我的感染风险应该是很小的。我想说,这种想法是极其危险的。现在随着奥密克戎变异株的流行,因为它的特点,以及疫苗接种覆盖率的提高,无症状感染者越来越多,如果我们这些无症状感染者的家人回到家里,势必就给老人带来感染的危险。前不久我们看到一个报道,一个孙子是无症状感染者,回家去看99岁的奶奶,结果把99岁的奶奶给传染了。

由于我国疫情防控做得很好,所以我们国家的疫苗接种策略是按照高风险人群、重点人群,最后逐步过渡到60岁以上老人的;而国外由于风险很高,所以他们是从高龄逐级逐层往下接种;这就造成目前我国老人的接种比例还很低。如果我们要建立坚强的免疫屏障,这个短板必须补上。只有把老年人的疫苗接种率提升起来,才真正能够为我们国家的疫情防控赢得主动、赢得时间。所以在此我再次呼吁,一定要加快推进老年人,特别是高龄老人的接种,因为这对个人、对家庭、对社会、对国家都好。谢谢。

主持人:谢谢。最后一个问题。

中国青年报记者:目前,一些学校发生了聚集性疫情。请问儿童和青少年该如何做好防护工作? 谢谢。

吴尊友：谢谢这位记者的提问。没有感染新冠病毒的人、没有接受新冠病毒疫苗接种的人，对于新冠病毒都不具有抵抗力，如果近距离接触了感染者，或者接触了病毒，是有可能感染的。儿童和青少年如果和新冠病毒感染者近距离发生接触的话，也是可以造成感染的。

从个人防护来说，儿童和成人的防护措施应该是一样的。首先是疫苗接种，这是基础。其次是常态化防控的措施，像戴口罩、保持手卫生、保持通风，在校园外人员集中的地方要保持社交距离、戴口罩，这些措施的日常落实是非常重要的。还有一点要特别注意，如果儿童、青少年感染了新冠病毒，一般来说症状相对比较轻，或者说自我感受不到、感受比较轻，这时候容易被忽略。在疫情期间，尤其是儿童、青少年比较集中的场所，像学校，一定要加强症状监测，以便及时发现可能感染的学生，把疫情控制在萌芽当中。谢谢。

主持人：谢谢。今天的发布会几位嘉宾为我们介绍了近期疫情防控的相关情况，也进一步强调了要从严从实、科学精准地抓好疫情防控各项工作。再次感谢各位嘉宾，后续我们还将继续召开新闻发布会，欢迎大家继续关注。今天的发布会到此结束。谢谢大家。

国务院联防联控机制就时不我待，从严从实从细抓好疫情防控工作有关情况举行发布会

（第 168 场）

一、基本情况

时　间	2022 年 3 月 22 日
主　题	介绍时不我待，从严从实从细抓好疫情防控工作有关情况
发布人	国家卫生健康委疾病预防控制局副局长、一级巡视员 雷正龙 国家卫生健康委医政医管局局长　焦雅辉 国家卫生健康委疫情应对处置工作领导小组专家组组长 梁万年 中国疾病预防控制中心流行病学首席专家　吴尊友
主持人	国家卫生健康委新闻发言人、宣传司副司长　米锋

二、现场实录

主持人: 各位媒体朋友,大家下午好! 欢迎参加国务院联防联控机制举办的新闻发布会。党中央国务院高度重视疫情防控工作,习近平总书记亲自指挥,亲自部署,强调要深刻认识当前国内外疫情防控的复杂性、艰巨性、反复性,始终坚持人民至上、生命至上,坚持科学精准、动态清零,统一思想、坚定信心,抓细抓实各项防疫工作。当前,全国新增本土感染者仍在快速增加,疫情防控形势依然严峻复杂。要坚决采取果断措施,

疫情发现要更早,疫情处置要更快,落实防控措施要更实,服务群众要更到位,尽快遏制疫情扩散蔓延势头。

要始终做好个人防护,积极接种新冠病毒疫苗。截至3月21日,全国累计报告接种新冠病毒疫苗323 036.7万剂次,完成全程接种的人数为124 041.3万人。当前,正是疫情防控最吃劲的关键时期,广大医务人员和各行业工作者尽锐出战,在疫情防控一线日夜奋战,抗击疫情。近日,山东省立医院临床医学检验部副主任、山东省支援威海核酸检测队队长白晓卉同志因突发疾病抢救无效去世,令人心痛。我们向为抗击疫情献出宝贵生命的同志们表示深切的哀悼,向家属表示诚挚的慰问,向始终奋战在疫情防控一线的社区工作者、人民警察、志愿者,向所有为疫情防控做出贡献的劳动者表示敬意,向广大人民群众对防疫工作的理解和支持表示感谢! 今天发布会的主题是:时不我待,从严从实从细抓好疫情防控工作有关情况。我们请来了:国家卫生健康委疾病预防控制局副局长、一级巡视员雷正龙先生;国家卫生健康委医政医管局局长焦雅辉女士;国家卫生健康委疫情应对处置工作领导小组专家组组长梁万年先生;中国疾病预防控制中心流行病学首席专家吴尊友先生。请他们共同回答媒体的提问。下面进入今天的现场提问环节,请各位记者朋友举手提问,提问前请先通报所在的新闻机构。

中央广播电视总台央视记者:请问这几天国内的疫情形势发生了哪些新的变化? 大家现在非常关心吉林的疫情,请问目前吉林的疫情发展态势如何? 谢谢。

雷正龙:谢谢你的提问。3月1日—21日,全国累计报告本土感染者超过41 000例,波及28个省(自治区、直辖市)。吉林省疫情处于高位发展阶段,3月1日—21日,累计报告感染者超过22 000例,自3月14日以来连续8天每日新增感染人数均超过1 000例,疫情主要集中在吉林市和长春市,两市社会面传播风险仍然存在。

总的看,目前全国疫情处于高位平台阶段,疫情防控面临复杂性、艰巨性、反复性的严峻形势。3 月 21 日,国务院联防联控机制派出督察组赴10 个省开展督查工作,查漏洞、补短板,以问题为导向督促落实整改。国务院联防联控机制综合组派驻各省工作组继续指导疫情发生地区科学果断划定风险区域,充分利用信息化手段强化核酸筛查的统筹协调,加强转运力量的储备和高效调配,优化医疗和隔离资源的利用并严格控制交叉感染,尽快阻断社区传播。谢谢!

新华社记者:根据媒体报道,国家卫生健康委刚刚发布了《区域新型冠状病毒核酸检测组织实施指南(第三版)》,想了解一下第三版和之前的第二版相比主要修订了哪些内容? 而且为什么会做出这样的调整? 谢谢。

焦雅辉:谢谢您的提问。我们在总结两年多全国核酸检测的组织实施的经验基础之上,不断在修订和完善我们的组织实施工作方案。这一次,我们公布了《区域新型冠状病毒核酸检测组织实施指南(第三版)》。主要修订的内容,一是从范围上来讲,以往我们叫《全员新型冠状病毒核酸检测组织实施指南》,这次修订为区域的核酸检测。之前"全员"容易让大家误解都是在全市范围内搞大规模的检测,容易让大家理解成我们在搞大水漫灌。这次修订,把它改成"区域",也就是说我们更加突出强调科学和精准地划定核酸检测的范围。"区域"要根据疫情防控的形势合理划定核酸检测的范围。二是从时限要求上进行了调整。以往核酸检测要求根据城市人口规模的不同,完成的时限不一样,有在 48 小时完成的,有 72 小时完成的。这次专门针对奥密克戎变异株传播快、隐匿性强的特点,我们要求在划定区域范围内的核酸检测一律在 24 小时之内要完成。三是在总结组织实施经验的基础上,更加在细化的指导上做了精确的指导,包括各地在组织实施过程中,这里面要求成立 9 个专班,如何在采、送、检、报各个环节更加精准有效的匹配，以及核酸能力、采样人员如何配置，采样点如何设置，在这些方面都作出了更加具体的有针对性的指导。

之所以做出这样的修订和调整，主要的背景一方面是我们有两年多的实践经验总结，另外我们也有成功的实践基础。去年底、今年初，在郑州、西安、天津人口在 1 200 万以上的超大规模城市，在 24 小时完成了整个城市的核酸检测工作，所以我们有成功的实践经验。

针对这次奥密克戎变异株的特点，因为传播得更快，隐匿性更强，有时候疫情发现时都已经隐匿传播了一段时间了。所以，为了更加提高早发现的能力，我们对核酸检测的《全员新型冠状病毒核酸检测组织实施指南（第二版）》进行了修订，要求在更短的时间内尽可能早地发现感染者，控制传染源。谢谢。

中国新闻社记者：之前的发布会上介绍过，吉林这次疫情的确诊病例 95% 以上都是轻症和无症状感染者。请问专家，如果疫情之中病例是以轻症或者无症状感染者为主的话，这样的疫情形势下，我们为什么还要继续坚持"动态清零"政策？

梁万年：谢谢你的提问。第一，我们必须认识到，我们国家的输入压力还是非常大的，因为从全球来看，新冠肺炎疫情仍处在大流行期，仍然是构成全球关注的突发公共卫生事件，尤其是我们国家周边的一些国家和地区，疫情还在上升阶段，所以外防输入的压力依然存在。当前我们国内本土已经呈现了点多、面广、频发的疫情态势，所以内防扩散也是我们的一个重要任务。面对这些压力，必须要坚持既定的总策略和"动态清零"总方针。第二，从奥密克戎变异株的危害来看，和德尔塔变异株相对致病率，尤其是致重症率和致死率有所降低，但是传播力很强，这种强大的传播力使感染人数基数很大，一个大的感染人数乘上致病率或者致死率,就会形成一个绝对数大的重症的群体,甚至是死亡的群体。所以从相对数来看,似乎轻微,绝对数来看危害依然很大,所以我们还不能够忽视。特别要强调的是,现在的无症状感染或者轻症比例的增高,是由三个方面因素综合造成的。一是奥密克戎变异株本身相对温和。二是疫苗接种效果。接种疫苗感染以后,轻症可能比例就高,甚至让他不出现症状。三是我们采取了一系列有效的防控措施,不感染或者是感染以后能够快速识别出来,让病情不发展。要看待隐性或者无症状感染、轻症感染比例高,是这三个方面因素所导致的。

第三,我们国家是具备"动态清零"的基础和条件,更具备能力,而且几年来的防控已经证明,实行"动态清零"是我们国家的一个有效做法,一个经验,也是符合中国实际的。比如,我们从 2020 年 4 月份以来所形成的本土散发病例,甚至是局部的聚集性疫情,都是和境外病例有关联的。反过来说,我们国家的本土是"干净"的,这种本土的"干净"就给我们实行"动态清零"奠定了非常好的基础。因为我们能搞清楚每一起病例的来龙去脉,这是我们的一个基础。我们几年的防控实践已经形成了一套比较有效的组织管理体系、应急机制和应急处置的能力。比如疫苗接种,刚才焦雅辉女士所说的,我们快速的核酸检测等,所以我们有工具,而且用起来也比较得心应手。中国的老百姓特别理解并且能够积极参与到"动态清零"的抗疫斗争中来。这些组织基础、科技基础,我们具备的能力,还有强大的人民群众理解和支持的基础,为我们"动态清零"创造了良好的环境。当前面对输入的压力和内部扩散压力的复杂、反复、严峻的形势,我们应该坚持"动态清零"这个总的方针不动摇。谢谢。

环球时报记者: 在本轮疫情中,有快递员确诊,引起大范围排查快递等物品传播也成为溯源的指向。《中国疾病预防控制中心周报》也发表了物传人的论文,我们对"物传人"风险有何新的认识? 这对今后的疫情防范有何启示? 谢谢。

吴尊友：在过去两年多的新冠肺炎疫情防控中发现，新冠病毒可能通过"物传人"的方式进行传播，但不是疫情的主要传播方式。通过洗手可以简单有效地切断这一途径。保持手的清洁卫生可以有效降低新冠病毒感染的风险。日常工作和生活中，人的手接触到被细菌或病毒污染的物品，如果不能及时正确洗手，手上的细菌或病毒可以通过手触摸口、眼、鼻等进入人体。呼吸道传染病主要是通过近距离飞沫传播，也可以通过手接触污染物体表面造成传播。所以，在新冠肺炎预防中，我们把手卫生作为一项重要个人防护措施予以强调。谢谢。

中央广播电视总台财经节目中心记者：新修订的《区域新型冠状病毒核酸检测组织实施指南（第三版）》提到了"区域"具体指什么？是封控区、管控区还是防范区，还是这三个区都包括？此外，如何确定需要核酸检测的区域？请给我们介绍一下，谢谢。

焦雅辉：谢谢您的提问。区域的范围，您刚才说到的这几个区都包括，就是封控区、管控区、防范区，也可能包括整个行政区域的全域。范围的划定要取决于几个因素。首先，要取决于精准的科学的流调，我们对感染者的情况能够掌握到什么程度，从发现其核酸阳性到出现症状，我们往回追时间有多长。包括在这段时间他的活动轨迹有多广，对于他的密接人群，我们能够追到多少，如果追到的越多，对于密接人员的行动轨迹掌握得越全面，可能这个区域划分就会越精准。其次，也取决于我们管控的措施是不是严格。比如我们在封控区要求足不出户，在管控区要求足不出小区，管控区如果管得不严格，可能出了小区了。防范区，是要求不出划定的区域，出了这个区域的话，这些都有可能会造成风险的扩散。对于区域的划分，也取决于感染者是呈点状的，就是风险点是呈点状分布还是整体的聚集性分布，所有的因素都决定了区域划分有多大的范围。

《区域新型冠状病毒核酸检测组织实施指南（第三版）》要求，要在科学精准的流调以及严格的管控措施基础上来划定核酸检测的实施区域范围，并且这个范围不是一成不变的。我们也强调，在每一轮核酸检测结果出来之后，我们都要及时进行研判，要看发现的感染者波及范围有多广，另外也要分析这些感染者的来源是从哪里发现的。比如都是从集中隔离点发现的，说明社会面已经没有传播的风险了，我们就可以把核酸检测的范围仅仅划定在集中隔离的这些人员。如果除了封控区、管控区以外，还有社会面感染，说明在社会面上还是有传染源活动，包括有主动就诊的，比如在发热门诊就诊发现的，说明在社会面上还是有一定的风险，所以这个区域划分的范围就要尽量划得大一些。如果都是在我们管控的范围之内，我们就可以只是在管控范围内做核酸检测，所以是根据每一轮核酸检测发现感染者的途径以及它的分布，我们要做动态的调整，不断科学精准地划定区域核酸检测的范围。谢谢。

澎湃新闻记者：我的问题是，请问当前如何指导各地进一步提高精准防控的水平，以最大限度减少对社会经济发展的影响？是否鼓励各地因地制宜"精准"采取措施？谢谢。

梁万年：谢谢你的提问。首先可以肯定地说，精准是要结合实际的，当然是要鼓励各地因地制宜地采取精准的防控措施，以最小的成本换取最大的社会和经济效益，这点是肯定的。精准防控实际上是"动态清零"的一个精髓，要真正实现"动态清零"，最关键的是要精准防控，就是习近平总书记所说的精准施策。精准防控的最核心目标，第一个是减少疫情对人民身体健康和生命安全的危害，第二个是最大限度地平衡社会经济发展和疫情防控之间的关系。实际上这是一个重要的命题，也是对各级防控能力和防控水平的一次大考。这是精准的目的。

但精准最核心的精髓是四个字：快速、有效。在有效的前提下要强调快，不能光说精准，但忽视了它的有效性。如果说精准加上快速，这就是非常重要的精准的精髓。如果要做到精准，首先要依靠科学，依靠科技，要以证据为基础，进一步使我们的管控、流调，包括密切接触者的追踪、检测、病毒变异的监测、临床救治，包括刚才说的《区域新型冠状病毒核酸检测组织实施指南（第三版）》的修订，都是科学、精准地使单元细小，更精确、更具针对性。最重要的是真正精准落地，关键是在能力上，要加强培训和提升科技人员、专业人员和一些防控人员的能力。

当前，在整个防控过程中，要继续坚持实践证明的行之有效的防控策略、方针和措施。要真正使每项措施既有温度也有力度。这两者要有效结合，要充分考虑到老百姓的感受，但同时又要更加精准地施策。要进一步优化完善具体的措施。这种优化和完善是需要我们对相关的抗疫人员，包括管理者，进行相应的培训指导，也包括对广大老百姓一些知识的输送、能力的培训和相关措施的解读和宣传。我想，这些方面的有机结合就能够进一步提升疫情防控的精准度。谢谢。

香港电台记者：请问香港特区政府昨天宣布暂缓全员核酸检测，国家卫生健康委对此有什么看法？在没有全员检测的情况下，香港如何找出潜在的患者，阻断传播链？你们有什么意见或者经验可以跟我们分享？谢谢。

梁万年：谢谢你的问题。首先，核酸检测，尤其是全民核酸检测是两个概念，核酸检测本身是一个技术，全民核酸检测是指对一个区域内的全员检测。它的目的是不一样的，一般的个体化的核酸检测是为了甄别他是否被新冠病毒感染。对全民的核酸检测，目的有两个方面，一个方面是判定感染人群，并且追踪他的密切接触者，以尽可能快和全面地识别可疑感染者,防止疫情的播散。另一方面,中国在实施"动态清零"的过程中,为了达到社会面上的"动态清零",要在一定的范围内、一定的人群当中实行全员检测,查找一些可能残存的或者未被发现的感染人员,并实行有效管控。可以肯定地说,核酸检测这个新的科学技术为我们控制疫情提供了有力的手段,甚至是强大的武器,保证了我们对传染源的追踪管理,保证了我们对传播链条的切断,乃至实现保护人群的效果。但是全民核酸检测有一个时机的问题,更有具备条件的问题。通过两年多的时间,以及国际上的情况来看,如果要实行全民检测,最有效的时间是越早越好,在疫情的早期,利用核酸的技术来进行大面积的检测,把所有的传染源都能够识别起来、控制住,疫情就能够很快阻断。还有一种情况,到疫情的后期,当降到一定水平以后,开展检测来达到社会面上"动态清零"的目标。

香港的情况,现在疫情正在高位运行,我们很高兴地看到,疫情出现了下降趋势,但是现在高位运行的疫情,从确定优先和重点任务来看,仍然是减少重症、死亡、感染的发生,老年人的优先保护是重中之重。如何在这个时期集中资源、集中专家、集中力量来降低死亡的发生,最大限度地保护生命,这是当前最优先的工作。如果这个时候我们在香港开展全民核酸检测,还有一个问题,相应的条件是否足够具备,比如检测以后是需要相应的对感染者(包括对密切接触者)的追踪体系、隔离观测的相应空间和人力资源等,综合判断全员检测的时机和条件。我想,香港特区政府做出暂不进行全民检测是循证的,是基于疫情防控确定优先的要求而做出的决定。

不做全民的核酸检测并不意味着香港现在疫情防控就是"躺平",实际上一直围绕着"三减、三重、一优先、四集中"这些战略部署在和疫情作斗争,并且也取得了积极的成效。所以不能认为不做全民检测就放松了疫情的防控,我倒以为,恰恰是依据疫情的态势变化,通过优先、科学的原则完善、修订、优化相应的措施。另外，香港实际上也在进一步地扩充检测能力，特别是核酸检测能力，除了固定的布点以外，还专门设立了流动检测点，从检测策略上，除了核酸检测以外，也使用了抗原检测技术，让老百姓在家就可以自我检测，并且通过相应的报告系统，以便能够更早地发现可能的感染者，并且加以管理。我想，这些措施加起来，在当前来说，对香港的疫情防控是有重要意义的。谢谢。

香港中评社记者：《区域新型冠状病毒核酸检测组织实施指南（第三版）》要求疫情发生后所在的省（自治区、直辖市），包括常住人口 1 000 万以上的超大城市应当在 24 小时以内完成划定范围的区域核酸检测任务，请问将采取哪些措施保证任务完成？谢谢。

焦雅辉：谢谢您的提问。刚才梁万年先生也提到了，核酸检测不仅是一个实验室检测的问题，我们之所以印发了《区域新型冠状病毒核酸检测组织实施指南（第三版）》，就是说区域的核酸检测更多是一个社会的动员和组织工作，所以需要动员很多方面的力量，并且每一个环节都要能够无缝、有效的衔接，才能够保证实现我们要求的，无论是多大的人口规模都要在 24 小时之内完成的目标。

第一个是从组织实施上来讲，《区域新型冠状病毒核酸检测组织实施指南（第三版）》要求，要成立 9 个专班，这 9 个专班其实都是必不可少的，是这里面几个非常关键的环节，如何更好地组织好居民，避免造成人员的拥挤聚集导致采样点的交叉感染，提高采样的效率，就是采样点的设置、采样人员的匹配，这里面也包括采样以后"送"的环节。"送"这个环节也很关键，"送"的效率高，能够确保在短时间内高效地把我们采到的标本送到实验室，和实验室核酸检测能力能够匹配起来。"检"的环节，保证实验室都能够发挥最大的产能，既不造成样本过多积压，导致检测效率的降低，也保证实验室能够满负荷运转，不会有闲置的仪器设备。在"检"的方面,包括质量和效率的控制,都是很关键的。"采""送""检",包括"报",阳性的混管信息出来之后,我们能够"10混1""20混1",利用最短的时间,判断出10个人中到底谁是阳性的,确定下来,并且尽快转到隔离的设施,或者说定点医院中,整个组织实施是非常关键的,这是我们第一个要保证的措施。

第二个要保证的措施,毫无疑问就是核酸检测的能力。核酸检测的能力,其实从2020年以来,各地核酸检测的能力已经有了大幅度的提升,这是我们一个最基础的重要的保障。在当地的核酸检测能力不能够满足需求的情况下,我们大规模的移动支援核酸检测能力就至关重要,比如大产能的气膜式、车载式、方舱式的,在单管能力每天1万管以上的,甚至是5万、10万的,能够迅速扩充到20万、30万的核酸检测能力的匹配,也是至关重要的。

第三个就是信息系统,信息化的支撑。信息化支撑非常重要,我们要根据信息化的手段,才能够保证采送检各个环节的精准有效衔接,动态调配我们采集的样本,以及根据实验室的工作负荷情况来科学分配我们采集的样本。另外,通过信息化的手段,在发现混管阳性时,这10个人或者这20个人到底在哪里,能够第一时间把他控制下来,让他不要再流动,然后再进行单检来确认阳性的人员。所以信息系统的支撑很重要,不要再出现前一个阶段,有各种"码"在采样过程中崩溃的情况。所以信息系统和网络的支撑也是我们第三个必备的条件。

第四个很重要的条件,我们这次引入了抗原检测,我们采取了"抗原筛查 + 核酸检测"策略,提高了早期和快速发现感染者的手段。这次在吉林采用"抗原筛查 + 核酸检测"的手段和措施,取得了很好的经验。

所以我想,如果要实现1 000万以上人口的城市,无论多大人口规模,在划定的范围内要完成24小时区域范围内的全员核酸检测,可以说在各个环节要求都是非常高的。谢谢。

人民日报记者：今年初以来，我国疫情频率越来越多，感染人数也越来越多，波及的范围也越来越广。请问如何看待当前我国严峻的疫情形势，与之前的疫情相比有何不同？谢谢。

吴尊友：谢谢这位记者提的问题。我们可以从四个方面来看现在疫情面临的严峻性、特殊性以及它的特点。

第一，我们应该把当前面临的疫情放在一个全球第四波新冠流行的国际大背景下来考虑。全球第四波疫情起源于非洲，从去年11月份开始，逐渐从非洲传到欧洲、美洲，再从欧美国家向世界其他国家传播蔓延。从全球来看，当前西太平洋地区处于疫情高峰流行阶段，受我国香港特别行政区及周边国家高位疫情的影响，近期我国境外输入病例明显增多，外防输入的压力明显加大。

第二，从病毒来看，造成第四次全球流行的病毒是奥密克戎变异株，这个毒株具有传播速度快、潜伏期短、隐性感染和轻症病例比例比较高的特点。这个特点使得我们在尽早发现疫情变得更加困难，使得防控工作落实更加困难。

第三，从人群来看，和一年前相比，人群发生了很大的变化。在一年以前，我们每个人对新冠病毒都没有免疫力，现在90%的人通过疫苗接种已经获得了一定的免疫力，有免疫力了，感染了新冠病毒出现的症状就比较轻，或者说根本就没有症状，这对于个体来说是一种非常好的事情，不会对个体有更大的伤害。但从另外一个角度，从疫情防控的角度来说，由于有大量的无症状或者隐性的感染，使得我们疫情的发现变得更加困难，给我们及时控制疫情增加了难度。

第四，从无症状感染者来看，一年前和现在的无症状感染者在疫情传播中的作用已经大不一样了。在一年以前，由于无症状感染者人数比较少，在疫情传播扩散中的作用非常有限，而现在由于有大量的无症状感染者,或者是特别轻症的病例,他们在疫情传播扩散当中就发挥着非常重要的作用,这也为我们的防控工作增加了困难。

基于上述四个方面的考虑,我们仍然坚持"动态清零"这个方针,但我们"动态清零"实现清零目标的难度比以前更大,这就需要我们更早地发现疫情,更快地采取措施,各项措施的落实需要更彻底。谢谢。

凤凰卫视记者:我们提出把抗原检测作为核酸检测的辅助手段,但是仍然要以核酸检测为主。请问抗原检测具体是如何辅助?核酸检测方法在中国已经十分便利的情况下,还有什么样的意义呢?谢谢。

梁万年:谢谢你的提问。我们的检测策略,除了过去单独的核酸检测,现在加上"核酸筛查+抗原检测"这种检测策略,我以为这是我们对疾病的认识,尤其是我们科技的进步给抗疫又增加了新的手段和工具。抗原检测实际上是一个筛查方法,适用范围更广,老百姓在家里就可以自己操作,很简便,不一定要到专业机构,不一定要由专业人员来做,可以对隔离人群、对有检测意愿的老百姓、包括健康人群、在基层医疗机构就诊的人群,都可以做。由于它的简便性,所以它在更大范围可以更早、更广泛、更快速地发现可疑感染者,以便于防控上能够采取有效的治疗和管理。但是它的缺点是,准确度可能不如核酸,核酸检测确实是一个比较精准、准确度比较高,尤其是灵敏度、特异度比较好的检测手段,是当前新冠肺炎患者确诊的一个重要依据。但是它是需要专业机构、专门的技术人员来进行操作的,所以尽管覆盖面很广,具备了很强的能力,但是覆盖的颗粒度,检测的及时性还是不够的,加上抗原检测就可以弥补它的不足。所以可以这样说,"抗原筛查+核酸检测"的联合使用,能够使我们整个检测能力更强,检测范围更广,检测发现可疑感染者的速度更快,它是一种互补。抗原检测阳性并不能表示他就是感染者,需要核酸检测的复核。谢谢。

红星新闻记者：目前，我国新冠病毒疫苗接种进展如何？

雷正龙：谢谢你的提问。根据国务院联防联控机制部署，目前我们继续指导各地积极稳妥推进新冠病毒疫苗接种工作。截至3月21日，全国累计报告接种新冠病毒疫苗接种323 036.7万剂次，疫苗接种总人数达127 473.4万人，已完成全程接种124 041.3万人，覆盖人数占全国总人口的90.42%，全程接种人数占全国总人口的87.98%。完成加强免疫接种65 920.0万人。其中，60岁以上老年人新冠病毒疫苗接种覆盖人数达22 230.2万人，完成全程接种21 196.6万人。

目前全球疫情形势仍然严峻复杂，此前的新闻发布会上，我们也曾经介绍过，根据现有政策，凡是符合加强免疫接种条件的人群，可以在全程接种满6个月之后进行加强免疫接种。特别老年人大多伴有基础疾病，一旦感染新冠病毒，容易发生重症和死亡，疫苗接种对于预防重症、死亡的发生有很好的保护作用，全程接种、加强接种对于老年人特别是高龄老年人意义特别重大。我们将继续指导各地加强接种组织实施，确保接种安全，也希望还没完成全程接种的人员尽早按程序完成接种，符合加强免疫接种条件的人员及时完成加强免疫。谢谢。

光明日报记者：之前的发布会介绍过，目前我国本土疫情还处在发展阶段，多省还面临着同时段、多地市发生奥密克戎疫情的防控局面。特别是社区防控，目前面对着越来越复杂烦琐的工作。我们想请您介绍一下，在当前的疫情情况下，社区防控的重点和方式是否有所变化？目前发现了哪些漏洞和不足？下一步又将如何改进？谢谢。

梁万年：谢谢你的提问。实际上社区防控是我们整个疫情防控的一个基础，也可以说是一个前沿阵地，它对于早期发现疫情，包括实行相关的管理，都起到重要作用。所以，如果要做到"动态清零"，必须要强化社区的防控。疫情两年多来,我们在防控过程中,社区起到了非常重要的作用,但是也可以看到,由于疫情形势的不断变化,难免会出现一些松劲的思想、麻痹的思想,所以就会出现一些防控当中的漏洞,主要表现在几个方面:第一,认识上的麻痹,没有疫情的社区,很可能感觉没事了,就开始松劲。第二,在具体防控措施上,落实不太到位。这里面有能力的问题,也有一些机制没有到位的问题。第三,在具体来了疫情以后,社区管控,包括一些相应的干预措施实施的时候不够精准,往往是"一刀切",或者是"大水漫灌",针对这些问题,如何进一步强化和改进社区防控的工作,可能有以下几方面是需要注意的。一是要真正提高社区防控重要性的认识,要真正按照习近平总书记所要求的那样"不松懈、不麻痹、不存在侥幸心理,压实责任"。四方责任当中很重要的,社区层面的责任要把它压实。二是社区是最贴近老百姓的,应该广泛动员老百姓的参与,宣讲我们的防疫措施和政策,通过有效的引导和教育,使老百姓掌握必要的知识和自我防疫的技能。同时,社区在执行防疫过程中,要特别强调有温度,要理解老百姓的难处,要想方设法地为老百姓排忧解难。因为我们有一些老百姓确实存在这样和那样的问题,严格说,解决他的一些相应困难,也是有效实行和落实防疫措施的一个基础。同时,社区在具体的防控上,不论是封控区、管控区还是防范区,应该强调快速,快速的前提是社区一定要有能力,对社区防控人员的培训也是需要进一步加强的,使它更加精准、更加科学。最后一点,在社区的防控当中,如何和专业的防控、社会面上的防控实行有效的协同,如何和专业的信息系统、协同机制进行更加有效的联动。我想,做好这些,对筑牢社区的前沿阵地,对筑牢防控网的基础,都是非常重要的。谢谢。

21世纪经济报道记者: 新版诊疗方案要求对于轻型患者实行集中隔离管理,请问对具体的场所有怎样的规定? 全国多地也都将方舱医院作为轻型病例的隔离场所,请问现在方舱医院投入使用的情况如何? 是否能有效满足隔离管控的需要? 谢谢。

焦雅辉:谢谢您的提问。关于轻型和无症状患者集中收治的地点,之前关于第九版诊疗方案的发布会上也回答过这个问题。我们要求把他集中隔离在集中隔离酒店也是可以的,但是强调集中隔离管理的酒店一定要和密接人员的集中隔离酒店分开,因为这些人是核酸阳性的,要和核酸阴性的分开。在当前感染者快速增长的情况下,也就意味着需要隔离的密接人员数量也是在快速增加的。

在这种情况下,对于隔离酒店的需求,隔离点的需求,供需的矛盾会非常突出。因此,在当前的情况下,很多地方采取了方舱医院的方式。应该说方舱医院也是我们在武汉发生疫情时取得的一个中国经验,当时我们的方舱医院最主要的就是把轻型的患者都收治在方舱医院,一方面是进行治疗,另外一方面也是很好地隔离传染源。现在各地采取的方舱医院模式,也是非常有效的,也是符合规定、符合要求的。

为了指导各地更好地建设方舱医院,我们以国务院联防联控机制综合组名义印发了《新冠肺炎方舱医院设置管理规范(试行)》,该规范从方舱医院的选址、三区两通道的设置、病区的设置和管理、医护人员按照床位的比例如何来进行配置,包括信息化手段、信息的传递、污水污物的处理,隔离管理的患者生活保障,以及整个方舱医院的安全保障等方方面面,从各个细节上来讲,我们做了一个非常详细的指导。同时,综合组也要求各省现在要根据疫情的形势建设或者拿出建设的方案,保证每个省能够至少有 2~3 家方舱医院。即便现在没有建设,也要拿出建设方案,确保在需要启用方舱医院的时候,能够在两天之内建成并且投入使用。

从我们目前掌握的情况来看,现在全国已经建成或正在建设的方舱医院有 33 家,分布在 12 个省的 19 个地市,其中建成的有 20 家,在建的有 13

家,床位总计3.5万张。这些方舱医院主要是集中在吉林、山东、云南、河北、福建、辽宁等地。从收治效果来看,这些已经建成的方舱医院在疫情处置过程中发挥了非常好的快速收治无症状感染者和轻型患者的作用。同时也有效缓解了当地医疗资源紧张以及保证正常医疗服务需求的压力。谢谢。

南方都市报记者:《区域新型冠状病毒核酸检测组织实施指南(第三版)》要求划定精准检测范围,是否意味着以后就不会做全员的大规模核酸检测了,如果不做的话怎么避免传染源被遗漏? 谢谢。

焦雅辉:谢谢您的提问。刚才前面已经说到了,范围的划定,是不是以一个城市为单位做全员的核酸检测,是有前提的。一个很重要的前提就是我们对感染的风险掌控到什么样的程度,如果对于风险掌控非常精准、非常有把握,可以更加精准地划定核酸检测的区域范围。

我们知道奥密克戎变异株的特点,要打赢这场疫情防控的战役,我们就要比病毒跑得更快,只有我们跑在病毒前面才能战胜病毒,如果我们追着病毒跑,那我们就处于非常被动的局面。所以对于到底是不是实施整个城市的全员核酸检测,一方面流调要快,追踪风险,包括活动的轨迹、管控的措施,这些都要快,都要更加精准。前面提到了,我们还要进行动态的分析和研判,并不是说每一次核酸检测都要做整个城市的全员核酸检测,如果疫情发现得较晚,已经传播了相当一段时间,并且呈点多面广的分布,我们就有必要扩大核酸检测的范围,这样才能够避免您刚才提到的风险会被遗漏的情况。如果随着核酸检测的推进,更多的风险能够在可控的范围之内,我们就要根据每一轮核酸检测的情况、感染者的来源,不断调整缩小核酸检测的区域范围,最终要实现的一个目标,就是所有的感染者的发现都是在集中隔离点,包括封控区,在这样一个严格控制的范围内产生的感染者,这样的话就可以说,我们把社会面上的风险都已经控制住了,就不需要再做大范围的核酸检测了。谢谢。

东方卫视记者:在本轮疫情中,除了病毒本身的传播性、隐匿性导致了这轮疫情如此快地蔓延,是否也与一些人对于奥密克戎变异株的认识不充分,觉得它只是一个"大号流感"、倦怠放松的心情有关? 请问专家,在疫情如此复杂的情况下,我们应该怎么做才能取得最终的胜利? 坚持现阶段有多重要? 谢谢。

梁万年:谢谢你的问题。正如你所说,现在的疫情防控当中,我们要理解到,包括一线防疫人员,包括老百姓,确实都比较疲劳,大家在疫情防控当中都做出了非常重要的贡献,每一个人都是在和疫情作斗争。所以我们关爱关心一线的防控人员也是非常重要的,如同我们应该关爱、关心我们的老百姓,理解他们的难处,回应他们的诉求一样,我想两方面的理解、支持和关爱都同等重要。

疫情持续这两年多,面临着外部环境和形势,难免会有一些麻痹松劲的思想,这也就是为什么现在还要特别强调要提高认识、统一思想,要克服侥幸心理和麻痹的情绪,这一点非常重要。因为现在往往有三个误区可能被人们所忽视。一是认为奥密克戎这个株是温和的,有人称为它是"大号流感",我们从专业上反复说,现在不能说它就是"大号流感",它仍然是有危害的,特别对庞大的 14 亿人口是有危害的。

二是国际上有一些国家已经放松甚至是"躺平",认为他们做了,我们应该跟着做。但是要深刻地认识到,这一块儿的基础是不一样的,防控的理念不一样,中国政府、中国共产党的防控理念是健康生命,人民至上、生命至上,不会通过被动地免疫来获取人群的免疫水平提升。恰恰是要争取通过主动的免疫和能力的提升来战胜疾病、减少感染,前几轮的状况,我们国家是防控的优等生,总的感染人数是极少的,对于一个 14 亿人口的大国来说,我们也比较好的平衡了疫情防控和社会经济的发展。在这种情况下,我们如果选择"躺平"的话,必然是前功尽弃,"躺平"的结果,尤其是对奥密克戎,它的传播速度非常快。再加上我们资源的不平衡性,一些脆弱人群的疫苗全程和加强针的接种还没有完全到位等,所以我们不能够"躺平"。但是这种思想大家肯定是有的。三是大家往往忽视了新冠病毒的变异是它非常重要的特征,谁也不能保证奥密克戎毒株就是最后的一个变异株。在这种误区上,我们还是要有清醒的认识,要坚持现在的总策略和总方针不动摇,我们要看到希望。我们现在的疫苗是有效的,但是防感染或者防新的变异株,如何再进一步增强它的效能,我们的科学家也都在加快进行研究。我们已经看到了比较有效的药物已经面市,但是现在还没有称之为"特效",这块儿的研究在加快,而且一些简便的,比较实用的一些中医药也在被广泛使用。所以在药物的手段上,我们也看到了希望,看到了曙光。我们还有一系列的科技手段,比如核酸检测,再加上一些精细的管理,在这种希望下,我们不能轻言放弃。期盼着有一天病毒越变越温柔、越弱了,我们的有效药和特效药已经出现了,我们的疫苗更加有效了,包括国际上的一些疫情也下降了,在这种情况下,我相信我们会综合考虑中国疫情的态势、病毒和疾病的危害性、我们的防控能力,然后采取更加适应的措施来应对这种疾病。所以当前还是要把疫苗接种,把精细化的防控,把我们的总方针、总策略坚定不移地坚持下去。谢谢。

主持人:谢谢。今天的发布会几位嘉宾介绍了近期疫情防控的相关情况,再次感谢各位嘉宾。后续我们还将继续召开新闻发布会,欢迎大家继续关注。今天的发布会到此结束。谢谢大家。

国务院联防联控机制就科学精准、坚持不懈抓好疫情防控工作有关情况举行发布会

（第169场）

一、基本情况

时　间　2022 年 3 月 25 日

主　题　介绍科学精准、坚持不懈抓好疫情防控工作有关情况

发布人　国家卫生健康委疾病预防控制局副局长、一级巡视员
　　　　雷正龙
　　　　中国疾病预防控制中心流行病学首席专家　吴尊友
　　　　中国疾病预防控制中心免疫规划首席专家　王华庆
　　　　北京大学第一医院感染疾病科主任　王贵强

主持人　国家卫生健康委新闻发言人、宣传司副司长　米锋

二、现场实录

主持人：各位媒体朋友，大家下午好！欢迎参加国务院联防联控机制举办的新闻发布会。党中央、国务院把疫情防控作为重中之重，习近平总书记作出一系列重要部署，强调要提高科学精准防控水平，不断优化疫情防控举措。要保持战略定力，坚持稳中求进，保持群众正常生产生活平稳有序，最大限度减少疫情对经济社会发展的影响。当前，全球新增确诊病例连续第二周反弹，我国新增本土感染者数量仍处于高位，波及地市范围持续增大，疫情仍在发展阶段。要继续坚持"动态清零"总方

针不动摇,提高疫情监测预警和应急反应能力,科学组织核酸和抗原检测,推动感染者应收尽收、密接人员应隔尽隔,将防控措施落实到每一个环节,彻底阻断疫情社区传播,尽快实现社会面清零。要继续有序推进新冠病毒疫苗接种,筑牢群防群控防线。

截至3月24日,全国累计报告接种新冠病毒疫苗324 359.9万剂次,完成全程接种的人数为124 077.7万人。今天发布会的主题是:科学精准、坚持不懈抓好疫情防控工作有关情况。我们请来了:国家卫生健康委疾病预防控制局副局长、一级巡视员雷正龙先生;中国疾病预防控制中心流行病学首席专家吴尊友先生,免疫规划首席专家王华庆先生;北京大学第一医院感染疾病科主任王贵强先生。请他们就大家关心的问题共同回答媒体的提问。下面,请记者朋友举手提问,提问前请先通报所在的新闻机构。

中央广播电视总台央视记者:请问全国疫情形势有何新的变化? 谢谢。

雷正龙:谢谢你的提问。3月1日—24日,全国累计报告本土感染者已超过56 000例,波及28个省(自治区、直辖市)。其中吉林省疫情仍处于高位水平,3月1日—24日,累计报告感染者超过29 000例,连续多日每天新增感染人数超过1 000例,吉林市和长春市的疫情处于持续发展阶段。上海市、河北省、福建省、辽宁省疫情近日快速增长,疫情发生地的社区传播风险持续存在。山东省青岛、威海、淄博,广东省深圳、东莞等地疫情已得到初步控制。北京市、重庆市、浙江省等地疫情形势趋于平稳。总的来看,目前全国疫情处于攻坚阶段,疫情防控形势仍然严峻复杂。国务院联防联控机制综合组继续指导疫情有关省份从严从紧落实各项疫情防控措施,尽快阻断传播,防止进一步扩散。没有发生疫情的地区要压实各方责任,落实常态化防控各项措施,做好疫情应急处置各项准备,毫不放松抓好疫情防控工作。谢谢!

红星新闻记者："时空伴随"等非密接、次密接风险人员感染风险有多大？管控工作有何难点？应该采取什么措施进行管控？谢谢。

吴尊友：谢谢这位记者朋友的提问。"时空伴随"有时又叫作"时空交集"，一般是指14天内，与新冠确诊患者在同一个时间和空间网格内，共同停留过一段时间的人。比如感染者14天内到过某地，而某人在这14天的轨迹与他有过交集，就可能被认定为"时空伴随者"。筛查"时空伴随者"可以最大程度发现潜在感染人群，将更多存在"时空重合"而有可能感染的人群纳入重点排查中，做到早期发现和防控关口前移。

通常会对已确定的"时空伴随者"做进一步排查，以明确"时空伴随"的确切方式、具体时间和实际距离，研判感染风险。如果排查已经明确，既不是密接人员，也不是次密接人员，那就没有感染新冠的风险。

在实际疫情防控中，往往会在短时间内发现大量的"时空伴随者"，无法对每个"时空伴随者"及时排查。没有完成风险排查的"时空伴随者"，按照防控要求，居家隔离，或到指定地点隔离，直到排查完成，或解除"时空伴随"状态。谢谢。

新华社记者：上次发布会介绍，老年人发生不良反应率低于年轻人，但是老年人由于身体的原因，确实也更担心不良反应的发生。有公众担忧，80岁以上老年人接种新冠病毒疫苗会更容易出现不良反应，请问专家对于这样的担忧有何提示？谢谢。

王华庆：谢谢这位记者的提问。从我们前期临床试验的结果和现在疫苗应用的监测结果来看，刚才你提到的80岁以上老人更容易出现不良反应的情况，我们没有发现这方面的现象。其实我们现在用的疫苗在开展临床试验的时候，都经过严格监测，包括不良反应的监测，只有不良反应在我们可接受的范围内，它才能够批准使用。另外我想和大家说，目前我们全国 60 岁及 60 岁以上的老人超过了 2.64 亿，其中有超过 2.12 亿的老人已经全程接种了新冠病毒疫苗。从目前我们监测的结果分析来看，60 岁以上的老年人不良反应发生率低于其他年龄段不良反应的发生情况。

接种疫苗会出现一些一般反应，主要表现为发热、头疼、浑身酸疼、局部疼痛和红肿现象，这些绝大多数都不需要特殊的处理，自己就会痊愈。但是我们在监测过程中也看到，有一些人接种之后出现极罕见的不良反应，主要表现为过敏性休克。现在我们对于接种后要留观 30 分钟，其实一个主要的目的就是在现场及时发现疫苗引起严重过敏反应，如过敏性休克。因为过敏性休克属于急性疾病，绝大多数都在 30 分钟内出现，如果出现这种情况的话，我们每个接种单位的现场都有急救药品，也有急救的措施和急救的医生，通过他们对这种情况的处理，就会把风险降到最低程度。

另外想强调，老年人接种疫苗之后可能会出现一些身体不适的情况，如果感觉症状比较重，或者持续时间比较长，或者原有的疾病出现了复发的情况时，我们建议要及时就医。如果怀疑是疫苗引起的，要向接种单位进行报告。谢谢。

中央广播电视总台央广记者：我们了解到《新型冠状病毒肺炎诊疗方案（试行第九版）》提出，连续两次新冠病毒的检测如果呈阴性就可以排除疑似病例的诊断，就不再要求做抗体。请问这样的变化是出于什么样的考虑？谢谢。

王贵强：谢谢这位记者的提问。对核酸检测阴性的患者，在密接或者是有密切接触史、疑似病例的时候，我们原来是把抗体阴性作为排除诊断，

新闻发布会实录

《新型冠状病毒肺炎诊疗方案（试行第九版）》中我们进行了调整，删除了这一条，一方面是因为大量疫苗接种以后，抗体检测常常是阳性，没有办法作为一个排除的标准。另一方面，核酸检测的灵敏度、特异度也有明显提升。还有一方面，我们把抗原检测作为一个很重要的补充，尤其在高风险人群、社区管控人群中，抗体价值就非常有限了，因此我们把它拿出去了。谢谢。

中央广播电视总台财经节目中心记者： 根据媒体报道，近期国内的许多地方采取一系列举措来遏制疫情蔓延扩散的态势，比如居家办公、禁止人员跨地区流动、推迟线下考试等一系列举措，请问在疫情防控中起到了什么样的作用？谢谢。

吴尊友： 这些举措在遏制新冠肺炎疫情扩散蔓延中，起到了非常重要的作用。

一般来说，对于疫情发现得早，或者疫情规模较小，或者传播链清楚、明确的疫情，通过隔离治疗患者、隔离观察密切接触者等措施，即可有效控制疫情。当疫情规模较大，或者出现一定水平的社区传播时，才采取更加有力的措施，比如您刚才提到的限制人员流动的措施。

我们知道，传染病的蔓延扩散，与人员的流动关系密切。人员的流动量越大、流动的速度越快、流动的频率越高，传染病传播扩散的速度就越快；人员的流动距离远，疫情传播的地域范围就越大。因此，禁止人员跨地区流动，公交、地铁客运暂停运行，鼓励大家居家办公等，都是限制人员流动的有效措施，在新冠肺炎防控中，相当于一下就斩断了传播链，对快速控制疫情，将起到立竿见影的效果。

凤凰卫视记者： 在此之前每次疫情的医疗救治当中，都会强调有重症倾向的患者，积极采取相应的干预措施。请问新版的新冠肺炎诊疗方案在各方面关口前移上有哪些考虑呢？谢谢。

王贵强：谢谢这位记者的提问。这次《新型冠状病毒肺炎诊疗方案（试行第九版）》我们针对奥密克戎变异株的特点进行了调整，主要是强调"关口前移"这个理念，包括几个方面：第一，强调"四早"。还是要强调早发现、早报告、早隔离、早治疗。在这样的背景下，首先从诊断方面，把抗原检测作为核酸检测的重要补充，尤其在管控的层面、居家的层面进行检测，如果阳性以后立即进行复核，更早地将潜在的感染者找出来，及时地隔离，避免进一步传播。第二，分类管理。大家注意到了，我们强调将轻型病例集中隔离管理，不必要到定点医院。这方面也是为了腾出有限的医疗资源，使普通型、重型的患者得到及时有效的治疗。包括无症状感染者，原来有些是在定点医院，新版诊疗方案将无症状感染者在社区层面上进行隔离。第三，治疗方面。对60岁以上老年人，原来是65岁以上，这回调整为60岁以上。一方面我们国家的老年人定义是60岁，另一方面，从目前国内外研究数据来看，60岁是一个非常重要的节点，就是说60岁以上和65岁以上同样重症高风险人群增加。因此，我们提前了5岁，更关注老年人这个群体，避免重症化和死亡的发生。再一点，新版诊疗方案很重要的变化是把抗病毒药物纳入诊疗方案中，一个是小分子口服药，一个是静脉使用的单克隆抗体，小分子药、单克隆抗体都是抗病毒药物。我们知道病毒感染以后，尽早地进行抗病毒治疗，可以有效阻断疾病进一步的发展，一方面减少肺炎的发生；另一方面，一旦病毒入血，最大限度控制病毒血症，减少脏器的损害和炎症因子风暴的风险，才能有效救治患者。所以说，抗病毒药物的使用，可以有效地降低重症化和死亡发生的风险。并且我们强调，在定点医院，六个高风险——老年人、有基础疾病的、肥胖的、重度吸烟的、孕产妇、免疫功能低下的人群，都要尽早进行干预，使用抗病毒药物。

还有,对有病情加重风险的人群,要及时甄别出来。甄别的方法,我们通过预测预警指标来看,我们设定了患者住院以后观察一系列的预测预警指标,包括氧合指数、氧饱和度、炎症指标,以及铁蛋白、淋巴细胞等,通过这些指标来判断患者病情加重的风险,及时进行救治,避免患者症状变重和死亡。

再一点是预防,我们强调预防为主,疫苗的使用在诊疗方案中也充分体现。因为从目前的数据来看,接种疫苗以后,有效地降低重症和死亡的发生风险,无论是国内还是国外的数据,都非常明确。所以我们强调加强疫苗接种,应接尽接,有符合条件的人群一定要进行加强免疫,因为目前来看,加强免疫后抗体水平提升,进一步降低重症和死亡的风险。谢谢。

香港中评社记者:由于担心疫苗副作用而未接种疫苗的群体,以及由于身体原因无法接种疫苗的群体,特别是其中高龄和患有基础疾病的人该如何做好防护?谢谢。

王华庆:谢谢这位记者的提问。截至目前来看,接种新冠病毒疫苗是预防感染后发生重症和死亡的最好措施。主要有三个方面的表现:第一,疫苗是有效的;第二,从比较各种防控措施来说,接种疫苗是最容易也是最可行的;第三,疫苗的预防有针对性,因为我们现在接种新冠病毒疫苗,预防的就是新冠肺炎。所以从这些方面来说,接种疫苗对于老年人来说,不要过分担心,当然有一些特殊情况不能接种疫苗,或者暂时不能接种疫苗,我们也应该对这些老年人采取防护措施,把他们保护好。主要从以下几方面:一是老年人要尽量在疫情流行期间或有疫情的时候不要去人群密集场所,减少与陌生人或外来人的接触,尽量不要去密集的空间接触其他人。二是假如去室内的公共场所,或者乘坐公共交通工具,或者与陌生人接触时,一定要戴好口罩,切断传播途径,其实也是这两年来验证的一个非常有效的措施。三是保持手卫生,包括勤洗手,或者用消毒剂做好手卫生,我们的手如果沾染上了病毒,然后摸了口、鼻或者眼睛,很容易感染,所以做好手卫生是非常关键的。四是现在天气已经转暖,如果有条件,我们建议每天开窗通风,保持空气的流动清新,这也是目前预防新冠病毒感染的一项有效措施。

最后我还是想说,要保护好老年人,老年人周围的人,做好个人的防护也非常重要,尤其是我们提倡打疫苗,家里和其他接触老年人的人要打疫苗,对老年人有一个防护。另外,我们现在每天都看健康码、行程码,如果健康码发生异常,我们建议这些人不要再去接触老年人,一旦感染,传染给老年人,风险是非常大的。谢谢。

人民日报记者:截至目前我国新冠病毒疫苗接种特别是老年人接种及加强免疫接种进展如何? 新冠病毒疫苗加强免疫接种已经接种了多少人? 谢谢。

雷正龙:谢谢您的提问。根据国务院联防联控机制部署,目前我们继续指导各地积极稳妥推进新冠病毒疫苗接种工作。截至 3 月 24 日,全国累计报告接种新冠病毒疫苗 324 359.9 万剂次,疫苗接种总人数达 127 554.1 万,已完成全程接种 124 077.7 万人,覆盖人数占全国总人口的 90.47%,全程接种人数占全国总人口的 88.01%。完成加强免疫接种 67 127 万人,其中序贯加强免疫接种 1 219.1 万人。60 岁以上老年人新冠病毒疫苗接种覆盖人数达 22 271.9 万人,完成全程接种 21 215.3 万人,完成加强免疫接种 13 823.7 万人。截至目前,江西、安徽、山东 3 个省 60 岁以上老年人接种率已经超过 90%,重庆、河南、湖北、贵州、河北、四川、云南 7 个省市超过 85%。

目前全球疫情形势仍然严峻复杂,疫苗接种仍然是我们疫情防控的重要手段之一。刚才几位专家都谈到了,全程接种可以有效降低住院、重症、死亡风险,特别是老年人大部分有基础疾病,一旦感染新冠病毒,发生重症、死亡的风险要高于其他人群,接种新冠病毒疫苗后可以有效降低老年人的重症和死亡风险,所以希望大家及时按程序完成全程接种,同时符合条件的要及时完成加强免疫。谢谢大家。

南方都市报记者: 从公布的信息看,这一波疫情中无症状感染者的比例比较高。请问这是否意味着新冠病毒的危害越来越小? 新冠病毒正在向流感化发展。在这种情况下,我们的防控措施还有没有必要像前两年那样每次都强调短时间内的"动态清零"? 谢谢。

吴尊友: 针对我国当前的疫情形势,力争在短时间内做到"动态清零",依然是最经济、最有效的新冠防控策略。

随着人群新冠病毒疫苗的接种比例越来越高,人群对新冠病毒的免疫力不断提高,加上奥密克戎变异株本身的致病性不及其他毒株强,感染者的临床严重性按照每百名发病人数的比例统计,确实有所下降。无症状感染者只是一个时点状态的概念,今天的无症状感染者到明天或后天也可能变成轻型或普通型病例,我们应该更关注其传染性的高低。奥密克戎变异株由于其传播速度快、感染人数多,疫情造成的死亡总数及社会危害与影响,并没有因此而减轻。有研究对有关国家在 2021 年 8 月—10 月、2021 年 11 月—2022 年 1 月两个时间段的病死率和死亡率做了比较分析,前三个月以德尔塔变异株流行为主,后面三个月以奥密克戎变异株流行为主。奥密克戎变异株流行期间的病死率确实下降了,但同期因疫情造成的死亡总数或者死亡率却高于德尔塔变异株流行的同期死亡数。这说明,奥密克戎变异株流行,对一个国家总体造成的危害并没有减轻。2 月中旬以来,我国香港出现的新冠死亡病例,最多时达到每天近 300 例,目前仍然每天有 200 例左右。这也提示,奥密克戎变异株流行的危害依然是严重的,新冠肺炎不是"大号流感"。

我国是一个人口大国,一个非常小的发病率或死亡率,乘以 14 亿的人口基数,绝对数就会很大。只有做到"动态清零",才能消除疫情隐患,才能规避大规模人群感染可能造成的医疗资源挤兑,才能预防大量的老人或有基础疾病者等可能出现的死亡。

封面新闻记者:请问抗原自测有哪些注意事项,抗原结果可以作为阴性证明使用吗? 另外有公众担心接种过疫苗之后抗原检测会显示阳性,请问这种担心是否有可能? 谢谢。

王贵强:谢谢这位记者的提问。首先,抗原检测这次纳入新版诊疗方案里,也专门出台了《新冠病毒抗原检测应用方案(试行)》。抗原检测是病毒核酸检测的一个重要补充,尤其是在大规模暴发像奥密克戎变异株这样快速传播的疾病背景之下,核酸检测如果能力不足的时候,抗原检测是一个非常重要的补充。但是抗原检测我们还是限定在管控人群、隔离人群、密接人群来做,我们不建议普通老百姓进行抗原检测。

抗原检测不能作为排除的诊断,也不能作为 48 小时核酸检测的替代。因为抗原检测存在着一定的假阳性和假阴性,抗原检测阳性的情况下,最终也要进行核酸的复核。但是在检测阳性的情况下,我们及时地进行管控,避免进一步传播的风险。再一方面,现在抗原检测要注意检测的方法,我们还是在医生指导或者社区指导下进行规范检测,尤其是在管控人群、居家隔离人群,或者是密接管控人群中进行相应的检测,阳性及时上报,上报后立刻进行相应的复核,同时将抗原检测阳性的患者或者病例管控起来,避免进一步传播,最大限度早发现、早报告、早隔离,减少疫情的进一步传播。

这里还要强调一点,抗原检测以后,整个的处理过程也很重要。我们在《新冠病毒抗原检测应用方案(试行)》中详细规范相关要求,比如居家检测时如果是阳性,有专门的人员进行相应管控,同时把检测物品交给专业人员进行处理;如果是阴性,在家可以按照生活垃圾处理。这些细节都应该强调并且落实。

还有一点,抗原检测一直强调不能替代核酸检测,包括在诊断的依据当中,我们没有把抗原检测作为诊断的指标,只是在管控人群可以进行抗原检测。谢谢。

每日经济新闻宏观频道记者:请问老年人接种加强针后该怎样防止出现偶合反应呢?谢谢。

王华庆:谢谢这位记者的提问。其实有三个方面:第一,我们要客观认识偶合症。之前也介绍过,偶合症就是在接种疫苗的时候,受种者已经处在一个疾病的潜伏期,或者说发病前期的一个状态。接种疫苗之后巧合发病,这个就是偶合症。其实偶合症和疫苗接种无关,也不属于接种后的不良反应。

第二,为什么老年人接种疫苗之后偶合症会多一些。因为大家都知道,老年人从自身的健康来说,和成年人、青年人相比,存在着一些健康方面的问题,这种概率可能更大。有的人有慢性疾病,有的人处在慢性疾病的复发时期,还有的人患其他疾病正处在潜伏期,所以这些人的风险可能就高。

最后想强调的是,有一些偶合症我们可以避免,但是接种疫苗时要完全避免这种偶合症是十分困难的。我们在接种疫苗时提出来一些注意事项,这些事项可以避免一些偶合症的出现。比如,如果老年人正在发热的时候,我们就暂缓给他接种。如果老年人正处在慢性疾病急性发作期,这时候也建议暂缓接种。还有一些神经系统的疾病,如果没有得到控制,包括吉兰-巴雷综合征、横贯性脊髓炎和脱髓鞘病等一些相关疾病,这些疾病如果处在没有控制的状态时就暂缓接种。这些暂缓接种的措施尽可能避免了一些偶合症的发生。谢谢。

中国日报记者: 我们看到无论是中国还是世界,奥密克戎变异株引发的疫情规模都远远超过之前的规模。请问第九版诊疗方案中针对奥密克戎变异株的特点有哪些更新和体现?谢谢。

王贵强: 谢谢这位记者的提问。首先,奥密克戎变异株的特点确实非常明确,传染性强,快速的迭代,潜伏期很短,导致很多的无症状感染者和轻型病例。同时病毒存在时间相对缩短,可以快速大规模暴发。因此,在第九版诊疗方案中我们多处都结合奥密克戎变异株的特点进行了相应修订。

首先,前面我们提到了,奥密克戎变异株现在已经是我们国家的优势毒株,临床表现比较轻,无症状感染者比较多。

其次,在传播途径方面,我们知道传播途径主要有三个:一个是飞沫和密切接触;二是气溶胶;三是病毒污染的物品。气溶胶传播,上一版我们强调在相对密闭的空间,长时间高浓度暴露可以导致传播,而这次明确在相对密闭的空间是可以出现气溶胶传播的,也就是空气传播,这也是奥密克戎传染性强,通过气溶胶途径传播的一个非常重要的特点。这也告诉我们,在相对密闭的空间,一定要戴好口罩,做好自我防护,同时减少聚集,多通风,来减少气溶胶传播的风险。

再次是临床表现方面,我们还是强调,现在奥密克戎轻型病例、无症状感染者多,并且大部分患者表现为上呼吸道感染,肺炎的表现很少,实际奥密克戎变异株主要在上呼吸道大量存在,而肺里面病毒量少,所以肺炎的表现不多,上呼吸道症状更明显,这点更像流感,这也是为什么大家总是想到"大号流感"的问题,它在临床表现上和流感有很多相似的地方,咳嗽、打喷嚏、鼻塞等，所以我们要高度关注。

然后是诊断方面，由于大量的快速传播的风险，因此抗原检测作为一个重要补充，写到管控人群的里面。但是刚才已经提到了，它并不是临床诊断的依据，只是核酸检测诊断的重要补充。

再有一点是治疗方面，一是从分层管理的角度，轻型病例集中隔离管理，这也是结合着奥密克戎快速传播、大规模暴发的风险，一旦大规模暴发，医疗资源可能无法满足所有的需求，所以我们强调分层管理，分流轻型病例，在方舱等地方进行隔离和管理，不必要在定点医疗机构，使定点医疗机构有充足的床位和医疗资源，满足重症患者的救治，这点和奥密克戎特点也是相呼应的。二是隔离解除和出院标准，因为病毒的传染性，基本过 10 天以后，病毒分离的比例就非常低了，所以为了节省医疗资源，避免重症患者无法住院，在出院标准、解除隔离标准方面我们有所放松，就是大家知道的，如果核酸 Ct 值≥35 就可以解除隔离或者出院，腾出有限的医疗床位用于患者的救治。

最后一点是预防部分，也是结合奥密克戎变异株的特点，因为大家知道，奥密克戎变异株传染性很强，虽然致病性减弱了，但是如果大量的患者出现，医疗资源无法应对的时候，也会出现很多患者死亡。所以在这里我们还是强调疫苗接种的重要性，尤其是加强免疫的重要性。谢谢。

中国新闻社记者：关于老年人群体接种疫苗是否有最高年龄的限制？是否有什么禁忌证？接种前、接种后有什么需要注意的事项？谢谢。

王华庆：谢谢这位记者的提问。其实我们一直强调老年人是接种新冠病毒疫苗的最优先人群之一。目前新冠病毒疫苗，对于年龄的下限有要求，对于年龄的上限没有规定，只要是 3 岁以上的人群，这些疫苗都可以进行接种。

提到老年人禁忌证的问题，假如这个人曾经接种新冠病毒疫苗时产生了过敏反应，那就不能接种。还有既往接种其他疫苗，如果出现了严重的过敏反应，那也不能接种。其实这两点主要是从预防严重不良反应角度所采取的措施。

还有就是为了避免偶合，需要采取一些缓种措施的情况，包括前面提到的，假如患有没有控制的神经系统疾病，包括吉兰-巴雷综合征、横贯性脊髓炎、脱髓鞘病等，没有控制的话，要暂时缓种。再者，如正处在慢性疾病的急性发作期时，这时候都不能接种疫苗。最后是一种比较常见的情况，如果你正在发热，这种情况下也要缓种。

需要注意的是，老年朋友基础疾病比较多，在这种情况下，如果基础疾病或者慢性疾病正处在发作状态，或者不平稳的状态，就暂缓接种，如果自己判断不准，可以去咨询临床医生，或者把情况跟接种医生说一下，由他们来做出判断，可以待疾病平稳之后再接种新冠病毒疫苗。谢谢。

主持人：谢谢王华庆先生，也谢谢以上几位嘉宾，后续我们还将继续召开新闻发布会，欢迎大家继续关注。今天的发布会到此结束，谢谢大家。

国务院联防联控机制就时不我待，从严从实抓好疫情防控工作有关情况举行发布会

（第170场）

一、基本情况

时　间　2022年4月1日

主　题　介绍时不我待，从严从实抓好疫情防控工作有关情况。

发布人　国家卫生健康委疾病预防控制局副局长、一级巡视员
　　　　雷正龙

　　　　中国疾病预防控制中心流行病学首席专家　吴尊友

　　　　中国疾病预防控制中心免疫规划首席专家　王华庆

　　　　北京大学第一医院感染疾病科主任　王贵强

主持人　国家卫生健康委新闻发言人、宣传司副司长　米锋

二、现场实录

主持人：各位媒体朋友，大家下午好！欢迎参加国务院联防联控机制举办的新闻发布会。

3月份，全球疫情仍处于大流行阶段，周边国家和地区疫情呈暴发态势，我国新增本土确诊病例和无症状感染者增长快速，疫情多点散发，波及范围进一步扩大，部分地区社区传播尚未阻断，并有外溢病例报告，防控形势严峻复杂。要始终坚持"动态清零"总方针不动摇，时不我待，坚决果断，把各项防控措施落实到每一个环节。加快区域协查和风险人员排

查,分区分级做好差异化精准防控,尽快遏制疫情扩散蔓延势头。要保证群众生产生活平稳有序,多渠道、多方式保障百姓就医需求。要继续做好个人防护,保持良好个人卫生习惯,积极接种新冠病毒疫苗。截至3月31日,全国累计报告接种新冠病毒疫苗327 087.4万剂次,完成全程接种的人数为124 228.1万人。今天发布会的主题是:时不我待,从严从实抓好疫情防控工作有关情况。

我们请来了:国家卫生健康委疾病预防控制局副局长、一级巡视员雷正龙先生;中国疾病预防控制中心流行病学首席专家吴尊友先生、免疫规划首席专家王华庆先生;北京大学第一医院感染疾病科主任王贵强先生。请他们共同回答媒体的提问。下面,请记者朋友举手提问,提问前请先通报所在的新闻机构。

人民日报记者:请问3月以来,全国总体疫情形势有什么特点? 谢谢。

雷正龙:谢谢您的提问。3月1日—31日,全国累计报告本土感染者103 965例,波及29个省(自治区、直辖市),呈现出点多、面广、频发的特点。其中,1万例以上的省份有2个,吉林省疫情仍处于发展阶段,累计报告感染者超过44 000例。吉林市和长春市管控区域内社区传播还没有被阻断;上海市疫情正处于快速上升阶段,累计报告感染者超过36 000例,并外溢到部分省份,近期感染者数量仍将增加。近日全国报告新增感染者90%来自这两个省市。另外,3月1日—31日,还有5个省份累计报告感染者超过1 000例,有12个省份累计报告感染者在100~1 000例。辽宁沈阳、河北唐山、福建泉州疫情社区传播的风险依然较高。山东、江苏、浙江的疫情整体趋好。广东疫情整体平稳,但外防输入压力时刻存在。北京近5天报告的感染者均来自管控人员,疫情整体平稳。

总的来说，近期全国大部分地区疫情形势整体向好，也说明我们的防控措施是行之有效的。但是我国疫情防控面临"外防输入、内防反弹"的压力依然很大，同时段多地发生奥密克戎疫情的风险依然存在，防控形势仍然严峻复杂。只要我们坚定信心，统一思想，做到疫情发现更早、疫情处置更果断更快、防控措施更精准，防止疫情扩散外溢，一定能够取得更新的成绩。

清明假期临近，各地还要继续从严从紧落实疫情防控措施，倡导文明低碳的祭扫方式，强化人员安全有序流动。春天阳光明媚，我们也鼓励大家多到户外适当活动，呼吸新鲜空气，保持愉快心情，但也强调室内不聚集、戴口罩、多通风、勤洗手的卫生习惯，共同努力，防疫情、保健康。谢谢。

中央广播电视总台央视记者：今年以来，尤其是奥密克戎变异株传入我国以来，我们的新冠肺炎疫情此起彼伏，给大家一种感觉，就是难以控制住的感觉。我想问一下，我们国家是否会出现无法清零的现象？谢谢。

吴尊友：谢谢这位记者的提问。根据我国这两年多的防控经验，以及我们对新冠病毒变化的新认识，我个人认为，我们国家能够实现"动态清零"的目标。

应该承认，奥密克戎变异株由于传染性强、传播速度快，加上有一定比例的无症状感染者，使得"动态清零"的难度更大了、"动态清零"所需要的时间可能更长了，但只要我们从严从实从快把防控措施落实到每一个环节，还是一定能够实现"动态清零"的目标。

在新形势下实现"动态清零"的主要挑战，就是针对奥密克戎变异株流行显示出来的传播隐匿性和速度快的新特征，要求我们更加灵敏地监测系统以便能够更早发现疫情，能够更快地落实各项防控措施。在这些过程中,特别需要大家的配合,尤其是早期病例的发现,患者积极主动配合,在疫情控制方面显得尤为重要。谢谢。

新华社记者:有公众担忧,集中隔离密切接触者和无症状或者轻症感染者,会不会造成新一轮的交叉和重复感染的风险?又比如在方舱医院有一些患者转阴出院后,新的患者入院,会不会影响之前在院患者的转阴,请问这种担忧是否有可能?谢谢。

王贵强:谢谢这位记者的提问。密切接触者和轻型病例、无症状感染者不能同时在同一个空间进行隔离观察。因为密切接触者可能是个潜在的感染,但不一定是患者,而无症状感染者和轻型病例都是确诊的病例,是具有传染性的,把他们放在一起就有可能导致传播的风险。目前,奥密克戎变异株传染性很强,随着其传播,可能在短时间内造成暴发,基于这种情况,《新型冠状病毒肺炎诊疗方案(试行第九版)》明确轻型病例可以集中隔离管理,不必要在医疗机构。但同时也强调,轻型病例要有医务人员进行监护和观察,不能和密接人群、入境的隔离人员同时在同一个空间进行隔离观察,一定要区分开来,避免进一步传播的风险。

关于方舱医院中人群互相传染的问题,方舱医院中前期住院的患者,随着时间的推移,机体免疫力会上调。对于方舱医院内的患者以及医护人员,会严格做好个人防护和消毒隔离,新患者进入方舱医院,是不会对原来患者造成不良影响,不会引起感染扩散的。谢谢大家。

香港中评社记者:之前发布会有提到过接种新冠病毒疫苗的获益与风险的问题,请问应该如何衡量?谢谢。

王华庆:谢谢记者的提问。及时接种疫苗是预防传染病最有效、最经济、最便利的一项措施,这也是全球的一个共识。无论是从个体还是群体来说,接种疫苗之后,获益远远要高于风险。接种疫苗的获益就是指能够预防疾病的效果,包括预防感染、预防发病、预防重症和预防死亡。其实通过疫苗接种,我们希望让公众不得病、少得病,减少重症的发生,减少死亡的发生。这就是我们所说的接种疫苗所获得的效益。

关于风险,主要是指接种疫苗的时候出现的不良反应,目前我们看到所有应用的疫苗出现严重的不良反应是罕见的。新冠病毒疫苗可以显著降低重症,降低死亡,这是主要的获益。也有研究显示,在接种全程的新冠病毒疫苗后,可以把重症和死亡的风险降低90%以上。当然,接种疫苗的过程中也会发生严重的不良反应,但是这种严重的不良反应是罕见的,它可能发生的概率在百万分之一左右。最近,根据我们香港特区政府卫生署卫生防护中心3月29日提供的资料显示,在全程接种疫苗,也就是说至少接种2剂次疫苗的全人群当中,感染之后发生的病死率是0.1%,而没有接种疫苗或接种1剂次疫苗的全人群感染新冠病毒之后病死率是1.91%,两者相差近20倍。从中我们也看到,不接种疫苗所带来的风险还是非常大的。综合以上的情况,接种新冠病毒疫苗获益要大大高于风险。谢谢。

东方卫视记者: 我们注意到,在此次疫情中有许多地方无症状感染者转为确诊病例,但是在近期的疫情当中,似乎无症状感染者转为确诊病例的减少了。想请问一下这是什么原因?谢谢。

王贵强: 谢谢记者的提问。首先无症状感染者包括两个人群,一个是潜伏期的感染者,一个是持续的无症状感染者。在我们国家由于主动的大规模的核酸检测,很多患者感染以后在潜伏期就被发现了,这个时候病毒核酸是阳性的,但是还没有发病,所以没有任何症状。但随着时间推移,有一部分患者会出现症状,出现发热等表现,变成了有症状的病例,所以常常进行转诊断。最近,奥密克戎变异株感染以后,重症的比例和有症状的比例明显下降，所以在这次疫情中可以看到，很多患者从始至终都是无症状状态，所以比例明显增加。当然，我们国家的疫苗接种也是导致无症状患者增加的一个原因。我们强调在临床问病史的时候，也要特别认真，因为有些患者自我感觉良好，他的自我感觉阈值很高，有些症状不详细问他可能就告诉你没有症状，笼统地问他有没有什么感觉，他就会说没感觉，但如果详细问，比如有没有乏力，最近吃饭好不好，体力怎么样，等等，他就会告诉你这些表现。所以，有时候无症状感染者需要认真地进行询问病史，才能真正找到发病的患者。谢谢。

每日经济新闻宏观频道记者：我国疫苗最新接种情况尤其是加强针接种情况如何？60 岁以上老年人疫苗接种情况如何？谢谢。

雷正龙：谢谢你的提问。根据国务院联防联控机制部署，目前我们继续指导各地积极稳妥推进新冠病毒疫苗接种工作。截至 3 月 31 日，全国累计报告接种新冠病毒疫苗 327 087.4 万剂次，接种总人数达 127 770.9 万，已完成全程接种 124 228.1 万人，覆盖人数占全国总人口的 90.63%，全程接种人数占全国总人口的 88.11%。完成加强免疫接种 69 493.6 万人，其中序贯加强免疫接种 1 734.4 万人。60 岁以上老年人接种覆盖人数达 22 370.8 万人，完成全程接种 21 257.2 万人，完成加强免疫接种 14 363.7 万人。

就目前接种数据来看，新冠病毒疫苗接种工作总体进展良好，但老年人接种覆盖率与其他年龄组相比仍然较低，近期我们针对老年人群疫苗接种工作再次进行了部署和安排，指导各地条块结合，共同发力，切实提高老年人疫苗接种的便利性，保障疫苗接种的安全性。希望老年朋友们继续积极、主动接种疫苗，共同为我们的健康保障助力。谢谢。

封面新闻记者：有网友说，过去奥密克戎原始株传染性相比较弱，潜伏期较长，患者潜伏期病毒携带量不足以导致高传染性，易被察觉，给"动态清零"提供了良好条件。但是一旦被奥密克戎 BA.2 毒株感染，传播迅速且绝大部分是无症状，请问在这种情况下为什么仍然要坚持"动态清零"，我们又该如何应对这种挑战？谢谢。

吴尊友：谢谢这位记者的提问。我们必须坚持"动态清零"。第一，尽管奥密克戎 BA.2 毒株流行时具有较高比例的无症状感染者，但由于其传播速度快，短时间内会产生大量的感染者，且造成的死亡总数依然很高。通过分析国外一些国家公布的数据可以看出，奥密克戎毒株流行期间造成的死亡人数，比德尔塔毒株流行期间同期造成的死亡人数还要高。这说明，奥密克戎毒株的流行，对一个国家或地区的危害依然是十分严重的。因此，必须力争在短时间内控制疫情。第二，我国的防控实践证明，"动态清零"依然是控制新冠肺炎疫情的最经济、最有效的防控策略。做到"动态清零"，需要发现、管理每一个感染者，包括无症状感染者。对于无症状感染者来说，确实存在发现难的挑战。针对这一特点，我们可以借助一些技术手段。一是通过大数据协助流行病学调查理清传播链，对密切接触者追踪，发现传播链上的无症状感染者。二是将监测防线再前移一步，通过"抗原筛查 + 核酸检测"的监测模式，尽早发现无症状感染者，切断传播链条。谢谢。

凤凰卫视记者：新版的《新型冠状病毒肺炎诊疗方案》纳入了两种抗病毒治疗药物，其中一种是口服小分子药物，另一种是单克隆抗体药物，请问这两种药物有什么区别吗？在临床救治上将发挥怎样的功效？另外，面对大量的无症状感染者增多的情况，这些抗新冠的药物作用又如何呢？谢谢。

王贵强：谢谢记者的提问。《新型冠状病毒肺炎诊疗方案（试行第九版）》纳入了两个抗病毒药，一个是单克隆抗体，安巴韦单抗/罗米司韦单抗，这两个抗体是一个组合，都是针对新冠病毒的综合抗体。第二个是小分子药物，叫奈玛特韦片/利托那韦片，也是一个合剂，这是口服药物，前者是国产，国内研发的，有独立自主知识产权的。小分子药物是进口药。这两个药，一个是通过中和病毒来发挥作用，就是中和抗体。第二个小分子药，通过抑制病毒的蛋白酶的水平，通过抑制蛋白酶阻断了病毒复制周期，减少了病毒复制，通过这个环节来抗病毒。这两个药有共同性，第一，都有比较好的抗病毒作用，都可以有效降低住院和重症的风险。第二，适应证都是在轻型和普通型，具有重症高风险的人群来使用。

刚才提到的无症状感染者并不适用，而是在轻型和普通型，具有重症高风险的人群我们要使用这两个药进行早期干预，阻断病情进展，降低重症和住院风险。对目前的奥密克戎变异株，这两个药还是有效的。不同的地方是单克隆抗体需要静脉注射，静脉给药，而小分子药物是口服给药，当然这两个药使用的时间，静脉给药只用一次，口服给药是5天。当然我们强调，目前这两个药都在定点医院使用，在医生的指导之下严格按照说明书，要观察效果，同时要观察毒副作用，小分子药物之间的相互作用也要进行考虑。谢谢。

中央广播电视总台财经节目中心记者：清明节即将来临，外出游玩踏青时我们应该注意哪些事项。此外，针对传统的祭扫活动，将有哪些针对性的疫情防控措施？谢谢。

吴尊友：谢谢这位记者的提问，春暖花开，鼓励大家去散散心，去踏青、郊游。清明节假期期间，如果我们外出踏青郊游，一定要注意落实个人防护措施，减少感染新冠的风险。首先，不建议做跨省的踏青旅行。其次，在省市内踏青郊游，一定要选择好目的地，特别对于目的地的疫情情况要事先了解。对于没有疫情的地方,我们出行方式最好选择自驾。如果乘用公共交通工具,途中一定要注意个人防护,戴口罩、保持手卫生、保持社交距离等。

对于传统的祭扫活动,如果涉及跨省区旅行,不建议做传统的祭扫活动安排,可以利用现代电子技术,做网络或者虚拟世界的祭扫方式。对于非跨省的祭扫活动,一定要了解墓地所在地的疫情情况,以及墓地管理的规定。如果在途中乘坐公共交通工具,还是和前面说的一样,要注意个人防护措施的落实,戴口罩、保持手卫生、保持社交距离等。进入墓地后,一定要遵守墓地相关部门关于新冠肺炎疫情防控的各项规定。谢谢。

香港经济导报记者:我的问题有关 3 岁以下儿童的防疫,有研究发现,奥密克戎变异株相对容易感染儿童,目前在小于 3 岁的人群中,全球都没有新冠病毒疫苗,请问在 3 岁以下儿童防疫方面有何建议,针对这一免疫空白,有何考虑? 谢谢。

王华庆:谢谢记者的提问。目前奥密克戎变异株不光对 3 岁以下易感,对 3 岁以上的人群也是易感的。大家都知道,目前疫情防控形势还是非常严峻,也非常复杂,在新冠肺炎流行期间,尤其是有疫情出现的时候,对于做好 3 岁以下儿童的防护,有几点建议:第一,对于儿童或者婴幼儿一起居住生活学习的家人,还有工作人员,这些人做好防护是非常重要的。包括我们所说的日常健康监测,保持手卫生,保持社交距离,通风换气,戴口罩等相关措施。第二,减少聚集,包括简化个人行程轨迹,尽量减少到人群密集的场所、密闭空间,尤其是公共场所,这样来减少感染的风险。第三,不管是婴幼儿家长还是和他一起居住生活的家人,包括给这些儿童提供服务的工作人员,接种疫苗既是保护这些人自己,其实也是保护孩子。最后我要强调一下,在疫情流行期间,不管是家长还是一起居住生活的家人,还有服务婴幼儿的工作人员,配合好当地的防疫要求也是非常重要的。谢谢。

新京报记者:这次疫情中很多地方采取了核酸检测和抗原检测两种筛查的方式,请问目前抗原检测的方式投用情况怎么样? 在疫情防控中能起到什么作用? 在大范围筛查中抗原检测怎样保证准确性? 谢谢。

王贵强:谢谢记者的提问。抗原检测是核酸检测的一个非常重要的补充,尤其在核酸检测能力不足的时候,通过抗原检测就可以更早发现病例或者潜在的患者,及时隔离,并且进行核酸复核。我们强调抗原检测阳性以后一定要上报,阳性以后及时进行核酸复核。但是抗原检测阳性后,在没有做核酸之前是一个非常重要的时间窗口,可以把患者隔离起来,管控起来,避免进一步造成传播。抗原检测在这次香港疫情,包括上海、吉林等疫情中都发挥了很好的作用,都已经在投放,在进行检测,因为大规模病例出现以后,核酸检测不可避免会存在一些不足。在这个过程中,在社区层面上,管控人群,包括居家,都可以将抗原检测作为重要补充。抗原检测保证它的灵敏度、特异度,实际它本身和核酸检测是有些不同,它的灵敏度要差一些,但在整个操作过程中也很重要。所以,我们强调抗原检测无论是居家还是在社区管控等层面,一定要规范地进行采样和检测的操作,这要进行相应的培训,同时有专业人员指导。再强调一下,核酸检测和抗原检测不同,整个过程都是专业人员做的,包括采样、检测,都需要在特定的实验室空间。这个过程比较复杂,整个过程中需要各位的配合,所以希望在检测过程中各位积极配合,听从指挥,并且在排队检测过程中要做好个人防护,保持一定的距离,避免在检测过程中造成传播的风险。谢谢。

澎湃新闻记者:我们知道此前发布会多次提到,目前我们国家还是有一些老人新冠病毒疫苗一针都没有接种,对这部分人群我们应该怎么样提高他们的免疫水平,对抗奥密克戎变异株?谢谢。

王华庆:谢谢这位记者的提问。实际上目前我们接种新冠病毒疫苗还是预防感染后发生重症和死亡最好的一项措施。第一,接种疫苗的有效性。我们看到,疫苗在预防重症和死亡方面的效果还是非常显著的。第二,接种疫苗其实相比其他措施更简单易行。第三,提高老年人的特异性免疫力,接种疫苗是最佳的途径。我们人体感染了新冠病毒,获得免疫力,属于自然感染,这是一种方式。但是这种自然感染所获得的免疫力代价是非常大的,尤其是对那些有慢性基础疾病的人,还有你刚才提到的老年人。国外老年人感染新冠病毒之后,由于没有接种疫苗,不管是住院率、进入 ICU 病房的比例,还是病死率方面的代价都非常大。所以最好的办法还是接种疫苗,接种疫苗获得的免疫力是针对新冠病毒的特异性免疫,因此我们还是建议 60 岁以上的老人,只要没有禁忌证,不是缓种的对象,都要尽快接种疫苗,并按照规定的时间间隔接种加强针,让老年朋友产生抵御新冠病毒侵袭的特异性免疫力,包括目前正在流行的奥密克戎变异株。谢谢。

澳门月刊记者:有慢性病的老年人正在服用药物治疗,是否可以接种疫苗?谢谢。

王华庆:谢谢这位记者的提问。根据前期的相关研究和疫苗本身的工作原理,接种疫苗之后和药物产生负面反应的发生概率还是非常小的。绝大多数情况下,正在服药不是推迟接种疫苗的理由,我们还是要比较明确地强调,老年人尤其是合并慢性基础疾病的人,这些人感染了新冠病毒之后,出现重症和死亡的风险还是非常高的,包括常见的心脏病、慢阻肺、糖尿病、癌症等,这些人都是经常服药的。也有研究显示,目前有的老年人因为自身免疫性的疾病,正在应用免疫抑制剂(如类固醇激素)或抗炎药物(如对乙酰氨基酚)有降低疫苗初次接种免疫效果的风险。但是,通过全程接种和"加强针",能够提高他们的免疫力,对于这些人群能够起到一定的保护作用。最后还是要强调两点:第一,有慢性基础疾病的人和正在服用药物的人,如果在慢性病的急性发作期,我们还是建议缓种。第二,慢性病老人或家人在接种疫苗时一定要客观理性地认识接种疫苗的获益和它产生的风险。谢谢。

主持人:最后两个问题。

中国日报记者:请问现在国内对奥密克戎变异株的传染性和致死率研究有何最新的发现?谢谢。

吴尊友:谢谢这位记者的提问。针对奥密克戎变异株的传染性和致死率,我们从三个方面开展研究。第一,当奥密克戎变异株刚刚出现的时候,我们密切追踪最早报告奥密克戎变异株的这些国家和地区关于奥密克戎变异株传染性和致死率相关的数据。这一阶段主要是收集、汇总和归纳。第二,我们对世界卫生组织公布的数据,或者其他国家公布或公开发表的关于奥密克戎变异株传染性和致死率的数据进行再分析。我们分析发现,美国、英国奥密克戎变异株流行期间造成的死亡总数或者死亡率,高于德尔塔变异株流行同期的数字。第三,当奥密克戎变异株传入我国,疫情所在地的疾控部门和相关的研究机构对其传染性和致死率进行分析。谢谢。

南方都市报记者:我想知道对于轻症无症状感染者的隔离点,医学系统对这个隔离点的医疗人员和医疗设备的配置有什么要求?对这些感染者的医学观察怎么样能够第一时间发现他们病情的变化的?对于感染者自己来说,如何观察自己的病情变化? 谢谢。

王贵强: 谢谢这位记者的提问。首先我们强调轻型的病例可以集中管理,但是在集中管理的区域要有专业的医务人员进行病情观察,同时给予一些对症支持的治疗,也包括中药。在这个过程中,一方面是隔离,一方面观察病情变化,把有病情进展风险的患者甄别出来,及时送到定点医院进行进一步的诊断和治疗。对于甄别的方式,我们巡视患者,同时看他有没有发热、发热的程度以及有无呼吸道的症状,必要时可能采取制氧、氧饱和度的检测甚至吸氧等一些基本处理。对于无症状感染者,由于有一部分无症状感染者他处于潜伏期,可能也会发病。因此,无症状感染者的管理也需要医务人员的参与,观察病情变化,及时发现病例,进行调整治疗。

轻型病例中有一些重症高风险的患者,如果有条件的话,最好在定点医院进行观察和治疗。刚才提到了对重症病例的观测,一些老年人、有基础疾病的人群是重症高风险的人群,尽管诊断是轻型的,但我们也应该高度关注,并且是重点关注,甚至要使用一些早期的药物,比如刚才提到的抗病毒药物。

关于个体如何进行自我诊断。如果是在隔离过程中,无论是轻型病例还是无症状感染者,发现有任何不舒服的表现,要及时上报。比如,感觉体温温度升高、乏力或是有呼吸困难等症状,一定及时报备给医务人员做评估,根据情况进行治疗干预和调整。谢谢。

主持人: 谢谢以上几位嘉宾,今天的发布会几位嘉宾为我们介绍了近期疫情防控的相关形势和接种疫苗的有关情况。再次感谢各位。后续我们还将继续召开新闻发布会,欢迎大家继续关注。今天的发布会到此结束。谢谢大家。

国务院联防联控机制就从严从实抓好疫情防控工作有关情况举行发布会

（第 171 场）

一、基本情况

时 间	2022 年 4 月 6 日
主 题	介绍从严从实抓好疫情防控工作有关情况
发布人	国家卫生健康委疾病预防控制局副局长、一级巡视员 雷正龙
	中国疾病预防控制中心流行病学首席专家　吴尊友
	中国疾病预防控制中心免疫规划首席专家　王华庆
	北京大学第一医院感染疾病科主任　王贵强
主持人	国家卫生健康委新闻发言人、宣传司副司长　米锋

二、现场实录

主持人：各位媒体朋友，大家下午好！欢迎参加国务院联防联控机制举办的新闻发布会。

当前，全国新增本土确诊病例和无症状感染者快速增长，部分地区社区传播仍未阻断，疫情仍在高位运行，防控形势严峻复杂。要继续坚持"动态清零"总方针不犹豫不动摇，快字当头，加紧推进重点地区应检尽检、应收尽收、应隔尽隔、应治尽治。各地要加强隔离点和方舱医院储备，提升规模性疫情处置能力。要千方百计帮助群众解决实际问题，保障居民基本生活和就医需求。要继续做好个人防护,减少不必要的聚集。积极接种新冠病毒疫苗,特别是加快推进老年人接种。截至4月5日,全国累计报告接种新冠病毒疫苗328 358.6万剂次,完成全程接种的人数为124 322.6万人。

近期,上海疫情发展迅速,疫情防控正处在关键时期。按照党中央、国务院决策部署,国家卫生健康委已从全国15个省份调派医务人员3.8万余人和每日238万管核酸检测的能力支持上海,开展核酸检测和新冠肺炎患者救治工作,帮助提升医疗救治与核酸检测能力,将根据需要继续调派支援力量。

今天发布会的主题是:从严从实抓好疫情防控工作有关情况。我们请来了:国家卫生健康委疾病预防控制局副局长、一级巡视员雷正龙先生;中国疾病预防控制中心流行病学首席专家吴尊友先生、免疫规划首席专家王华庆先生;北京大学第一医院感染疾病科主任王贵强先生。请他们就大家关心的问题共同回答媒体的提问。下面,请记者朋友举手提问,提问前请先通报所在的新闻机构。

新华社记者:请问目前全国总体疫情形势有什么特点?

雷正龙:谢谢你的提问。3月1日—4月5日,全国累计报告本土感染者176 455例,波及29个省(自治区、直辖市),总体呈现流行范围广,规模性疫情与散发疫情交织,外溢病例及续发疫情多发等特点。3月中旬以来,随着各地疫情防控措施的有效落实,此前疫情较为严重的5个省(市)中广东、山东、河北等均呈现向好态势,但上海和吉林疫情仍处于发展状态。上海市疫情处于高峰期,累计报告感染者超过90 000例,发生较多的社区传播,并外溢到多省多市,防控形势非常严峻。吉林省累计报告感染者超过60 000例,长春市疫情持续进展,仍处于高位;吉林市主城区疫情波动下降。

从多地疫情有效控制证明从严从紧采取隔离、管控、封控、筛查等为核心的措施应对奥密克戎变异株引发的本土聚集性疫情依然有效,是科学必要的,可以实现"动态清零"的既定方针。下一步,国务院联防联控机制综合组将继续指导各地提升应对规模性疫情的能力,提高认识统一思想,在发生疫情后,抓住主要矛盾,聚焦重点地区,从紧从严、从早从快、从细从实落实各项防控措施,坚决筑牢疫情防控屏障。谢谢。

中央广播电视总台央视记者: 近期,我国多点散发的情况持续存在,这种状况还要持续多久? 根据病毒特点,随着天气转暖,全国疫情防控形势是否会好转? 谢谢。

吴尊友: 谢谢这位记者朋友的提问。这种疫情状态持续的时间,取决于我们的防控策略以及防控措施落实的力度。在党中央的坚强领导下,坚持"外防输入、内防反弹"总策略和"动态清零"总方针,从严从实把防控措施落实到每一个环节,近期呈现的疫情多点散发的形势很快会得到好转。由于受全球第四波疫情的影响,特别是周边国家及我国香港特别行政区疫情高位运行,使得我国"外防输入"压力特别大,一定要坚持落实疫情的"四早"政策,即早发现、早报告、早隔离、早治疗,落实四方责任,把防控措施落到实处。广大人民群众需要理解和配合防疫工作的开展,提升健康意识,养成良好的健康习惯,明确自己是健康的第一责任人,要把常态化防控的个人措施落实到位,例如戴口罩、保持手卫生、保持社交距离等。谢谢。

凤凰卫视记者: 核酸检测涉及的环节众多,随着核酸检测规模的激增,如何确保检测过程中环节的规范? 谢谢。

王贵强：谢谢这位记者的提问。从组织群众去采样点到样本采集，核酸检测整个过程确实非常复杂。我们要求一方面要快速组织群众到采样点进行核酸检测，同时要规范采样的整个过程，尤其是做好组织管理工作，避免集中的拥挤状态导致进一步传播的风险。我们在个体角度强调几个方面。一是检测前，建议两小时之内最好不吃东西，这样避免采样过程中出现可能的呕吐、反胃等表现，同时戴好口罩，做好个人防护。我们建议提前 30 分钟不要喝水、不吃口香糖、避免喝酒。二是检测过程中配合医务人员采取相应动作，无论是鼻拭子还是口咽拭子，都要配合医务人员的要求做相应的动作。三是检测后不要在采样点逗留太长时间，要立刻离开；也不要在采样点丢弃废弃物；等等。采样回去以后要继续做好个人防护，做好手卫生。总之，通过核酸检测过程中的个人防护和积极配合，使核酸检测有序、安全地实施。谢谢。

澳门月刊记者：春季到了，对花粉过敏患者如何接种疫苗？谢谢。

王华庆：谢谢这位记者的提问。到了春季鲜花盛开的时候，有一些过去有花粉过敏症史的人开始出现发病，包括眼睛痒、打喷嚏、咳嗽，严重的还会出现哮喘合并症，有一些措施可以预防花粉过敏症发生，包括戴口罩、远离花粉环境。如果已经花粉过敏的也可以采用一些药物缓解症状。说到新冠病毒疫苗中主要有五种禁忌证，对于花粉过敏的人来说不属于接种疫苗的禁忌。有三种情况如果出现过敏就不能打疫苗。一是过去接种过某一技术路线的新冠病毒疫苗出现过敏的不能接种；二是对接种的新冠病毒疫苗当中的某种成分过敏也不能接种；三是过去打过其他疫苗出现严重的过敏性反应也不能接种疫苗。需要强调的是，在接种疫苗的时候，如果自己正处在花粉过敏急性发作期，尤其是出现严重合并症的建议要缓种新冠病毒疫苗。另外我们一直强调接种疫苗后，在现场留观 30 分钟，目的也是针对出现的急性过敏、严重反应等采取措施，及时救治。预防新冠、预防重症、预防死亡，接种疫苗是最好办法，对有花粉过敏史的、可以接种疫苗的人群应该尽快接种疫苗，没有加强的符合接种条件的尽快去加强。谢谢。

中央广播电视总台财经节目中心记者：对于轻症病例和无症状感染者，他们治愈和确诊的情况是怎样的？他们在方舱医院可以得到怎样的治疗？另外，一旦出现病情恶化应该怎么办？谢谢。

王贵强：谢谢这位记者的提问。无症状感染者包括潜伏期感染者，可能出现症状甚至病情进展。轻型病例个别可能出现疾病进展，尤其是年龄大、有基础疾病以及未接种或未全程接种疫苗人群。因此，我们强调在管理无症状感染者和轻型病例时一定要有医务人员在场，在方舱医院里要安排医务人员和必要的诊疗设备，包括抢救设备、基本用药等。

2022年3月22日国务院联防联控机制综合组印发了《新冠肺炎方舱医院设置管理规范（试行）》，明确要求方舱医院要配备一定比例的医务人员、医疗检测设备、抢救药品和氧气，保证方舱医院能够进行基本的病情监测和治疗，以及病情变化时能够及时转诊。方舱医院收治的标准：主要收治有生活自理能力的60岁以下的无急性发作的基础疾病和精神疾病的无症状感染者和轻型病例。诊疗要求有几个方面：一是有重症高风险的轻型病例，建议使用一些药物治疗，尤其是抗病毒治疗。一般的轻症患者可以用一般的对症支持治疗，包括中药。二是密切监测所有患者的病情变化，尤其要高度关注有基础疾病的、年龄偏大的重症高风险人群，如果发现病情变化，及时地采取相应的治疗措施，并且联系120救护车辆尽快转到定点医院进行进一步的诊疗。谢谢。

香港中评社记者：近期网友反映，一些重症心血管疾病、癌症等特殊医疗需求人员面临住院难或者断药的风险,请问疫情期间如何保证封控区等居民其他重大疾病的救治诊疗工作? 如何缓解群众到医疗机构就诊"最后一米"难题。谢谢。

王贵强:谢谢这位记者的提问。首先新冠肺炎疫情防控过程中,疫情防控和基本的医疗救治两方面都非常重要,不可或缺。我们一直强调在疫情防控的状态下要解决公众正常的诊疗需求,尤其是重危患者的救治。疫情聚集期间,封控区、管控区的群众看病问题应该引起高度重视,并且采取一系列手段保证这些病患能够得到及时、有效的治疗。在这里联防联控机制强调对医疗机构和医务人员提出相应的要求,一方面在急诊、抢救室、手术室、医院病房以及妇产科要有相应的应急区域或者缓冲病区,就是解决这些核酸检测未出结果前重危患者的救治问题。另一方面,要求各地要统计孕产妇、透析人群、放化疗人群的底数,把本底摸清楚,建立台账,使这些患者得到有效跟踪随访,需要救治时能得到及时救治。对长期用药患者要安排就近的医疗机构给予相应药物处方,包括一些慢性病,建议结合病情可以延长到12周的处方,并提供上门送药服务。对于封控区、管控区的群众用药问题要有健康咨询、心理咨询,包括慢性病的咨询问诊工作,充分发挥互联网诊疗优势,解决百姓足不出户的日常看病需求。刚才提到看病"最后一米"的问题,这里有两个问题:一个是出小区、进医院,所谓的"一出一进",这里需要多部门的联动机制,配合"120"等急救机构,使120急救等便民服务能够及时有效发挥作用;另一个是运输过程中能够妥善安排交通工具来解决群众的看病问题。在这两方面需要各方面协调,必要时征用政府车辆、志愿者的车辆,来保证点对点的接送服务。谢谢。

封面新闻记者:上周发布会提到目前形势下实现"动态清零"的主要挑战就是针对奥密克戎变异株传播隐匿性强、速度快的特点提升监测系统灵敏性,以便能够更早地发现疫情,请问怎样才能更早发现疫情? 另外,在当前条件下应该采取什么样的管理措施能够快速找到密切接触者,让他们配合进行医学观察? 谢谢。

吴尊友:谢谢这位记者朋友的提问。在"外防输入"方面:一是强调入境人员的隔离观察,以便及时发现境外进入的感染者;二是强调涉及境外冷链或货物运输的人每日监测,及时发现"物传人"后继发的"人传人"。这两项措施,都旨在将境外输入的疫情,发现在第一代病例,疫情控制在第一代病例。这是发现最早、控制速度最快、效果最好的"外防输入"策略措施。

在"内防反弹"方面,一是要加强新冠肺炎疫情地区的人员流动控制,严防感染者流出,将新冠肺炎疫情带入非疫情地区,造成新的疫情。二是加强门诊就诊者监测,对发热、咳嗽等疑似新冠或感冒的患者,进行核酸检测。三是出现咽喉红肿或疼痛、咳嗽等症状的人,可以用抗原筛查方法做自我检测,如果发现阳性,要及时向当地防疫部门报告,以便妥善处置。

及时发现每个感染者的传播链上的密切接触者,是早发现的重要措施。对于密切接触者的发现和管理,一要全,二要快。目前采取两种方法,一是传统的流行病学调查,询问感染者共同工作、生活的人,以及近距离接触的人;二是利用大数据发现"时空伴随者",进一步进行风险排查,发现密切接触者。谢谢。

人民日报记者:我国新冠病毒疫苗的接种最新进展如何? 特别是加强免疫的接种情况如何? 60 岁以上老人接种的进展如何? 谢谢。

雷正龙:谢谢你的提问。根据国务院联防联控机制部署,目前我们继续指导各地积极稳妥推进新冠病毒疫苗接种工作。截至 4 月 5 日，全国累计报告接种新冠病毒疫苗 328 358.6 万剂次，接种总人数达 127 872.4 万人，已完成全程接种 124 322.6 万人，覆盖人数占全国总人口的 90.70%，全程接种人数占全国总人口的 88.18%。完成加强免疫接种 70 569.3 万人，其中序贯加强免疫接种 1 951.2 万人。60 岁以上老年人接种覆盖人数达 22 418.2 万人，完成全程接种 21 282.3 万人，完成加强免疫接种 14 658.2 万人。

目前全国疫情防控形势仍然复杂严峻，疫苗接种加上有效的个人防护，是当前新冠肺炎疫情防控的有效手段。为进一步组织做好新冠病毒疫苗接种工作，近期我们对老年人群接种工作进行了再部署、再安排，我们也了解到，一些省份在实际工作中，开拓了思路，创新了服务模式，最终目的就是希望大家能够及时按程序完成预防接种。在此我再次呼吁，请大家积极、主动接种疫苗。谢谢。

21 世纪经济报道记者：据有关专家介绍，本轮吉林疫情中重型以及危重型患者出现高龄、接种疫苗比例低，以及基础疾病比较严重的特点。请问，这是否进一步佐证了在面对传播力更强、传播速度更快的奥密克戎变异株时，如果老年人不及时接种新冠病毒疫苗将面临更大的重症风险？谢谢。

王华庆：谢谢这位记者的提问。刚才你说到这个消息，我们也关注到了。我们看到在吉林有一所定点收治新冠患者的医院，重症和危重症患者中，接种疫苗两针的比例为 15% 左右，和刚才雷正龙先生所说的全国的接种水平相差还是很大的。重症患者也确实出现了高龄未接种疫苗和高龄有慢性基础疾病的特点。我们知道在没有疫苗之前，导致重症和死亡的两个风险因素，一个是高年龄，一个是有基础疾病，现在又增加了一个因素，就是没有接种疫苗。刚才您也提到奥密克戎变异株，其实奥密克戎变异株除了传染性强、传播速度快，还有传播过程隐匿，这些因素都导致了后期可能增加感染风险。对于老年人和有基础疾病的人来说，降低重症、降低死亡风险最好的措施还是接种疫苗。接种疫苗让我们把减少重症和减少死亡的措施关口前移，疫苗接种在预防重症、预防死亡方面起到了作用。

前一段时间世界卫生组织专家在评价新冠病毒疫苗对预防重症和预防死亡的有效性时用了一句话"目前我们现在使用的新冠病毒疫苗预防重症和预防死亡极其有效"或者说"令人难以置信的有效"，可以看到国际上对于新冠病毒疫苗预防重症和预防死亡作用的证实。未打疫苗的人第一次接种后，要产生保护作用需要一段时间，通常是全程接种14天之后会产生比较好的作用。没有全程接种疫苗的，应尽快接种疫苗，尤其是现在在奥密克戎变异株流行阶段传播风险增大的情况下。谢谢。

每日经济新闻宏观频道记者：前段时间发布的《区域新型冠状病毒核酸检测组织实施指南（第三版）》中提到要加强医疗废弃物的处理，请问医疗废弃物处理需要注意哪些问题？谢谢。

王贵强：谢谢这位记者的提问。核酸检测包括采样、送检、检测以及报告等多个环节。在所有环节中都会产生相应的医疗废弃物，所以这些医疗废弃物的处理是至关重要的，处理不当可能有潜在导致传播的风险。《区域新型冠状病毒核酸检测组织实施指南（第三版）》专门提出了明确要求，要加强医疗废弃物的管理。第一，规范医疗废弃物的管理流程，做好废弃物的收集、包装、无害化处理、暂存、交接、转运等各项工作。第二，要求整个包装严格按照双层包装袋盛装医疗废弃物，确保封口严密，整个过程没有破损、渗漏。第三，建立医疗废弃物处理专班协调相关部门做好医疗废弃物的处理工作，包括医疗废物处置单位、转运单位、转运点、贮藏点等等一系列环节都要有专门保障。第四，核酸采样点产生的医疗废弃物要求是当日清运,核酸检测机构产生的废弃物在有暂存条件的可以暂存,但是不超过两天。超过暂存量的时候一定要采取快速有效措施,与收运单位进行积极协调,保证及时地转运处理。当然,还有转运医疗废弃物时要避免在大风、雷雨等天气情况下转运,避免可能出现的不确定因素导致废弃物的泄漏。还有,收运单位要进行相应优化,包括车辆调度、路线安排等环节都需要进行事先的规范和管理。谢谢。

新京报记者:上一次国务院联防联控机制的新闻发布会提到对奥密克戎变异株已经开展一些研究,包括对它的感染率和致死率,也提到了同一阶段奥密克戎变异株导致的死亡人数要超过德尔塔变异株,请问目前对奥密克戎变异株的研究还有哪些进展?谢谢。

吴尊友:谢谢这位记者的提问。关于奥密克戎变异株流行造成死亡人数高于同期德尔塔变异株流行导致的死亡人数,是对外国公开数据的再分析。比如,英国 2021 年 8 月—10 月,即以德尔塔变异株流行为主期间,每 10 万人口中有 16 人死于新冠;而在 2021 年 11 月—2022 年 1 月,即以奥密克戎变异株流行为主期间,每 10 万人口中有 22 人死于新冠。同样,美国在 2021 年 8 月—10 月每 10 万人口中有 40 人死于新冠,在 2021 年 11 月—2022 年 1 月每 10 万人口中有 42 人死于新冠。根据特区政府有关部门通报,截至 4 月 5 日,香港第五波疫情累计超 116 万人感染,累计 8 136 名死亡病例,病死率为 0.70%。由奥密克戎变异株引发的香港第五波疫情造成的死亡人数,比前 4 波疫情造成的死亡总数还高出很多。今年 1—3 月,我国累计报告病例十余万人,其中重症和危重症 197 例。与国外相比,我们国家新冠肺炎病死率低的原因是一直在采取多项措施预防或减少死亡。第一,早发现疫情,把疫情控制在最小范围,完全规避了大量病例出现对医疗资源挤兑造成的死亡。第二,对所有感染者进行管理,以便对轻症转成重症的病例能够及时发现、及时提供医疗服务,规避了他们的危重或者死亡的发生。第三,对于重症病例,特别是危重病例,采用恢复期血浆或特效中和抗体,有效减少了可能出现的死亡。第四,广泛接种新冠病毒疫苗。

香港经济导报记者: 请问与同源疫苗接种相比,序贯加强免疫对奥密克戎变异株的效果有没有什么不同? 谢谢。

王华庆: 目前我们看到使用的各种新冠病毒疫苗当中,随着时间推移都出现了保护水平下降的情况。采用增加新冠病毒疫苗接种剂次的免疫策略,提高保护效果或免疫效果,尤其是对老年人和有基础疾病的人群已成为全球共识。

在奥密克戎流行的真实世界中,接种三剂次灭活疫苗后其保护效果与两剂次疫苗相比,不但免疫水平大幅提高,而且有研究显示保护效果增加显著。目前,我们所执行的异源接种加强免疫,也有研究数据显示,抗体滴度增加的幅度比同源加强免疫更高。

国家确定了同源加强免疫和异源加强免疫策略,都是为了提高免疫水平、提高保护效果。当务之急是尽快全程接种疫苗、尽快完成加强针的接种,应种尽种,这是目前主要的努力方向。谢谢。

红星新闻记者: 从目前报告情况看,本土新增感染者大多数为无症状感染者和轻症患者,有人说奥密克戎危害小,请问是这样吗?

王贵强: 目前,我国流行的奥密克戎变异株从整体来看,无症状感染者和轻型病例比较高。第一,是因为奥密克戎本身变异株毒力相对有所下降,以上呼吸道感染为主,下呼吸道感染比较少,肺炎发生率比较低。第二,因为目前疫苗接种的本底之下,疫苗接种人群重症比例明显是低的。

第三,是主动核酸筛查,很多患者是在潜伏期发现的,所以无症状感染者比例相对是高的。此外年轻人、青壮年感染奥密克戎变异株后无症状感染者和轻型病例比较高。奥密克戎变异株毒力下降是相对既往变异株而言,目前看它的危害性仍然高于所谓流感,尤其在未接种疫苗或没有全程接种疫苗的老年人。从香港特区数据显示,目前110多万感染者,死亡8 000多例,病死率是0.7%,这个病死率远高于流感的病死率。另外,香港疫情数据给我们一个非常重要的提示,疫苗接种与否与病死率关系密切。从香港病死人群数据看,没有接种疫苗的病死率是3.2%,接种一针的病死率0.96%,接种两针的病死率是0.14%,接种三针的病死率0.03%。从这个数据来看,三针疫苗接种可以有效降低奥密克戎感染后的病死率。目前我们不能麻痹大意,一方面,要采取积极有效的防控策略。另一方面,一定要积极推动疫苗接种,加强疫苗接种力度,尤其是老年人、有基础疾病的。从目前数据看,老年人、有基础疾病的,接种疫苗后可以有效降低奥密克戎变异株的危害性。在这里呼吁广大的老年朋友要积极地接种疫苗,尤其是加强免疫,第三针的接种至关重要,只有把老年人等有基础疾病的高风险人群保护好,按程序接种疫苗,才能真正降低奥密克戎变异株的危害性。谢谢。

中国新闻社记者：新冠病毒最近又出现了新的变种"XE",世界卫生组织称最可能出现的情况是病毒还会继续进化,但是人体免疫力可能因为疫苗接种或者病毒感染而增强,所以新冠病毒所导致的疾病的严重性反而会降低。请问专家对此有何研判,我们是否做好相应准备,如何应对新冠病毒的不断变异？谢谢。

吴尊友：谢谢这位记者朋友的提问。我们注意到新冠病毒新变异毒株"XE"的相关报道,并密切追踪该新毒株在传播流行范围、传染性、致病性等方面研究进展。在对过去两年新冠病毒变异情况研究的基础上,结合对 RNA 这类病毒的认识，我们一直认为，新冠病毒变异是持续发生的常见事件。所以，对于出现新的变异毒株是有准备的。

无论新冠病毒怎么变异，我们采取的常态化防控措施，包括早发现、早报告、早隔离、早治疗所谓"四早"措施，广泛疫苗接种，以及群众采取的戴口罩、勤洗手、勤通风、保持社交距离等个人防护措施，都能有效地控制疫情。我们还密切关注诊断试剂能否继续适用新的变异毒株的实验室诊断；现有的疫苗是否能够预防新变异毒株的感染、预防重症和死亡方面的效果等。这些新的认识，对于是否更新诊断试剂、是否更新疫苗等决策，提供了重要科学依据。谢谢。

主持人：谢谢吴尊友先生，谢谢以上几位嘉宾，后续我们还将继续召开新闻发布会，欢迎大家继续关注，也欢迎大家有问题随时发给我们。今天的发布会到此结束，谢谢大家！

国务院联防联控机制就从严从实抓好疫情防控工作有关情况举行发布会

（第172场）

一、基本情况

时　间　2022年4月12日

主　题　介绍从严从实抓好疫情防控有关情况

发布人　国家发展改革委经济运行调节局副局长　许正斌

　　　　商务部消费促进司副司长　李党会

　　　　国家卫生健康委疾病预防控制局副局长、一级巡视员雷正龙

　　　　中国疾病预防控制中心流行病学首席专家　吴尊友

　　　　中国疾病预防控制中心免疫规划首席专家　王华庆

主持人　国家卫生健康委新闻发言人、宣传司副司长　米锋

二、现场实录

主持人：各位媒体朋友，大家下午好！欢迎参加国务院联防联控机制举办的新闻发布会。4月11日0—24时，31个省（自治区、直辖市）和新疆生产建设兵团报告新增本土确诊病例1 251例，新增本土无症状感染者23 295例。新增治愈出院本土病例1 641例，当日解除医学观察的本土无症状感染者2 520例。其中，上海新增治愈出院本土病例273例，当日解除医学观察的本土无症状感染者380例。自2月26日以来，上海

市累计治愈出院本土病例 986 例,累计解除医学观察的本土无症状感染者 4 873 例。

当前,疫情仍在高位运行,波及范围进一步扩大,防控正处于关键紧要时期。要继续坚持"动态清零"总方针不犹豫、不动摇,坚定信心,更加坚决果断,把各项防控措施落实到每一个环节。要以快制快,加快核酸检测、方舱医院建设、感染者收治,尽快阻断社会面传播。要强化风险管控,快速筛查,找出潜在传染源,及时转运隔离。要切实保障好群众基本生活和就医购药需求,积极帮助排忧解难。要始终做好个人防护,积极接种新冠病毒疫苗,特别是加快推进老年人接种。截至 4 月 11 日,全国累计报告接种新冠病毒疫苗 330 032.8 万剂次,完成全程接种的人数为 124 492.3 万人。按照党中央、国务院决策部署,截至目前,国家卫生健康委已从全国 16 个省份调派医务人员 4 万余名和每日 238 万管核酸检测的能力支援上海,和上海的医务人员一起开展新冠肺炎医疗救治和核酸检测等工作。今天发布会的主题是:从严从实抓好疫情防控有关情况。我们请来了:国家发展改革委经济运行调节局副局长许正斌先生;商务部消费促进司副司长李党会女士;国家卫生健康委疾病预防控制局副局长、一级巡视员雷正龙先生;中国疾病预防控制中心流行病学首席专家吴尊友先生;中国疾病预防控制中心免疫规划首席专家王华庆先生。请他们共同回答媒体的提问。下面,请各位记者朋友举手提问,提问前请先通报所在的新闻机构。

中新社记者: 对于当前全国疫情的整体形势是如何判断的? 谢谢。

雷正龙: 谢谢您的提问。3 月 1 日—4 月 11 日,31 个省(自治区、直辖市)和新疆生产建设兵团累计报告本土感染者 325 303 例,波及 30 个省(自治区、直辖市)。随着各地疫情防控措施的落实落地,新发生疫情的地区能够快速有效处置,没有形成新的规模性疫情。河北、江苏、安徽、广东、福建、浙江、山东等省疫情总体可控。吉林省疫情总体呈下降趋势,已连续三天新增感染者降至千例以下,但仍在高位;长春市每天新增感染者人数下降,但管控区内社区传播没有完全阻断,仍需要继续加强管控区内各项防控工作。上海市连续8天报告新增感染者数超过1万例,疫情处于快速上升期,社区传播尚没有得到有效遏制,且外溢多省多市,预计未来几日新增感染者人数仍将处于高位。近期国内疫情防控形势依然严峻复杂,疫情防控工作不能有丝毫放松。国务院联防联控机制要求各地坚持"外防输入、内防反弹"的总策略和"动态清零"的总方针不动摇,要做好各项既定政策和措施的执行,压实"四方"责任,从严从紧、果断快速、落实"四早",强化社会面重点场所的管理,确保各项工作更有实效。谢谢。

中央广播电视总台财经节目中心记者:面对近期我国疫情多点散发的态势,请问国家发展改革委在生活物资保供方面有哪些举措? 下一步有哪些工作安排和打算? 谢谢。

许正斌:谢谢您的提问。近期部分地区发生疫情以来,按照党中央、国务院决策部署,国家发展改革委全面启动生活物资保障相关工作机制,会同商务部、农业农村部、交通运输部等有关成员单位,加强与相关地方的沟通联系,指导各地细化实化各项保供措施,并及时帮助协调解决有关困难。我们重点做了四个方面的工作:一是加强监测调度。建立疫情重点地区生活物资日报制度,跟踪政府储备和商业库存、市场供应、价格波动等情况,及时发现苗头性问题并采取针对性举措。建立全覆盖的分省包片协调机制,加强与包干省区市的衔接,及时了解生活物资保障情况和困难并帮助协调解决。二是积极督促协调。先后向陕西、山东、广西、吉林、上海等多个地方发函,督促进一步完善工作举措,统筹做好疫情防控和生活物资保障,及时帮助地方协调解决突出问题。利用大数据分析等手段,全网跟踪监测物资供应保障相关情况,积极协调地方及时解决生活物资保障的个案问题。三是抓好产销衔接。加强与商务、农业农村、交通运输等部门的沟通衔接与信息共享,按照职责分工做好生活物资生产供应、调运组织等工作,指导各地切实组织好鲜活农产品生产,积极对接外地货源,提醒商超及时补货补架,确保市场供应充足,我们还及时启动了疫情重点地区与周边省份生活物资联保机制,组织加强货源保障和物流支持,建立生活物资运输快捷通道。四是强化重点保障。针对吉林、上海等疫情重点地区,国家发展改革委在包省工作机制的基础上,还专门组建了工作专班,坚持与吉林、上海等有关部门每日衔接,积极协调推进相关保障工作。我们先后启动对口吉林、上海的省(市)际间联保联供机制,组织相关省区迅速筹集当地蔬菜等货源,并对前往吉林、上海运送生活物资的车辆提供通行便利。同时,主动协调中国国家铁路集团有限公司加强对上海的蔬菜等重要生活物资的运力保障,目前已有多批蔬菜、大米等物资通过铁路驰援上海。我们还协调江苏、浙江建立服务上海的重要物资中转接驳站,大家可能从新闻上都看到了,江苏昆山、浙江平湖中转接驳站都已经投入使用。浙江嘉善中转站也已经改造完成,随时可以投用。下一步,国家发展改革委将继续发挥国务院联防联控机制生活物资保障组作用,会同各成员单位,密切关注疫情态势,加强生活物资监测预警和产销衔接,强化生产组织和市场供应,努力保持物流畅通,协调督促有关地方畅通好"最后一公里""最后一百米"物资配送,共同做好疫情地区生活物资供应保障工作。谢谢。

新华社记者:我们知道,今年以来疫情多发频发,请问商务部在强化疫情防控、保障市场供应方面做了哪些工作? 谢谢。

李党会:谢谢你的提问。今年以来,确实国内疫情多发频发,也确实给生活必需品市场的保供工作带来了不小的压力和挑战。商务部坚决贯彻落实党中央、国务院决策部署,在国务院联防联控机制的领导下,坚持疫情防控总策略、总方针不动摇、不放松,全力以赴做好生活必需品的市场保供工作。主要有五方面:一是积极指导各地强化疫情防控。首先是商贸领域自身疫情防控,是做好市场保供工作的前提和基础。针对奥密克戎变异株传播速度快、隐匿性强的特点,我们及时指导各地的商务主管部门,督促商场超市、农批市场、宾馆酒店等商贸流通企业,紧扣人员、场所、环节等疫情防控三个重点,严格落实好疫情防控措施,加强重点人员健康监测和闭环管理,把好进门入场关,做好室内通风消毒,为群众营造安全放心的消费环境。二是做好市场运行监测预警。紧跟疫情形势,及时分区分级启动生活必需品市场监测和日报制度,动态跟踪各地粮、油、肉、蛋、奶、果、蔬等生活必需品的供应、库存和保障情况,特别是针对疫情防控重点地区,安排专人对接大型农产品批发市场、重点仓储物流基地,及时掌握生活必需品可供应量、可调出量,密切跟踪市场供需变化,加强运行趋势研判,及时发布保供预警信息。三是因时因势开展保供指导。年初以来,全国商务系统应急保供机制,一直处于激活状态,商务部保供工作专班持续运转。我们密切跟踪疫情形势发展,结合各地联保联供经验,编发了《生活必需品市场供应保障工作手册》,指导、督促、联动各地切实做好应急保障等工作。我们先后与天津、河南、陕西、广东、吉林、上海等疫情突发地区,及时建立分层对接和每日会商机制,帮助有关地区及时解决应急保供中遇到的难题。四是紧盯重点地区供应稳定。对近期疫情较重的吉林、上海等地,商务部组织生活物资外延基地省份,建立联保联供机制,这也是商务领域在应急保供中这些年的一个工作亮点,加大货源组织力量,密集调度物资支援,保障生活必需品供应总量的稳定。指导上海在周边地区,建立生活物资零接触运输中转站,疏通跨区域生活必需品运输堵点,降低疫情传播风险,保障供沪货源稳定。五是发挥骨干企业保供作用。指导重点商贸流通企业、跨区域农产品批发市场与疫情突发地区对接,组织国有大型保供企业,加大对重点地区的生活物资调运、供应和保障力度。督促各地强化本地企业保供功能，特别是指导本地大型连锁商超，在做好疫情防控的前提下，充分预估市场需求，延长营业时间，增加重点时段备货，我们后续会进一步加大对居民生活需求的保障力度。谢谢。

凤凰卫视记者：请问感染奥密克戎变异株引起的新冠肺炎严重吗？尤其是对老年人来说危害大吗？谢谢。

王华庆：谢谢这位记者的提问。其实您也提到了有关老年人是不是有必要接种疫苗的问题。根据研究和监测显示，奥密克戎变异株其实还会导致重症、导致死亡。由于各个国家监测的标准和方法不一样，疫苗的接种率不一样，感染的背景不一样，也包括感染的人群不一样。我们看到一些数据显示，各个国家奥密克戎变异株导致的重症和死亡的比例也是不一样的。但是有一个趋势和特征，如果没有接种疫苗的话，老年人和包括有慢性基础疾病的人，重症和死亡比例还是比较高的，这也是让我们特别担忧的一个地方。世界卫生组织每天都会发布各个国家和一些相关地区的发病数和死亡数，在奥密克戎变异株流行期间，发病人数达到了历史最高峰，其次病死人数也达到了一个高峰。像美国在奥密克戎变异株流行期间，连续 5 周报告的新冠肺炎病死人数超过了 1.5 万例。另外，根据香港卫生署提供的信息，在香港特别行政区奥密克戎变异株流行时，未接种疫苗的全人群病死率达到 2.87%，没接种疫苗的 80 岁以上的老人病死率高达 15.68%。另外，根据香港最新一项研究，在本次香港奥密克戎疫情当中，60 岁以上人群死亡风险是 30 岁以下人群死亡风险的 252 倍。所以通过以上数据，我们可以看到奥密克戎变异株对于老年人，尤其是没有接种疫苗和有慢性基础疾病的老年人带来的危害还是非常大的。谢谢。

中央广播电视总台央视记者：有的人认为，我们其实可以在"清零"和"躺平"之间选择第三条道路，就是允许病毒在低水平流行，我想请问这种看法有没有可行性？谢谢。

吴尊友：谢谢这位记者的提问。在新冠肺炎疫情的防控策略方面，我们一直在探索并根据防控工作进展以及我们对新冠病毒的更新认识不断地完善。当新冠肺炎疫情首次袭击武汉、发生流行的时候，我们根据既往特别是对SARS（严重急性呼吸综合征）的防控经验以及对急性呼吸道传染病的传播流行规律和防控的策略，采取了以物理隔离方式为主的防控措施，最后成功地控制了疫情，在国内基本上消灭了新冠肺炎疫情。后来的疫情基本上都是从境外输入病例引发的输入性的聚集性疫情，每发生一起，我们就用类似的方式控制一起、消灭一起，应该说我们防控策略的应用还是非常成功，这个防控策略概括起来我们就叫"动态清零"，这个"动态清零"最大的目的就是最大限度地尽一切可能保障人民群众的身体健康和生命安全。对于每个国家来说，应该都希望通过有效防控措施的落实及时控制疫情、减少疫情对人们生命健康的威胁。在没有疫苗的情况下，主要是通过物理隔离的方式，这些措施包括限制人员的流动，以及戴口罩、保持社交距离、手卫生、通风等。这些措施的落实，需要强有力的协调，而且全国一盘棋，同时需要老百姓的配合支持。在很多国家，要把这样一个综合性的以物理隔离的方式的综合处置应用好，实现"清零"，还是非常困难的，其他国家和地区基本上做不到或者长期坚持的话就非常困难。随着疫苗研制成功和大规模广泛接种，提高了对新冠肺炎易感人群的保护力，疫苗在预防感染和预防重症、减少死亡方面发挥了巨大的作用。"躺平"实际上是其他国家无奈的选择，在经过多种尝试以后，寻找不到一种理想的控制新冠肺炎的策略，于是干脆就"躺平"。所谓的"躺平"也就是说除了加强疫苗接种以外，其他的防控措施就不再去强调或者干脆不做了。有些国家"躺平"以后，发病人数和死亡人数大幅度上升,这时这些国家又往回缩了缩,又收紧了防控策略,把其他防控措施又加进去了。我国两年多的防控实践证明,"动态清零"符合中国实际,而且是现阶段我国及时控制新冠肺炎疫情的一个最佳选择。谢谢。

东方卫视记者: 近期有言论认为,无症状感染者的比例大,集中隔离有造成医疗挤兑的风险,建议居家隔离,但也有人认为,无症状感染者居家隔离会存在很大的社会面病毒传播的隐患。请问无症状感染者的传染性如何,如何防止他们给家庭和社区带来进一步的防控危险?谢谢。

吴尊友: 谢谢这位记者的提问。首先,我们要对"无症状感染者"有一个科学、准确的概念的理解,当我们诊断一个人为无症状感染的时候,其中有一部分人很可能是确诊病例的一个潜伏期,再观察一段时间以后会出现症状,甚至会发展成重症,如果不能及时发现、及时接受治疗,还是会出现风险的。所以,某个时点我们发现的感染者其中有一部分不是我们讲的真正的无症状感染者,是确诊病例的潜伏期,也就是说,这是带引号的所谓的"无症状感染者"。如果居家隔离还是有风险的,这个风险表现在两个方面:一是有可能继续把疫情传播扩散,二是对本人来说如果不能及时发现病情进展,有可能错过了最佳的治疗时期,可能发展成重症甚至对生命构成威胁。应该说,集中的隔离有三个方面的优点:一是所有集中隔离观察的无症状和轻症的病例,他们都是感染者,不会出现交叉传播造成扩散的问题。二是对于无症状和轻症的感染者集中隔离期间,可以接受中医药的治疗,一方面提高免疫力,另一方面防止这些无症状轻症演变成重症或者危重症。三是由于在集中隔离观察,如果患者出现了向重症发展的时候,能够及时发现,能够及时转诊,所以如果出现轻症和无症状感染者,我们要尽可能地把这些人集中到定点的隔离点去隔离观察。谢谢。

21 世纪经济报道记者：许多老年人深居简出或者居住在养老院当中，他们及其家属就认为老人平时和外界的接触比较少，再加上老人一般拥有比较严重的基础疾病，因此对于接种新冠病毒疫苗比较顾虑，请问专家有没有相关的建议能够给到这些老人和家属？

王华庆：谢谢这位记者的提问。其实不太和外界接触，不意味着没有感染病毒的可能。老年人是一个非常脆弱的人群，第一个是高龄，第二个是大多数有慢性基础疾病，假如说在一些像养老院这样的福利机构集中居住生活的话，一旦出现感染病例，带来的影响还是非常大的。根据香港卫生署提供的数据可以看到，这次香港奥密克戎变异株流行期间，在死亡的 8 200 多例患者中，老年人占了绝大多数，年龄的中位数是 86 岁；另外，90% 的死亡病例有慢性基础疾病，而且在养老机构这样的福利机构居住的占了 55%。我们可以看到，疾病对老年人的危害还是挺大的。目前，奥密克戎变异株的特点：一是传染强度大，二是传播速度快，三是传播过程非常隐匿。在这种情况下，病毒流行的时候，老年人感染的风险在增大。那么，在导致新冠肺炎重症和死亡的三个危险因素当中，我们都知道高龄、慢性基础疾病，这两个因素是没有办法改变的；但有一个因素——疫苗接种史，我们可以通过提高疫苗接种率，把老年人重症风险和死亡风险进一步降低。这次香港奥密克戎变异株流行期间也做了一个统计，发表在香港卫生署公布的相关内容当中，可以看到，死亡的病例当中有 74% 没有接种过疫苗，有 14% 只打过一针次。目前来看，接种疫苗虽然不能完全阻断病毒的传播，但是对重症和死亡的效果还是非常显著的。所以，在这里我们还是建议符合条件的老年人尽快接种疫苗，尽快全程接种疫苗，符合条件需要加强免疫接种的时候，尽快加强免疫接种。因为疫苗接种需要一定时间产生效果，产生好的效果也需要全程接种。另外，免疫保护力有一定下降的时候，还要打加强针。谢谢。

中国日报记者：近期多地在溯源里发现确诊病例和阳性物品有过接触，想请问专家，奥密克戎变异株"物传人"的概率有多大？为什么之前的变异株没有频繁发生这种情况，尤其是非冷链物品传染的情况，奥密克戎变异株体外存活能力是不是增强了？我们知道入境的货物比入境者的数量更多、范围更广，请问如何防控"物传人"？谢谢。

吴尊友：谢谢这位记者朋友的提问。一般来说，呼吸道传染病主要是通过近距离飞沫造成传播，也可以通过手接触被污染的物体表面，在手没有进行消毒处理或者清洗的情况下又接触到了口、鼻、眼等黏膜部位，这个时候就容易造成感染。因此，我们把手卫生作为新冠病毒防控的一个主要的措施，主要是由于奥密克戎变异株既具有下呼吸道感染的表现，又有上呼吸道感染的表现，上呼吸道感染有一个典型的特征是什么呢？就是潜伏期短，传播快，而且对周围环境的物体表面污染比较大。新冠病毒在物体表面存活的时间长短取决于污染量的大小，还有环境当中的温度、湿度、光照和紫外线的情况。一般来说物体表面污染造成人感染的风险是比较小的，但是如果我们反复多次接触，又不注意手卫生和个人防护，感染风险就会明显加大，所以我们对从事涉外的冷链以及涉外货运人员进行定期的检测，以便及时发现感染者。对于普通老百姓来说，日常生活当中应对快件包裹进行消毒处理以后再打开，这个时候风险就大大减少了，平时我们一定要注意手卫生、手清洁，坚持手卫生就能够减少因接触污染的物体表面而感染新冠病毒的风险。谢谢。

光明日报社记者：请问我国的疫苗接种最新情况尤其是加强针情况怎么样？同时老年人接种情况最新进展如何？谢谢。

雷正龙：谢谢您的提问。根据国务院联防联控机制部署，目前我们继续指导各地积极稳妥推进新冠病毒疫苗接种工作。截至 4 月 11 日，

31 个省（自治区、直辖市）和新疆生产建设兵团累计报告接种新冠病毒疫苗 330 032.8 万剂次，接种总人数达 128 015.6 万人，已完成全程接种 124 492.3 万人，覆盖人数占全国总人口的 90.8%，全程接种人数占全国总人口的 88.3%。完成加强免疫接种 71 932.4 万人，其中序贯加强免疫接种 2 241.4 万人。60 岁以上老年人接种覆盖人数达 22 477.7 万人，完成全程接种 21 329.3 万人，完成加强免疫接种 15 076.1 万人。接种疫苗是疫情防控的重要措施，特别是老年人接种疫苗获益明显。为进一步推动做好老年人新冠病毒疫苗接种工作，近日全国老龄办专门印发相关文件，要求各地充分认识老年人疫苗接种的重要性和紧迫性，继续周密做好组织实施，努力推进尚未完成全程接种的老年人尽早完成接种，符合加强免疫接种条件的老年人及时完成加强免疫，希望大家积极主动接种疫苗。谢谢！

香港中评社记者：请问现在接种的新冠病毒疫苗对于预防老年人感染奥密克戎变异株有效吗？不打疫苗和打两针、三针疫苗的保护作用有何区别？谢谢。

王华庆：谢谢这位记者的提问。我们都知道现在奥密克戎变异株在流行，其实随着时间的推移，疫苗对感染和发病预防效果随着时间在减弱，也看到了奥密克戎变异株免疫逃逸的现象，但疫苗对预防奥密克戎变异株导致的重症、死亡，作用还是非常有效的。香港最新的一个研究显示，接种三剂次新冠病毒疫苗可以减少 90% 以上重症和死亡的发生风险。另外，4 月 8 日香港又有一个新的研究显示，在 60 岁以上的人当中，没有接种疫苗所导致的相对死亡风险，是接种两剂次及以上人群死亡风险的 21 倍。还有，根据香港卫生署公布的信息，在没有接种疫苗的全人群当中病死率是 2.87%，接种了两剂次的全人群当中病死率是 0.14%，接种了三剂次病死率为 0.03%；和未接种疫苗相比，相差分别是 20 倍和 95 倍。

从中可以看出,接种新冠病毒疫苗对预防奥密克戎变异株导致的重症和死亡有非常好的效果。谢谢。

红星新闻记者: 我的问题是针对疫情的重点地区生活物资保供问题,请问商务部对有关地区的生活物资保供采取了哪些具体的措施?

李党会: 谢谢你的提问。针对重点地区的生活物资保供,商务部始终坚持以人民为中心,持续加强跨区域的统筹与密集调度,突出"以快制快",重点围绕总量充足、供应稳定,发挥联保联供机制作用,协调指导有关地区做好生活必需品市场的保供。一是组织调动保总量。对疫情防控重点地区,我们均已启动"多方帮一方"的联保联供机制,及时调动周边省份、生活物资外延基地省份市场资源和保供力量,维护好重点地区的正常运转。比如吉林方面,我们组织五省联保联供调运物资支援。其中,辽宁发动 1.5 万人次,第一时间采摘分拣,提供了蔬菜 3 906 吨。黑龙江多次向吉林输送物资,仅 4 月 6 日就捐赠了方便面 1.6 万箱,牛奶 1.2 万箱,火腿肠 1.6 万箱,折叠床及棉褥被 1 000 余套。河北省安排 61 辆货车发运 1 225 吨生活物资驰援长春。吉林省自身也组织省内 7 个市州对口支援长春主城各区,运送蔬菜包 60 余万份。上海方面,我们组织了 11 省(自治区、直辖市)开展联保联供。截至 4 月 11 日,内蒙古、浙江、福建、江西、山东、河南、湖北、四川、广西、云南、宁夏等省(自治区、直辖市)已累计向上海供应蔬菜 1.8 万吨,米面 850 吨,肉蛋 500 吨,另外还无偿支援了蔬菜、水果、牛奶、面包、罐头等食品 5 400 多吨。二是协调推动促畅通。我们及时指导推动上海市协商有关部门建设生活物资运输中转站,便利供沪物资零接触配送转运。在有关部门和江苏省、浙江省的大力支持下,目前已经建成江苏昆山、浙江平湖、上海西郊国际三个物资运输零接触中转站,目前运转平稳,刚才许正斌先生也介绍了,浙江嘉善中转站也在建设中。到目前为止,累计完成物资零接触转运 2 599 吨。同时，上海市商务委也会同铁路部门开通了公铁联运，货物直达上海的北郊站或者杨浦站。对于一些地区货运车辆通行、配送仓储"一刀切"管控，导致跨区域运力下降，保供受到影响等一系列问题，我们积极发挥部门联动作用，配合有关部门研提措施。日前，国务院联防联控机制已发布道路运输保通保畅的明电。三是督促指导末端到位。针对部分城市出现的"最后一公里""最后一百米"物流不畅、配送不到的问题，我们在总结有关防控封闭管理区保供经验的基础上，及时复制推广比如辽宁等地的抗疫保供新经验、新做法。比如"四个一"末端配送模式，即安排一人负责一栋楼，一栋楼建立一个微信群，每天问一次居民的需求，每天协助接收一次商品，在满足市民基本生活需要的前提下，有效提高了生活必需品入户的效率。商务部门还指导重点地区保供企业直接向外省市批发市场、长三角地区城市分选中心等地，定制蔬菜包，减少市内分拣配送人力和损耗。近日，广西壮族自治区人民政府无偿捐助上海 280 吨果蔬，按要求提前分装为 4 万份蔬菜包，冷链专链直达上海，大大缩短运输时间，有效降低了市内分拣人员的集聚风险，提高了城市生活物资末端配送的效率，后续我们将继续跟踪有关工作。谢谢大家。

财新周刊记者：部分阳性感染者目前来不及或者暂未转运至隔离点治疗，他们居家应该如何做好防疫工作，他们同一栋楼的邻居该如何做好防范，他们小区该如何做好防范？谢谢。

吴尊友：谢谢这位记者朋友的提问，部分刚刚诊断为阳性的感染者来不及转到隔离点，要注意做好个人的防护，减少传染给家人或者邻居及小区居民的风险。第一，如何减少家庭内的传播。要做到减少家庭内的传播，诊断的感染者应该单独居住的一个卧室；另外，最好有一个独立的卫生间，不和家人共同进餐、直接接触，这些都是减少家庭内传播的措施。

第二,减少传染给邻居或者小区的居民。阳性感染者家庭要及时对居室、卫生间等环境进行消毒,感染者家庭成员不能抱着侥幸的心理去串门聊天,要坚决杜绝串门的现象,要坚决杜绝在小区内的活动和与人交流。对于生活在同一个楼宇或者小区的居民来说,在患者没有转移出去或者转移后的一段时间,整个楼宇和小区都属于封控管理阶段,其间,各家各户都要居家隔离,不许外出,我们每个人都要遵守封控管理阶段以及健康监测阶段的足不出户的规定。但封控管理和健康监测期间,我们每一个人要注意观察自己的身体状况变化,有没有出现咽喉痒、咽喉疼痛、咳嗽、发热等症状,通过抗原检测方法进行自我检测,如果出现疑似症状,或者抗原检测筛查阳性,要及时与当地防疫部门联系,以便及时处置。谢谢。

每日经济新闻宏观频道记者:请问我国近期农副产品价格波动情况怎样? 如何做好保供稳价工作? 谢谢。

许正斌:谢谢您的提问。国家发展改革委高度重视重要民生商品保供稳价工作,持续加强市场动态和价格监测。总体上看,近一段时期,全国重要民生商品供给充裕、价格基本稳定,粮油价格保持平稳,猪肉价格持续低位运行,牛羊肉和鸡肉价格较为稳定,鸡蛋价格稳中略升。但也要看到,3月中旬以来,蔬菜价格受疫情多发导致物流受阻、成本上升等影响,出现明显上涨,特别是上海、长春等地涨幅较大,近日随着各地保供稳价措施的落实,价格开始逐步回落。今年以来,国家发展改革委已经多次召开视频会议、印发通知,对重要民生商品保供稳价工作进行全面部署,指导各地稳定生产、充实商品储备、加强产销衔接、做好应急预案、对困难群众及时发放补贴。我们会同相关部门加强猪肉的储备调节,各地积极推动相关工作,各大中城市普遍制定了保供稳价的方案预案,充实了小包装成品粮油、猪肉等储备,部分城市还增加了鸡蛋、耐储蔬菜储备,组织开展平价销售惠民活动,一些地方根据物价变化情况向困难群众及时发放了一次性补贴。当前,我国粮油供给充裕,冬小麦长势向好,特别是苗情比冬前大幅度好转,春播生产也正在有序的展开,生猪产能总体上处于合理区间,禽蛋生产也比较正常,全国在田的蔬菜面积比去年同期增加,所以说保持重要民生商品价格的平稳运行具有坚实基础。下一步,国家发展改革委将继续会同有关部门压实"菜篮子"市长负责制,指导地方抓好生产,畅通物流和配送,及时采取储备投放、平价销售等措施,切实保障好市场供应,满足居民消费需要。谢谢。

封面新闻记者:请问如果感染过德尔塔变异株或者奥密克戎变异株,会不会有再次感染的可能? 另外,目前新病毒的变异重组仍在发生,请问对个人防护有什么建议? 谢谢。

吴尊友:谢谢这位记者朋友的提问。如果一个人自然感染了新冠病毒以后能够产生一定的免疫力,但是这种免疫力不足以预防再次感染,而且这个免疫力的持续时间不是很长。如果一个人感染过德尔塔变异株或奥密克戎变异株,在不采取任何防护措施的情况下,遇到了一个感染者还是有可能再次被感染。研究发现一个人感染德尔塔变异株比感染奥密克戎变异株后再次感染的风险低,也就是奥密克戎变异株感染以后再感染的风险比感染了德尔塔变异株以后再感染的风险要高。新冠病毒的变异一直在持续发生,无论是病毒变成新的毒株,还是两种病毒在身体里重组成新的病毒变异,无论怎么变,我们都可以以不变应万变应对反复无常的病毒变异现象,减少个人感染的风险。我们说"不变"包括哪些内容呢? 对于个人来说,主要是落实好防护措施,包括戴口罩、手卫生、保持社交距离等,以及要积极接种新冠病毒疫苗。谢谢。

澎湃新闻记者：各地即将进入飞絮期，有些人比较担心飞絮会不会导致新冠病毒传播的风险？请专家解读一下。谢谢。

吴尊友：谢谢这位记者提的问题。新冠病毒一般不会以游离病毒方式直接从一个感染者传染给健康人，新冠病毒通常以飞沫作为载体，吸附在微小的飞沫颗粒表面，患者通过咳嗽、打喷嚏飞沫排出，病毒吸附在颗粒上随着飞沫排出。飞沫一般比较小，在 1~5 微米，传播的距离应该在 1~2 米，当健康人吸入了被病毒吸附的飞沫颗粒的时候，就被感染了。那么，新冠病毒会不会通过柳絮飞扬造成传播呢？应该说，不会。在过去两年多的研究当中，没有发现飞絮可以吸附病毒，目前为止没有关于飞絮造成感染的报道。谢谢。

香港经济导报记者：请教一下王华庆先生，过敏能否接种疫苗？慢性病人群可以接种疫苗吗？谢谢。

王华庆：谢谢这位记者的提问。作为过敏不能接种疫苗，主要有三种情况：一是既往接种新冠病毒疫苗出现过敏的，二是对新冠病毒疫苗当中一些成分过敏的，三是既往接种过其他疫苗出现严重过敏的，均属于接种的禁忌。还有主要的三种缓种情况，比如正在发热，或出现一些急性疾病，或处于慢性疾病急性发作期的；在这些情况下，可以缓种，等症状消失之后或者病情减轻康复之后再去考虑疫苗的接种。刚才你提到慢性病人群，其实我们一直在强调，慢性病人群尤其是老年慢性病人群感染新冠病毒之后导致的重症和死亡风险还是非常高的。前面也说了一系列数据，这些人更需要疫苗来进行保护。如果常规服药的慢性病人群，不是在急性发作期，或者病情控制良好，处于稳定期，一般来说可以考虑疫苗接种。具体涉及接种的禁忌或者对慢性病人群健康状况的评估，可以咨询临床医生和接种医生，他们会根据具体情况作出评估，以确定是接种疫苗还是不接种疫苗。谢谢。

主持人： 谢谢王华庆先生。今天的发布会上，相关部门的嘉宾介绍了近期疫情防控的相关工作情况，也介绍了保供工作的有关情况，再次感谢各位，后续我们还将继续召开新闻发布会，欢迎大家继续关注，今天的发布会到此结束。谢谢大家。

国务院联防联控机制就从严从实抓好
疫情防控工作有关情况举行发布会
（第173场）

一、基本情况

时　间	2022年4月19日
主　题	介绍从严从实抓好疫情防控有关情况
发布人	交通运输部公路局局长　吴春耕
	农业农村部农村合作经济指导司副司长、一级巡视员 毛德智
	国家卫生健康委疾病预防控制局副局长　吴良有
	国家邮政局市场监管司副司长　边作栋
	中国疾病预防控制中心流行病学首席专家　吴尊友
主持人	国家卫生健康委新闻发言人、宣传司副司长　米锋

二、现场实录

主持人：各位媒体朋友，大家下午好！欢迎参加国务院联防联控机制举办的新闻发布会。当前，全球新冠肺炎疫情仍然十分严重。世界卫生组织宣布，"新冠大流行"继续构成国际关注的公共卫生事件，并强调了维持公共卫生和社会措施的重要性。要继续坚持外防输入、内防反弹，坚持科学精准、动态清零，不犹豫、不动摇，抓实抓细疫情防控各项举措，层层压实责任，推动检测、转运、收治各环节紧密衔接，尽早实现社会面清零目标。要切实保障好就医用药、食品供应,及时回应和解决群众迫切需求。要继续做好个人防护,积极接种新冠病毒疫苗,特别是加快推进老年人接种。截至 4 月 18 日,全国累计报告接种新冠病毒疫苗 331 746.3 万剂次,完成全程接种的人数为 124 676.9 万人。今天发布会的主题是:从严从实抓好疫情防控有关情况。我们请来了:交通运输部公路局局长吴春耕先生;农业农村部农村合作经济指导司副司长、一级巡视员毛德智先生;国家卫生健康委疾病预防控制局副局长吴良有先生;国家邮政局市场监管司副司长边作栋先生;中国疾病预防控制中心流行病学首席专家吴尊友先生;请他们就大家关心的问题共同回答媒体的提问。下面,请记者朋友举手提问,提问前请先通报所在的新闻机构。

新华社记者:请问最近几天全国疫情的整体发展形势如何? 谢谢。

吴良有:谢谢您的提问。3 月 1 日—4 月 18 日,31 个省(自治区、直辖市)和新疆生产建设兵团累计报告本土感染者 497 214 例,波及除西藏自治区以外的所有省份。近一段时间,全国疫情形势呈现逐渐企稳态势,但地区之间交叉输入影响明显,各地动态清零的任务十分艰巨。河北、江苏、浙江、安徽、广东、福建、辽宁等省疫情总体趋于平稳。吉林省吉林市疫情持续好转,处于下降趋势,长春市疫情呈现下降态势,近日新增感染者均为集中隔离发现,但由于感染基数大,社区风险未完全排除,须持续强化疫情防控措施,巩固防控成果。上海市近日疫情仍处于高位,社区传播风险仍然较高,防控形势依然严峻,防控任务仍十分艰巨紧迫。国务院联防联控机制综合组继续坚定不移贯彻落实"外防输入、内防反弹"总策略和"动态清零"总方针,指导各地科学依法、精准防控,以最小的社会成本获取最大的防控成效,统筹推进疫情防控和经济社会发展。各地要关注重点场所、重点行业人员,强化风险场所、风险人员的日常健康监测和核酸检测,及时发现疫情苗头、快速有效处置,坚决守住疫情不出现规模性反弹的底线。谢谢。

香港经济导报记者： 请教一下吴尊友先生，"动态清零"和"零感染"的区别是什么？现阶段我们为什么要选择动态清零？谢谢。

吴尊友： 谢谢你的提问。"动态清零"与"零感染"有着本质的区别。"动态清零"是指对于发生的新冠肺炎疫情，发现一起、消灭一起，既不让新冠病毒在疫情发生地流行，也防止病毒传播扩散其他区域。"动态清零"不追求"零感染"，但要实现消灭一起疫情，又要求在疫情发生地及时阻断传播，没有新的感染发生。换句话说，不要求全国在某个时刻无新冠病毒感染，但对于每一起发生的疫情，都要求在较短时间内将其控制。一个人感染新冠病毒后，在经过 1~2 天的病毒复制增长后出现排毒（即核酸检测阳性），并持续排毒约 7~12 天。新冠病毒只有不停地在人间传播，才能维持其生存。如果感染者在超过其最长排毒时间，还不能将病毒传播给其他人，病毒就会被人体免疫功能消灭。把一起疫情中的所有感染者发现出来，采取物理隔离方式阻止其传播，并保持一个最长排毒时间不传染给其他人，病毒就在疫情所在地被消灭。因此，疫情发现得越早，疫情规模越小，就越容易做到"动态清零"。在没有本地的持续传播新冠肺炎疫情，且本地新冠肺炎疫情主要来自境外传入的情况下，"动态清零"策略是最佳选择。湖北保卫战、武汉保卫战后，我国发生的新冠肺炎疫情本地传播，主要都是由境外输入引起。过去两年多的防控实践证明，对于输入性聚集性新冠肺炎疫情，我们能够做到发现一起，消灭一起。"动态清零"就是以最小的社会成本投入，获得最大的社会效果，符合我国的防控实际，是我国防控策略的最佳选择。

南方都市报记者： 近期因为疫情，很多货运司机滞留在路上，也有市民反映，整体物流速度变慢，请问交通运输部，目前在物流领域出现的问题主要是哪些,下一步会有什么样的政策？谢谢。

吴春耕: 谢谢您的提问。近期,全国本土聚集性疫情点多、面广、频发,正如您所说,由于各地疫情防控影响到交通通行,出现了车辆滞留、物流不畅等问题。我们经过前一段时间的梳理,发现出现的问题主要体现在以下几方面:一是"层层加码"的问题比较突出。货车通行依然困难。有的地区对来自中高风险地区所在地市的货车采取一律劝返"一刀切"的管控措施。二是防疫检查点设置不合理,公路出入口拥堵比较明显,个别地区在高速公路主线或服务区违规设置防疫检查点。三是部分高速公路主动脉中断,交通物流末端不畅,主要是一些地方擅自关闭高速公路的收费站和服务区。此外,还有一些枢纽集疏运不畅,邮政快递服务受阻,从业人员负担加重等问题。

党中央、国务院高度重视保障物流通畅,促进产业链供应链安全稳定工作。习近平总书记多次作出重要指示,国务院联防联控机制在10日印发了《关于切实做好货运物流保通保畅工作的通知》(国办发明电〔2022〕3号)。18日上午,国务院召开全国保障物流畅通促进产业链供应链稳定电视电话会议,决定成立国务院物流保障工作机制,部署提出了十项重要举措。交通运输部坚决贯彻习近平总书记的重要指示精神和党中央、国务院的决策部署,始终坚持以人民为中心,始终把保通保畅放在全局工作的重要位置。昨天在国务院会议召开后,交通运输部立即召开会议进行传达学习和部署落实,今天上午又召开了国务院物流保通保畅工作机制指挥部的第一次会议,研究审议有关的贯彻落实举措和政策文件。

下一步,我们将围绕实现民生托底、货运畅通、产业循环来着力抓好十个方面的工作:一是要坚持以人民为中心的发展思想,增强物流保通保畅工作的责任心和紧迫感,千方百计、优先保障居民生活必需品的供应,把畅通物资配送"最后一公里"作为重中之重来抓好落实。二是建立集中统一指挥分工分级负责的物流保通保畅工作机制,针对问题,列出清单,挂图作战,到期销号,跟踪问效,确保落实。三是严格实施货车司机"即采即走即追"+"人员闭环管理"的举措。四是加快推广使用全国统一互认的通行证,确保统一格式,办理方便,足量发放、全国互认,通行顺畅。五是加快筹备设置和用好物流中转场地,确保货物接驳运输,人员闭环管理,互不接触。六是要以上海及长三角等地区为重点,切实解决重点地区的物流供应链突出的问题。七是畅通接诉即办、个案协调的工作渠道,充分发挥 12328 交通运输服务监督热线电话的作用,采取 24 小时值班值守,对于群众反映的问题,第一时间追踪、第一时间协调解决。八是要用好用足助企纾困,保产业链供应链稳定的政策措施,进一步加大政策支持力度,切实帮助物流企业和货车司机解决一批急难愁盼的问题。九是充分调动物流保通保畅各方面积极性,特别是调动基层工作人员、企业和群众的积极性,形成工作合力。十是强化监测预警,提前谋划研判,制定工作预案,坚决维护社会大局的稳定。谢谢。

农视网中国三农发布记者: 当前正值春耕春管大忙时节,一些地方因为新冠肺炎疫情封控措施,对农民下田、农机上路、农资流通等造成一定影响,请问农业农村部将采取哪些措施解决这些问题,保障春耕春管顺利进行?

毛德智: 感谢你对农业生产的关注。当前春管春耕已经全面展开,总体看进展是比较顺利的,目前,全国春播粮食已超过意向面积的两成,进度同比快 1.2 个百分点。冬小麦面积与上年基本持平,一、二类苗比例达到 87.9%,比越冬前提高 17.4 个百分点,与常年长势基本持平。农资下摆秩序总体正常,种子化肥农药等到户率在九成以上。但确实像你所说,受近期新冠肺炎疫情多点散发和局部地区聚集性疫情影响,给农民下田、农资下摆、农机上路和外出农民返乡务农造成影响。对这些问题农业农村部一直高度关注,前期已经下发了抓好春耕生产、维护畜牧业正常产销秩序等多个通知,并且开通了春耕农资保供等多部热线电话和网上留言平台,点对点解决农民群众和市场主体实际困难。下一步还将会同相关部门,继续采取有针对性的措施,从农村实际和农时农事需要出发,坚持分级分类、精准防控,切实打通堵点卡点,维护农业生产和人员物资流通秩序,确保不误农时抓好春耕生产。重点是三个方面:一是严格落实差异化防控措施。原则上以村(屯)为单位划分封控、管控、防范区域,分类落实精准防控,严防"一刀切""简单化"和"层层加码",严禁擅自设卡拦截、随意断路封村。没有发生疫情的县(市、区),落实常态化防控要求,确保农业生产正常开展。发生疫情县(市、区)的防范区,在落实好管控措施的基础上,保证农资农机、农产品和务农人员正常流动,有序开展农事活动。发生疫情县(市、区)的管控区,在采取核酸检测、闭环管理等措施的基础上,合理安排农业生产,允许农民错时错峰下田、从家到农田、从农田到家"两点一线"式作业。发生疫情县(市、区)的封控区,要组织农户之间搞好助耕助种,依托社会化服务主体开展托管服务,帮助无法出村下地的农户种足种满、种在适播期,确保农时不耽误、农田不撂荒。同时,在做好个人防护的前提下,要允许农技人员到田间地头开展指导服务。二是安全有序组织需要返乡务农的农民回乡开展农业生产。在落实精准防控要求的前提下,有序组织有返乡意愿的农民尽早返回,在外地包地种粮的农民尽快返回包地的地区,投入春耕生产。返乡农民所在县市、乡镇、村组按照疫情防控要求做好对返乡农民的管理和服务,允许在符合疫情防控要求的前提下出村下地开展农业生产。三是保障农机正常作业秩序和农资及时到位。没有发生疫情的地区,不得随意限制农机调运和下田作业。发生疫情的地区要以村(屯)为单位抓紧组织摸清春耕机具及零配件、农机手需求,逐个地块对接服务主体、适宜机具和作业机手,不得限制符合条件的农机手下田作业。同时要全力畅通春耕农资交通运输通道,把化肥、农药、种子等农资及其生产原料、农机及零配件纳入重点物资运输保障范围,落实保供绿色通道政策,优先发放通行证、优先承运、优先装卸、优先查验、优先放行。以县域为单位,建立农资"点对点"保供和应急配送机制,保证农资门店正常营业,确保春耕春管需要。

这里我补充一个信息,刚才提到的农业农村部开通的热线电话和网上留言平台,大家可以登录农业农村部网站首页查看相关信息,通过电话或者网上留言反映遇到的困难和问题,农业农村部将会同有关部门和地方及时核查,共同推动解决。谢谢。

彭博新闻社记者: 我有一个问题想问吴春耕先生,上海位于长江三角洲附近,因此那里的封锁会对相应的生产造成极大的影响,尤其担忧的是从港口向城市其他的生产地区的运送问题,想问具体采取什么样的措施来促进供应链和物流的堵点能够打通,使生产能够恢复。相对于上海来说,深圳是更早进行采取封控措施的城市,为什么深圳现在已经恢复生产了,而上海尚未恢复?谢谢。

吴春耕: 谢谢您的提问。这一波疫情确实是点多面广,形势比较严峻。交通运输部认真贯彻落实《国务院应对新型冠状病毒感染肺炎疫情联防联控机制关于切实做好货运物流保通保畅工作的通知》精神,按照"一断三不断"的要求,来统筹做好公路、水路运输的安全生产、疫情防控和保通保畅有关工作,全力以赴保障粮食、能源、化肥等一些重点物资和集装箱水路运输的稳定畅通。全力以赴保障上海港平稳有序的运行。您刚才讲到了上海港保畅通的问题,这也是我们现在全力以赴解决的问题,采取了几方面的工作:一是迅速部署落实,在4月12日交通运输部印发了通知,就保障港口畅通有序,保持内河航道顺畅,保障国际海运物流供应链畅通等提出了11项措施。二是立即开展自查自纠,督促地方特别是长三角三省一市的省级交通运输主管部门,严格按照国务院的文件要求来开展自查自纠,全面清查不合理、不合规设置的防疫检查点,仅批准保留的五个防疫检查点,个别港口航道船闸关停已经全部治理到位。三是全力保障上海港的畅通运行,上海港提前安排了2.5万名工作人员进入港区实行全封闭式管理,交通运输部也成立了工作专班,与长三角的三省一市交通运输主管部门,重点港航企业建立了每天调度的机制。四是全力保障国际海运物流供应链畅通,引导主要班轮公司优化航线运力投放,全力做好我国主要的外贸集装箱航线的运力保障。五是及时协调解决有关问题。刚才说到了,我们有一个12328的交通运输服务监督电话,地方及时受理,港口航道通行、港口集疏运车辆通行不畅等有关问题及时协调处理。也可以在这里通报一个数据,截止到目前,上海港船舶在港、在泊时间有所改善,根据船舶自动识别系统,也就是 AIS 大数据的分析,2022 年 4 月 11—17 日,就是上周这一周以来,上海港船舶靠港靠泊的接卸运输比较正常,国际集装箱船舶在港时间、在泊时间较今年 1—2 月份有所改善,综合运输服务的效率和装卸作业效率都有所提升。上周上海港的远洋国际集装箱船舶平均在港时间 2.02 天,较 2022 年的 1—2 月份降低了 1.9%。较去年同期降低了 43.9%。平均在泊时间 0.99 天,较 1—2 月份降低了 11.6%,较去年同期上升了 2%。

您刚才说的深圳和上海对比,因为深圳是早期暴发,采取措施已经有效解决,现在上海也正在按照党中央、国务院的决策部署有序推进相关工作,我相信很快上海的运输、物流问题也会得到解决。谢谢。

中央广播电视总台央视记者:现在受疫情影响,在部分地区"最后一公里"还有"最后一百米"的配送问题非常突出,想请问邮政快递业在这方面将如何发挥作用? 谢谢。

边作栋:谢谢这位记者的提问。针对部分地区在"最后一公里"和"最后一百米"的配送问题,我们目前已经安排做好四方面的工作。第一,保障防疫安全,坚决贯彻落实党中央、国务院关于疫情防控的决策部署。按照各地防疫部门具体要求,不断优化疫情防控举措,保障行业防疫安全。第二,根据地方政府实际需求,配合做好应急物资和生活必需品的运输和配送。比如在上海,京东、邮政、顺丰、圆通等企业积极发挥各自优势,全力以赴助力城市物资的保供工作。截止到 4 月 18 日,上海市邮政快递企业日均参与保供的车辆已经有 1 200 余辆,参与人员约有 3 000 余人,累计运送的生活物资已经达到 6 000 多吨。在吉林,吉林省邮政管理局统筹全省 10 家邮政快递企业的运力资源,纳入省疫情防控物资保障的任务清单,克服困难,累计投入车辆近万辆,运输疫情防控和生产生活物资。当然,上海和吉林只是一个缩影,全国上下的邮政快递业都在为疫情防控和保供保畅持续贡献力量。第三,参加志愿服务。各地邮政快递企业纷纷自发组成志愿者团队,或者保供突击队,充分发挥基层党组织的战斗堡垒作用和先锋模范作用,主动承担疫情封控地区的居民生活必需品和防疫用品的社区配送工作。上海市已经累计有超过 4 000 名快递员投身社区志愿服务,在一线服务中发扬"小蜜蜂"精神。第四,鼓励使用新技术、新工具,乃至创造新业态。比如京东等快递企业就调运了无人智能快递车,在封控区域开展无接触配送,有效降低疫情传播风险。在当前疫情防控的关键阶段,全国邮政快递业还将发挥同舟共济、共克时艰的精神,我们的邮递员和快递员也将继续"冒疫奔忙",为疫情防控和保障民生贡献力量。谢谢。

中央广播电视总台央广记者:由于变异病毒的新特点给疫情防控工作带来了一定的挑战,特别体现在早发现上。所以我们想请问,面对病毒的新特点,我们应该如何落实早发现呢?谢谢。

吴尊友："早发现"是能否有效成功控制新冠肺炎疫情的关键。根据疫情特征，我国采取"外防输入、内防反弹"总策略和"动态清零"总方针。我国的疫情是境外输入引发的本土传播，变异的病毒也是从国外输入。因此，对于变异病毒的"早发现"来说，最理想的是把疫情堵在国门外。为此，我们采取两项措施：一是强调入境人员的隔离观察，以便及时发现境外输入的病例；二是强调涉及境外冷链或货物运输的人每日监测，及时发现"物传人"以及随后的"人传人"。这两项措施，都旨在将境外输入的疫情，发现在输入病例的第一代。

对于已经传入国内的变异毒株，早发现主要采取三方面措施。一是要加强新冠肺炎疫情地区的人员流动控制，严防感染者流出，给其他地方造成新的疫情。二是加强门诊就诊者监测，对发热、咳嗽等疑似感染新冠病毒或感冒的患者，进行检测，以便及时发现早期病例。三是对于个人来说，出现咽喉红肿或疼痛、咳嗽等症状的人，可以用抗原筛查方法做自我检测，如果发现阳性，要及时向当地防疫部门报告，以便及时处置。谢谢。

总台央视中文国际频道记者： 交通运输部明确要建立统一格式、全国互认、办理便捷的通行证制度，请问目前情况如何？谢谢。

吴春耕：谢谢您的提问。建立重点物资车辆的通行证制度，是应急状态下努力保障重点物资跨区域、跨省份运输的一个重要举措。对此，交通运输部向有关单位，对规范通行证的制度发放、使用管理等工作作出了部署安排。截至 4 月 17 日，全国 23 个省份已按要求建立通行证制度，10 个省份 31 个应急物资中转站陆续启用，上海港集卡通行证稳步实施，重点物资运输保障明显改善。具体来讲，我们重点开展了以下工作：第一，明确了通行证的启动程序。正常地区按照规定是不需要通行证，有疫情的地区，由中高风险所在地的省级联防联控机制根据本地区疫情防控的形势和重点物资运输的需求,研判决定是否启用通行证制度。同时,前期已经印发通行证的省份,要加快与全国统一样式的通行证的过渡转换,做好工作衔接。第二,我们规范了通行证的使用范围,通行证主要集中在医疗与防控物资、生活必需品、政府储备物资、邮政快递等民生物资以及农业、能源、原材料、重点工业品等一些重要的生产物资。当然,启动通行证的省份也可以根据辖区内产业链供应链上下游的实际需求,适当拓展通行证的使用范围。第三,建立了通行证的发放渠道。已经启用通行证制度的省级联防联控机制,将按照全国统一格式来监制,由启用通行证地区的收发货单位来向所在地的发改、工信、公安、交通运输、商务、农业农村等部门免费申领。这些部门都会根据保供企业、物资需求方、运输企业等收发货单位的需求,按照轻重缓急、注重时效、安全便利的原则,归口分别来核发。第四,我们规范通行证使用的过程。通行证按照"一车一证一线路"来使用,人、车、证、线路必须是与通行证标明的信息保持一致,可以在有效期内重复使用,纸质的和电子的通行证具有同等效力。目前,我们正在依托信息化的手段,推动通行证网上办理,线上线下多渠道发放。对于持有通行证并符合防疫要求的车辆,有条件的地区要设立专用通道,保障车辆快速通行。需要特别说明的是,运输起讫地均未建立通行证制度的,无须办理通行证。

在通行证使用过程中,由于基层执法人员可能还不了解政策,信息共享不及时等原因,车辆在通行当中可能还会遇到这样那样的问题。对此,我们也会公布有关电话,同时将发证的有关情况向社会公开,对通行的情况进行调度,加强动态监测,督促有关地方部门及时协调处理,确保更好地执行这个制度,让大家走得更加顺畅。谢谢。

香港中评社记者:请问我国疫苗最新接种情况,尤其是加强免疫接种和60 岁以上老年人疫苗接种的有关情况如何? 谢谢。

吴良有：谢谢这位媒体朋友的提问。根据国务院联防联控机制部署，国家卫生健康委继续指导各地积极稳妥地推进新冠病毒疫苗接种工作。截至 4 月 18 日，全国累计报告接种新冠病毒疫苗 331 746.3 万剂次，接种总人数为 128 212 万人，已完成全程接种 124 676.9 万人，覆盖人数和全程接种人数分别占到全国总人口的 90.94% 和 88.43%。完成加强免疫接种 73 265.9 万人，其中序贯加强免疫接种 2 542.6 万人。对于大家比较关心的 60 岁以上老年人的疫苗接种，覆盖人数达到 22 552.1 万人，完成全程接种 21 393.8 万人，覆盖人数和全程接种人数分别占老年人口的 85.41% 和 81.03%。加强免疫接种已经完成 15 487.4 万人。目前，新冠病毒疫苗总体接种进展是顺利的，加强免疫工作正在有序开展。近期，老年人新冠病毒疫苗接种率也在逐步提高，我们正在指导各地结合本地的实际，丰富宣传的形式，加大宣传力度，帮助大家更加客观地、科学地认识新冠病毒疫苗接种的重要性。借此机会，对媒体朋友给予的大力支持表示感谢，也希望大家继续助力我们的科普宣传，引导广大群众积极配合做好疫苗接种工作。谢谢。

凤凰卫视记者：从这轮全国疫情的形势和特点来看，在接下来的防控中，请问在提前准备和储备方面，给各个地方的提醒有哪些呢？谢谢。

吴尊友：谢谢这位记者朋友的提问。我们对新冠病毒的认识还是非常有限。未来新冠病毒变异及疫情发展方向非常复杂，既有可能向传染性增强、致病性减弱方向发展，也有可能向传染性和致病性都增强的方向发展。在未来的新冠肺炎疫情防控方面，有四个提醒：一是要从思想上做好与新冠肺炎疫情长期斗争的准备，我们需要增强战胜疫情的信心，但是也不要被那些过于乐观的疫情终止的信息所蒙蔽。二是要提高防控能力，特别是对可能出现的规模化的新冠肺炎疫情，要有预判能力、有规避出现规模化疫情的能力。三是要进一步加强新冠病毒疫苗接种工作，特别是对于老人和有基础疾病的人。疫苗接种是新冠肺炎防控的基础性工作。四是要准备迎战可能发生的规模化新冠肺炎疫情，包括人员队伍保障；有能力短、频、快地完成疫情涉及辖区内全员核酸检测；扩建医疗设施，确保能接收短期内出现的感染者人数暴增而产生的医疗服务需求；扩建方舱隔离设施，确保无症状感染者和轻症病例能集中隔离观察；做好其他医疗救治资源的储备。谢谢。

人民日报记者：目前疫情严重地区鲜活农产品供应压力较大，部分城市出现"买菜难、买菜贵"的问题，产区出现无人采收滞销等问题，请问如何采取有效措施，确保"菜篮子"产品有效供给？谢谢。

毛德智：谢谢你的提问。首先我想向大家通报一下，全国"菜篮子"产品的生产总量是有保障的，目前在田蔬菜面积 7 384 万亩，4 月上旬产量达到了 1 930 万吨，相当于可提供每人每天 2.7 斤菜。一季度肉蛋奶产量同比也分别增长了 8.8%、2.5% 和 8.3%，水产品供应平稳，从量上来看是完全可以满足广大群众消费需求的，目前主要问题是部分地区物流配送不畅。近期受疫情影响，一些地区不同程度遇到了田头采收难、跨区运输难、市内配送难等问题。针对这些问题，下一步，农业农村部将会同交通运输、商务等部门采取有效措施，全力打通堵点卡点，做好"菜篮子"产品稳产保供。一是抓好"菜篮子"产品生产。合理安排蔬菜熟期品种和上市茬口，推动大中城市发展生长期比较短的速生叶菜、芽苗菜生产，加快成熟上市，增加就地就近供应。保障出栏畜禽、出塘水产品正常运销秩序，畅通种畜禽（苗）、饲料等供应运输。积极引导规模经营主体开展互助合作、互换用工，确保生产及采收正常开展。二是促进"菜篮子"产品顺畅流通。会同有关部门督促各地把粮油、蔬菜、水果、肉蛋奶、水产品等农产品纳入常态化疫情防控重点保障物资范围，对重点物资运输车辆优先发放全国统一的通行证。对司乘人员通信行程卡绿色带"*"

号且跨省份进出涉疫地区的农产品运输车辆,在持有通行证并符合防疫要求的情况下,不得随意限制通行或擅自劝返。三是加强重点地区"菜篮子"产品保供。推动全域封闭地区尽快设立"菜篮子"产品中转调运站、接驳区或分拨场,采取"换人不换车""一车一消杀"等方式,解决跨区运输问题。实行通信行程卡"白名单"管理模式,在严格落实健康监测和核酸检测等措施的基础上,对进出全域封闭地区的货车司乘人员原则上不进行隔离。同时,尽快恢复批发市场、社区菜店等流通节点功能,加强社区配送保障。四是做好"菜篮子"产品产销对接。推动大中城市与主产区建立稳定的产销合作关系,组织批发市场、商超企业、电商平台等主体与生产基地直接对接,稳定货源、顺畅产销。对囤积居奇、哄抬物价、恶意炒作等行为予以坚决打击。谢谢。

每日经济新闻宏观频道记者: 近日国务院通知,部署切实做好货运物流保通保畅有关工作,请问邮政局在邮政快递业保通保畅方面有哪些具体部署安排?谢谢。

边作栋: 谢谢这位记者的提问。做好邮政快递业的保通保畅是贯彻落实党中央、国务院重要决策部署的行业具体举措,也是当前国家邮政局的一项中心工作。主要是从两个方面来进行落实:一个方面是加快推进国务院有关政策的落地实施。在国务院联防联控机制做出切实做好货运物流保通保畅的工作部署后,国家邮政局迅速向全国的邮政管理系统和邮政快递企业印发了贯彻落实的通知,要求统筹疫情防控和寄递服务保障,有力有效地推进保通保畅工作。指导各地邮政管理局要落实好政策要求,将邮政快递作为重点民生物资运输保障范围;在疫情严重的地区,依托快递园区等设施设立分拨场地,将邮政快递作为民生重点,切实保障邮政快递车辆的通行;对遭遇突发性、临时性和紧迫性的基本生活困难的干线运输司机和快递员,要及时采取措施,帮助渡过难关。各地邮政管理局也积极地向当地的党委政府汇报情况，争取支持，在办理通行证、恢复分拨中心和营业网点正常运营方面得到帮助。到目前，已经有河北、吉林、辽宁、安徽、四川、福建、广西等省（自治区、直辖市）出台了邮政快递业保通保畅的政策，有力解决了行业的痛点和堵点，为行业的有序恢复运行创造了条件。另一个方面，推动企业采取更加有力的措施来克服疫情的影响。近期，我们也督促邮政企业和快递企业加强对全网受疫情影响情况的分析，优化调整疫情期间的网运和路由，指导企业对行程卡绿色带星号的干线司机要在车辆到达目的地24小时以前，向目的地的收货或发货单位主动报备车牌号、计划抵达时间以及司乘人员等必要信息，以便更好地获得通行的便利。我们也要求各企业对寄往已经调至低风险区域的邮件快件不得无故拒绝揽收。同时各企业积极采取措施，解决相关地区的实际困难。中国邮政集团有限公司采取疏通邮运渠道，增加直达邮路等方式疏解干线堵点，快递企业采取加大资金投入、优化末端考核、加强防疫保障等措施，保障快递员权益，维护网点稳定。

目前，各地邮政管理部门积极依托联防联控机制，在分拨中心有序恢复运行、允许快递员进小区、增设无接触投递设施方面，争取相关单位的更多支持，并争取为快递员提供免费的核酸检测或者抗原检测、封控区临时住所等帮扶政策，支持快递员安心返岗，让邮政快递业在疫情防控和服务经济社会发展方面发挥应有的作用。谢谢。

封面新闻记者：最近世界卫生组织将奥密克戎变异株的两个新的自变体BA.4、BA.5列入了检测名单，XE重组病毒也在世界范围内加快传播，XD、XL等毒株也相继出现，请问新冠病毒随着变异，它的传播速度是否会进一步加快？它的致病性是否会随着病毒的变异而降低？我们该如何应对不断变异的新冠病毒呢？谢谢。

吴尊友：谢谢这位记者朋友的提问。新冠病毒变异一直在持续发生,有些变异改变了其生物性特征,影响其传染性、致病性、免疫逃逸能力等。有些人认为,新冠病毒朝着传染性增强、致病性减弱方面变异。实际上,从生物学角度来看,传染性与致病性之间没有本质的联系。这两个方面的反向关系,更多是人的社会学属性决定的。当致病性减弱后,感染者的症状轻,有更多时间在社会活动,接触到更多的人,造成更多人感染。目前,还没有发现新冠病毒变异在传染性、致病性等方面有明显的规律,既有可能向传染性增强、致病性减弱方向发展,也有可能向传染性增强、致病性也增强方向发展。无论如何变异,我们要从最坏的可能去准备。针对不断变异的新冠病毒,一方面需要时刻密切追踪全球范围内新变异毒株在传播范围、传染性、致病性等方面变化和进展,包括诊断试剂是否能灵敏检测出新的变异毒株,现有的疫苗在新变异毒株的预防感染、预防重症和死亡方面的效果等。另一方面,坚持常态化防控措施,包括早发现、早报告、早隔离、早治疗的"四早"措施。对于普通百姓来说,就是做好疫苗接种,坚持落实个人防护措施,如戴口罩、注意手卫生、保持社交距离等。谢谢。

新京报记者：我想问一下,政府将采取哪些措施来解决目前遇到的全国跨省物流瓶颈,确保运输通畅,保证企业供应链稳定,确保生产能够尽快恢复? 谢谢。

吴春耕：谢谢这位记者的提问。我理解你提到的解决跨省物流瓶颈,确保运输通道畅通,可能主要是针对前一段时间大家反映比较突出的公路收费站和服务区关停的问题。对这个问题,交通运输部高度重视,国务院联防联控机制印发《关于切实做好货运物流保通保畅工作的通知》,交通运输部从 4 月 11 日起,成立了公路保通保畅工作专班,制定工作方案,每天开展调度,指导各地开展关停收费站和服务区的自查自纠工作。

目前来看,已经取得阶段性成果。可以给大家通报一组数:截止到 18 日晚上,全国高速公路收费站临时关闭 116 个,占比 1.07%,较前段时间来讲,前期关停的收费站已经有 82.89% 恢复正常运行。另外是全国临时性关停的服务区,目前还有 61 个,占比是 0.92%,比开展自查自纠前,也就是 4 月 10 日,下降 83.24%。现在看,这两个比例都已经控制在 1% 左右,也就意味着全国干线公路的大动脉已经基本畅通。交通基础设施,特别是交通服务的一些场站保持正常运营和开放状态。同时路网保持畅通,也是确保物流畅通,特别是跨省物流畅通的一个很重要的基础。近一阶段,我们加强对全国路网运行的监测和调度,从近期我们掌握的情况看,受疫情影响和收费站、服务区关停影响,全国高速公路流量同比 2021 年大幅下降,长三角区域的高速公路流量下降更为明显。以昨天来讲,也就是 4 月 18 日,全国高速公路流量总共是 2 008 万辆,2021 年为 3 000 多万辆,较 2021 年下降了 39.46%。这当中货车流量 664.25 万辆,同比 2021 年下降了 8.13%,降幅稍微小一点。长三角的一市三省,主要是上海、江苏、浙江、安徽的车辆总流量是 247.76 万辆,同比 2021 年下降了 64.99%,降幅还是比较明显。货车总流量是 134.01 万辆,同比 2021 年下降 20.85%。从这几天的情况看,因为疫情,全国的车流量,尤其是长三角的车流量比正常要下降,但是随着关停的服务区和收费站的打开,以及各种措施的深入推进,现在全国和长三角地区的车流量,尤其是货车流量在缓慢地上升。

下一步,交通运输部坚决贯彻落实全国保障物流畅通促进产业链供应链稳定电视电话会议精神,持续关注各地关停收费站、服务区恢复运营以后的实际情况和效果,及时协调解决出现的新问题新情况,巩固成果,防止反弹,全力保障公路网运行的畅通,主要采取几方面的措施:一是继续督促指导各地采取切实措施,确保公路收费站和服务区保持开放运行状态,严格规范关停行为,有关信息及时公开,接受社会监督。二是优化完善部省站三级调度、路警联动、区域协调的保通保畅工作机制,加强路网监测调度,及时协调解决路网阻断堵塞等问题,确保干线公路畅通。三是指导各地科学合理设置公路防疫检查点,进一步优化检测的方式和流程,减少车辆的拥堵缓行,最大限度减少疫情对路网运行的影响。四是不断优化服务措施。认真做好服务区滞留车辆人员的如厕、餐饮、加油等服务保障工作。在车流量比较大的服务区,我们还要加密设置核酸检测点,为货车司机核酸检测提供便利服务。最后,要实行24小时值班值守,及时受理投诉举报来电,按照"一事一办、特事特办、急事急办"的原则,及时协调解决大家在工作当中遇到的各类问题。谢谢。

主持人:谢谢,今天各位记者朋友的问题比较多,时间关系,最后再提两个问题。

中国交通报记者:近期,受疫情影响,部分货车司机在运输过程中受阻。昨日交通运输部提出要对货车司机实行"即采即走即追"+"人员闭环管理",能否具体介绍一下?谢谢。

吴春耕:谢谢交通报记者的提问。疫情发生以来,广大物流一线从业人员,特别是货车司机朋友积极投身各类物资的运输保障,为统筹做好疫情防控和经济社会发展,特别是保障老百姓生产生活的需要,做出了积极的贡献,大家非常辛苦。昨天召开的全国保障物流畅通促进产业链供应链稳定电视电话会议也明确提出,对货车司机要实行"即采即走即追"+"人员闭环管理"的举措,这个举措是解决当前货车司机运输受阻、保障广大司乘人员安全顺利通行的一个十分重要的政策。这个政策,我理解核心的措施内容包括以下四个方面:第一,核酸检测结果全国互认通用,在有效期内不得要求重复检测。第二,对持48小时内核酸检测阴性证明、健康码绿码、体温检测正常的货车司机,各地要直接放行,不允许再"层层加码"限制通行。第三,对到达目的地时核酸检测结果超过

48小时的,可采用"抗原筛查 + 核酸检测"的方式,抗原检测结果为阴性的,也要立即放行,不得以等待核酸检测结果为由限制通行。同时实行动态追踪机制,一旦核酸检测结果为阳性,立即通知前方实施管控措施。第四,建立和完善货车司机信息共享机制,实行"白名单"管理,对在中高风险地区所在地市穿行,或停留不超过4小时的货车司机,不允许赋码"带星"。此外,在工作中我们还将进一步提升针对货车司机的重点服务保障,加强值班值守,实行一事一协调,及时协调解决货车通行问题,落实滞留司机常态化服务的要求,保障滞留司机的基本生活。

借此机会,我也呼吁,广大货车司乘人员,在工作出行当中要做好健康监测和自身防护,出现相关症状要主动报告、及时就诊。特别是有中高风险地区旅居史的货车司乘人员要密切关注"两证两码",就是通行证、48小时核酸检测结果阴性证明、健康码、通信行程卡,看这"两证两码"是否符合相关要求,提前采取相关的防范措施,避免在路上遇到隔离的问题。谢谢。

主持人:谢谢,最后一个问题。

中国邮政快递报记者:近期,邮政快递业运行情况怎么样? 国家邮政局都开展了哪些具体工作来保障疫情防控重点地区的行业运行。谢谢。

边作栋:谢谢这位记者的提问。近期,因为部分地区疫情等相关因素,邮政快递业确实受到了一定程度的影响。相对于正常状态,全国快件揽收量和投递量均有所下降。3月上旬,全行业日均业务量是3.36亿件;3月中旬以来,日均的业务量出现下滑,以4月18日为例,全网揽收的业务量为2.61亿件,较去年同期下降了6.8%。部分省际、市际的快递网络停运,导致上游商家发货慢,对用户的网购体验带来一定影响。

针对上述情况,国家邮政局高度重视,多次召开专题会议进行部署,对主要企业进行调度,要求全系统全行业要坚决贯彻党中央、国务院的决策部署,统筹做好行业疫情防控和民生保障。一是坚持"外防输入、内防反弹",慎终如始做好疫情防控各项工作,提高行业科学精准防控水平,切实筑牢行业疫情防控的屏障。二是充分发挥行业畅通产业链、服务上下游的功能作用,保障防疫物资和生活必需品的正常运递,保障邮政特殊服务的畅通稳定。三是指导企业科学调配人力、运力和场地等各方资源,优化干线路由和末端投递路线,保障服务网络有序运行。四是加强与地方有关部门的沟通协调,争取在符合地方防疫要求的前提下,能够推动生产作业场所有序恢复运营,加快处理积压的邮件快件。五是增加疫情防控物资储备,保障快递员群体的防疫安全。近期行业业务量已经出现了企稳回升的迹象,我们也相信,在国务院联防联控机制的统一指导和各地区的大力支持下,各企业落实好相关的政策,邮政快递业就一定能够克服疫情的影响。谢谢。

主持人:谢谢。今天的发布会相关部门的嘉宾为我们介绍了近期疫情防控有关情况,也介绍了交通运输、快递物流等的保障情况,介绍了农产品的供应情况,再次感谢各位。后续我们还将继续召开新闻发布会,欢迎大家继续关注。各位记者有什么问题,可以提前发给我们。今天的发布会到此结束,谢谢大家。

国务院联防联控机制就从严从实抓好疫情防控工作有关情况举行发布会

（第 174 场）

一、基本情况

时　间	2022 年 4 月 28 日
主　题	介绍从严从实抓好疫情防控工作有关情况
发布人	交通运输部应急办副主任　周　旻
	文化和旅游部市场管理司副司长　李晓勇
	国家卫生健康委疾病预防控制局副局长　吴良有
	国家卫生健康委医政医管局监察专员　郭燕红
	中国国家铁路集团有限公司客运部副主任　朱文忠
主持人	国家卫生健康委新闻发言人、宣传司副司长　米锋

二、现场实录

主持人:各位媒体朋友,大家下午好! 欢迎参加国务院联防联控机制举办的新闻发布会。当前,我国现有本土确诊病例和正在医学观察的无症状感染者近 10 天来持续波动下降,一些地区陆续实现社会面清零,恢复正常生产生活秩序。要始终坚持"动态清零"总方针不犹豫、不动摇,杜绝麻痹大意,严防"跑冒滴漏",管住重点地区、重点人群,切断疫情传播链条。要聚焦重点流程环节,科学精细组织实施,防止政策执行极端化、机械化,防止层层加码。要继续做好个人防护,积极接种新冠病毒疫苗,特别是加快推进老年人接种。截至 4 月 27 日,全国累计报告接种新冠病毒疫苗 333 855.5 万剂次,完成全程接种的人数为 124 941.3 万人。

今天发布会的主题是:从严从实抓好疫情防控工作有关情况。我们请来了:交通运输部应急办副主任周旻先生;文化和旅游部市场管理司副司长李晓勇先生;国家卫生健康委疾病预防控制局副局长吴良有先生;国家卫生健康委医政医管局监察专员郭燕红女士;中国国家铁路集团有限公司客运部副主任朱文忠先生,请他们共同回答媒体的提问。下面,请记者朋友举手提问,提问前请先通报所在的新闻机构。

人民日报记者:请问目前全国疫情总体形势如何? 谢谢。

吴良有:谢谢你的提问。4 月以来,全国 31 个省(自治区、直辖市)和新疆生产建设兵团累计报告本土感染者 553 251 例,波及除西藏外的所有省(自治区、直辖市)。总体来看,近期全国疫情主要有以下几个特点:一是继续呈现点多面广态势。4 月全国共有 31 个省(自治区、直辖市)261个地市报告本土疫情,报告本土疫情的地市数较 3 月份略有减少,但仍处于高位。二是规模化与散在聚集性疫情并存。全国疫情仍主要以上海市和吉林省两地的规模化疫情为主,两地报告感染者数占全国总数的 95% 以上。除西藏未报告病例,重庆、宁夏等少数省(自治区、直辖市)仅报告个别散发病例外,其余省份均存在本土聚集性疫情。三是继续呈现多点多源多链的复杂局面。多个省份的疫情传播链条多,既有外省溢入疫情,也有本地源头不清的传播疫情,增加了疫情防控的复杂性和艰巨性。目前,河北、江苏、浙江、辽宁、安徽、江西、北京等省(自治区、直辖市)疫情处置积极有效。吉林省疫情呈持续下降态势,吉林市疫情已进入隔离点阳性清零阶段,长春市疫情进入封控管控区清零阶段。上海市疫情整体呈现明显下降趋势,社会面疫情风险正逐步降低,但防控形势依然严峻,防反弹防外溢任务十分艰巨。"五一"小长假即将来临,我国近期还将持续面临较大的外防输入压力,发生本土疫情的风险仍然较高。假日期间,国务院联防联控机制将继续指导各地从严从紧落实疫情防控措施,强化人员安全有序流动,减少人员聚集,加强应检尽检和监测预警,防范因假期人员流动加大和聚集性活动增加造成疫情传播和扩散的风险。谢谢!

香港中评社记者:请问两年多来积累的救治经验,对于当前应对奥密克戎变异株感染的重症是否有效? 目前的重症救治工作是怎样开展的? 谢谢。

郭燕红:谢谢这位记者的提问。应当讲,两年多来,我们积累的救治经验对于治疗奥密克戎变异株的感染是行之有效的。特别是我们结合两年多来的医疗救治实践,以及奥密克戎变异株的特点,专门印发了《新型冠状病毒肺炎诊疗方案(试行第九版)》(简称《诊疗方案》),并加强了对各级各类医疗机构和医务人员的培训,来指导我们临床的医疗救治工作。第一,我们要保证在治疗工作当中的规范化和同质化。对于重症患者,按照《诊疗方案》的要求,我们要全部收入到定点医院重症监护室。按照九版方案,加强呼吸支持和俯卧位通气、提高血氧饱和度,同时还要强化抗病毒治疗和免疫调节的早期应用,注重中医药的早期介入和中西医结合治疗的早期应用。同时,还要加强临床护理和营养支持,来保证治疗的同质化和规范化水平。第二,要强化医疗救治的关口前移。对于轻症和普通型患者,要做好对症治疗和病情监测,特别是对于有高危风险因素的患者要加强监护,早期发现病情加重的倾向,早期介入和干预。第三,要在治疗新冠肺炎的同时,积极地治疗基础疾病。对于有基础疾病的新冠肺炎患者,我们一直坚持"一人一策"来制定和完善救治方案,加强多学科的诊疗和协作,进行对患者的精细化管理,来促进患者的全面康复。

为了做好医疗救治工作,一旦发生疫情的时候,我们都会选派高水平的专家团队,两年多来,在新冠肺炎患者救治特别是重症患者救治方面,我们培养了一批具有丰富临床经验的国家级专家,一旦发生疫情的时候,我们会选派高水平的专家团队,赶赴当地,与当地专家共同形成专家组。对于重症患者,以及有重症风险因素的患者,加强会诊,指导治疗。另一方面,我们坚持"四集中"原则,指导地方按照集中患者、集中专家、集中资源、集中救治的原则,将患者全部收治到高水平的定点医院进行治疗。同时,强化三级查房、分级护理以及疑难重症病例讨论等医疗质量安全核心制度的落实,对重症患者实施清单式管理,来确保医疗质量,保证患者的救治效果。谢谢。

中央广播电视总台央视记者:近期,国内同时段发生了多点散发和局部暴发的聚集性疫情,大家都非常关心"五一"假期我们还能否出游?谢谢。

李晓勇:谢谢您的提问。文化和旅游部坚决贯彻习近平总书记重要指示批示精神,落实党中央、国务院决策部署,坚持"外防输入、内防反弹"的总策略和"动态清零"的总方针,坚持常态化精准防控和应急处置相结合,坚决防止和避免"放松防控"和"过度防控"两种倾向,统筹做好文化和旅游行业疫情防控和假日市场工作。一是严格落实旅行社组团要求。要求旅行社严格执行《旅行社新冠肺炎疫情防控工作指南(第三版)》,不组团前往中高风险地区旅游,不承接中高风险地区旅游团队,不组织中高风险地区游客外出旅游。同时,严格落实旅行社企业暂停经营出入境团队旅游业务、暂停经营进出陆地边境口岸城市跨省团队旅游业务,以及跨省旅游经营活动管理"熔断"要求。二是严格做好旅游各环节的疫情防控管理。要求旅行社对旅游产品进行安全风险评估,合理控制团队规模,做好游客的信息采集、健康查验、体温监测。严格落实各地在交通、住宿、餐饮、游览、购物等方面的疫情防控要求。做好游客在乘车、入住、参观、就餐等环节的疫情防控提醒。

同时,我们也提醒广大游客:密切关注国内疫情动态和中高风险地区变化情况,不要前往中高风险地区旅游,提前了解出发地、目的地防控政策。出游期间自觉遵守戴口罩、测体温、查验健康码等当地疫情防控规定,与其他游客保持间距,避免聚集,避免在博物馆展厅等密闭公共区域内进食。就餐时使用公筷公勺。咳嗽、打喷嚏时,注意用肘部或纸巾遮掩。出现感冒、发热等症状时,应停止游览并及时就医。谢谢。

中国交通报记者:"五一"假期即将到来,请问今年假期的客流呈现什么样的特点?对假期公路网运行有什么样的预测?我们交通运输部门又有哪些出行建议?谢谢。

周旻:谢谢这位记者朋友的提问。2022年"五一"假期,从4月30日到5月4日,共五天的时间。随着假期的临近,人民群众的出行意愿较平日有所增强,休闲出游、返乡探亲需求有所增加,人员的集中流动性将进一步增大。

根据预测,假期客流主要呈现以下三个特点:一是客流量较去年明显下降。预计假期全国客运量1亿人次,日均2 000万人次,较2021年同期下降62%左右。二是客流呈现"两头高、中间低"的态势。预计假期客流高峰将集中在首日,达到2 250万人次,但较2021年下降61%左右。三是客流出行以"就地、就近出游"为主。受疫情形势和各地防控政策影响,假期群众旅游半径将较正常时期有明显减小。

您提到的公路网运行,我们预测将主要呈现出以下四个特点:第一,同比流量明显下降。预计假期全国高速公路日均流量为2 700万辆,同比降低49%左右。第二,较日常的拥堵有所增多。因为疫情防控需要,多地在高速公路收费站外广场、普通公路省界、市界等区域设置防疫检查点，再加上节日期间公众的出行较为集中，所以一些路段将会出现短时间拥堵或车多缓行的现象。第三，区域性差异较大。长三角区域流量将大幅下降，粤港澳大湾区、成渝地区预计流量相对较高。第四，潮汐性特征明显。假期公众出行将出现以区域中心城市为圆心的"本地游、周边游、短途游"潮汐性特征。

在出行方面的建议，我们建议大家在"五一"期间出行关注以下四个方面的情况：一是关注防疫政策。密切留意途径区域疫情防控要求，并严格做好自身防护。二是关注天气状况。及时了解出行地区的天气情况，认真检查车辆技术状况，驾车时注意减速慢行，保持安全车距，确保出行安全。三是关注拥堵情况。提前了解途经路线实时路况和高峰时段、易拥堵点等信息，提前做好规划，错时错峰出行。四是关注免通政策。今年"五一"假期7座及以下小型客车通行收费公路免收通行费。需要注意的是，高速公路免费通行以车辆驶离出口收费车道的时间为准。所以在此提示各位车主，合理安排时间，在免费时段结束前，可以就近选择附近的收费站驶离高速公路，避免赶时间，避免超速行驶。谢谢。

中央广播电视总台财经节目中心记者：受我国局部地区疫情的影响，"五一"假期期间有部分旅客的出行计划会临时变更，需要办理退票。请问针对这部分旅客，铁路部门有哪些举措？谢谢。

朱文忠：谢谢您的提问。如遇局部地区突发疫情，铁路部门将根据地方政府的防控政策，及时调整列车开行方案，停开、减开涉疫地区始发列车，采取缩短列车运行区段、优化列车运行径路、调整相关车站业务办理等临时性措施，主动规避，防止疫情通过铁路传播扩散。列车停运时，12306系统将向旅客发送短信通知，进行提醒。同时，我们会根据相关政策，及时出台免收退票手续费的措施，并向社会公告。旅客朋友可以通过互联网、自助票务终端、车站人工窗口等方式办理退票,铁路 12306 网站和手机客户端将提供 24 小时退票服务。谢谢!

封面新闻记者: 我们注意到,近期接连报告了多例死亡病例,请问这些死亡病例有哪些共同特点? 下一步将采取哪些措施来进一步降低重症和死亡的发生? 谢谢。

郭燕红: 谢谢这位记者的提问。近期,从这些死亡病例的报告来看,死亡病例的特点,一是年龄大,而且部分是高龄老人。二是合并多种的基础疾病,而且部分患者的基础疾病还是比较严重的。这也提示我们,在治疗新冠肺炎的同时,要特别重视基础疾病的治疗。从近期疫情死亡病例来看,不能把新冠肺炎等同于普通流感或者视作大号流感来对待。新冠肺炎可以说对公众尤其是老年人以及患有基础疾病的这些脆弱人群,还会带来严重的身体危害,也严重影响了公众的身体健康和生命安全。因此,我们必须要切实贯彻预防为主的新时代党的卫生与健康工作方针,立足于不感染和少感染,特别是有老人的家庭和养老机构,要防范将感染风险带入家庭或者养老机构。一旦发生疫情的时候,要尽可能让老人居家,养老机构要采取严格的闭环管理。为了避免重症和死亡,老年人更应当积极接种疫苗,同时要做好戴口罩、勤洗手、不聚集这些个人防护的基本措施。

下一步,我们将从以下几个方面来推动减少重症和死亡的发生:一是要注重识别重症的高危因素,推动治疗关口前移,通过早期干预和规范治疗,来减少轻症转为重症。二是要加强定点医院的建设,要选定综合能力强、救治水平高的医院作为定点医院。同时,对于定点医院,也要加强专科的诊疗能力,来提升他们对基础疾病的诊疗和护理水平。三是要积极推动多学科联合查房,对重症患者实施清单式管理,实施"一人一策"的个性化的诊疗方案。四是要严格落实疑难病例的讨论和死亡病例讨论这些核心的医疗安全管理制度,提高救治水平,保证医疗质量。五是要强调疫苗接种,特别是要加强老年人的疫苗接种,同时在工作当中也要加快推进治疗药物的研发。谢谢。

新华社记者:请问交通运输部在"五一"假期期间如何做好交通运输疫情防控及运输服务保障工作?谢谢。

周旻:谢谢您的提问。为确保人民群众"五一"假期安全、健康、便捷地出行,交通运输部今天上午印发了有关通知,部署做好"五一"假期的疫情防控和服务保障工作。在这里,我主要介绍几项重点的举措。一是落实落细疫情防控措施。我们要求相关经营单位要按规定对场站、交通运输工具进行通风消毒,严格查验旅客健康码,开展体温检测,提醒旅客全程规范佩戴口罩、落实"一米线"外等候要求。加强对一线从业人员健康监测和管理,严格落实个人防护要求,规范操作流程。同时,组织执法力量,采取线上、线下相结合的方式,强化重要场所、关键环节防控措施落实的督促检查。二是着力优化旅客运输服务。我们要求相关经营单位科学安排车船班次计划,强化重点区域运力投放和应急调度,减少人员聚集。对城市公共汽电车、城市轨道交通,加强重点线路动态监测,采取缩短发车间隔、开行区间车等措施,避免客流聚集,避免乘客长时间等待。针对节假日农村地区旅游探亲、返乡返岗等需求,优化客运组织,采取加密农村客运班线服务频次、灵活设置停靠站点、提供包车服务等措施,保障城乡群众出行需求。同时,积极开展联网售票、电子客票、定制客运服务,针对老幼病残孕等特殊旅客,提供更加便捷、贴心的服务。三是全力保障旅客的出行安全。我们要求各地交通运输部门与气象部门密切合作,密切关注恶劣气象预警信息,督促相关经营者做好防范应对,加强人员和物资储备,及时调整运营计划,确保旅客安全出行。与公安等部门联合执法,加强"两客一危"重点营运车辆、农村客运车辆的安全监管，强化高速公路出入口、重点场所、农村等重点区域执法检查，从严查处非法营运、违规上下客等违法行为。严格落实 24 小时值班值守，畅通利益诉求反馈渠道，全力维护行业人员的合法权益。

最后，借此机会，我也呼吁广大旅客，在"五一"期间要合理安排出行计划，错峰出行，减少前往人流密集的地方。在出行过程中，全过程戴口罩、勤洗手，保持合理社交距离，做好个人防护，我们共同守护平安健康的假期！谢谢！

中央广播电视总台 CGTN 记者：还是关于"五一"假期的问题，很多人还是有出行计划，想问人员流动对疫情会有什么样的影响？这些风险我们有哪些针对性的措施？如果确实需要出行，群众应该怎么做到安全有序出行？有哪些健康提示？谢谢。

吴良有：谢谢这位记者朋友的提问。当前，我国持续面临较大的外防输入压力，发生本土疫情的风险仍然较高，国内疫情多点散发与局部性聚集性疫情并存，地区间交叉输入的风险较高，疫情防控形势严峻复杂。对于"五一"假期出行和疫情防控，刚才李晓勇先生、周旻先生都已经做了介绍。各地要统筹做好假期疫情防控和人民群众正常出行的需求保障。要强化风险意识，根据当地疫情形势，科学引导群众安全有序流动，倡导本地游、周边游，降低疫情传播风险，有出游意向的公众，一定要密切关注国内疫情动态和中高风险地区的变化情况，不前往中高风险地区及其所在的县（区）旅游，提前了解出发地、目的地疫情防控政策。出游期间做好健康防护，科学佩戴口罩、勤洗手、少聚集，就餐时使用公筷公勺。出现发热、咳嗽等症状时，应该停止旅游活动并且及时就医，排除新冠病毒感染的风险，避免造成疫情传播。大家共同维护来之不易的疫情防控成果。谢谢！

中新社记者：即将到来的"五一"小长假，旅客出行可能会有所增加，铁路部门在运力安排方面有哪些举措？如何做好铁路站车疫情防控工作？对于乘坐火车出行的旅客，您有哪些提示？谢谢。

朱文忠：谢谢您的提问，下面我介绍一下铁路"五一"小长假运输安排。2022年铁路"五一"小长假运输从今天启动，到5月5日结束，为期8天。受疫情影响，我们预测客流总体处于低位运行，全国铁路预计发送旅客3 200万人，日均发送旅客400万人。但是，低风险地区的中短途探亲、旅游客流预计较平时略有回升。为满足旅客节日期间出行需求，中国国家铁路集团有限公司统筹疫情防控和旅客运输，精心制定了工作方案，精准化、差别化、快速化做好客运服务供给。一是精准化安排列车开行。密切关注全国各地疫情防控政策调整和客流变化情况，依托12306系统大数据开展预测分析，动态优化列车开行，实施"一日一图"，精准满足旅客出行需求。二是差别化服务不同需求。针对受疫情影响不同省际、城际、市域，采取不同的供给策略，做好低风险区域热门线路的运力增配，组织相关铁路局重点增加珠三角、成渝、云贵等地区中短途运力。三是快速化应对突发客流。我们储备了充足运力，安排了一定数量的热备动车组，完全能够满足旅客出行需求。在符合疫情防控要求的前提下，可以根据客流启动快速响应机制，随时加开列车，方便旅客假日出行。

为保障广大旅客平安有序出行，中国国家铁路集团有限公司坚持"外防输入、内防反弹"总策略和"动态清零"总方针，继续实行涉疫地区限流措施，从严从紧落实旅客乘车全流程疫情防控要求，加大铁路站车疫情防控力度，严控列车载客率，严格落实测温验码、分散候车、通风消毒、预留隔离席位等站车防控措施，推广刷脸进站、扫码点餐等无接触式服务；强化旅客乘降组织，动态增加验证安检通道，充分发挥自助化、智能化设施设备服务优势。

平安有序出行，是铁路部门和广大旅客的共同心愿，借此机会，我也想提示广大旅客，出行前，请主动了解出发地和目的地疫情防控政策，在旅途中请做好个人健康防护，全程规范佩戴口罩，减少聚集走动，保持安全距离，积极配合铁路部门落实各项防疫措施，共同维护安全健康旅行环境。谢谢！

中国日报记者：请问文化和旅游部针对"五一"假期文旅市场的疫情防控和产品供给有哪些举措？谢谢。

李晓勇：谢谢您对文化和旅游工作的关心。当前，国内疫情防控形势严峻复杂，为做好"五一"假期文化和旅游行业疫情防控和假日市场工作，文化和旅游部印发通知文件，召开电视电话会议，发布旅游热点防疫预报，对疫情防控和假日市场工作进行全面部署。除了上面提到的针对旅行社的疫情防控要求外，我们还将落实好"四个要求"。一是落实好疫情防控措施要求。要求公共文化单位、博物馆、旅行社等文化和旅游经营单位按照《新冠肺炎疫情防控工作指南》，落细落实查验健康码、测温、规范佩戴口罩、通风换气、清洁消毒等防控要求；落实配足防疫物资、加强员工健康监测和管理、加大疫情防控宣传引导等要求。落实公共文化单位、文化和旅游经营场所"限量、预约、错峰"开放要求，人员接待上限按照当地党委、政府要求执行，不搞"一刀切"。二是落实好产品和服务供给要求。各地将在落实好疫情防控要求的前提下，加大优秀文化产品和优质旅游产品供给。用好信息技术，促进线上线下融合，提供更多线上演播、云展览、云旅游等非接触、少聚集的产品与服务。指导 A 级旅游景区、星级饭店对照标准，规范服务流程，提高服务质量。图书馆、文化馆（站）、美术馆、博物馆等公共文化机构，原则上暂停、缓办聚集性群众文化活动，在严格落实疫情防控要求前提下，保障开放时间和服务质量。三是落实好应急处置工作要求。指导各类公共文化单位、文化和旅游经营单位完善疫情防控应急预案,强化应急演练,妥善处置异常情况。各级文化和旅游行政部门要加强与卫生、公安、工信等部门沟通,完善监测预警、信息通报等机制,形成工作合力。一旦发现疫情,迅速启动应急机制,在当地党委政府统一领导下,会同相关部门做好流调溯源、游客安置和疏散、环境消杀等工作,坚决防范疫情扩散。四是落实好监督检查和宣传引导要求。发挥各级文化市场综合行政执法力量,全面加强监督检查,排查疫情防控漏洞和隐患,针对发现的问题,指导督促各类文化和旅游经营单位立行立改。通过各级各类媒体和新媒体平台加大宣传提示,引导公众自觉遵守戴口罩、测体温、查验健康码等措施要求,养成规范良好的防疫习惯。谢谢。

澎湃新闻记者: 请介绍一下咱们国家新冠病毒疫苗最新的接种情况,尤其是 60 岁以上老年人的接种进展情况是怎么样的? 谢谢。

吴良有: 谢谢你的提问。根据国务院联防联控机制部署,国家卫生健康委继续指导各地积极稳妥推进新冠病毒疫苗接种工作。截至 4 月 27 日,全国累计报告接种新冠病毒疫苗 333 855.5 万剂次,接种总人数达 128 464.6 万人,已完成全程接种 124 941.3 万人,覆盖人数和全程接种人数分别占全国总人口的 91.12%、88.62%。完成加强免疫接种 74 859.6 万人,其中序贯加强免疫接种 2 955.8 万人。60 岁以上老年人接种覆盖人数达 22 691.6 万人,完成全程接种 21 503.7 万人,覆盖人数和全程接种人数分别占老年人口的 85.94%、81.44%。加强免疫接种已完成 15 992 万人。

目前,新冠病毒疫苗接种总体进展顺利,加强免疫工作正在有序开展,针对 60 岁以上老年人接种速度也在明显提升。即将过去的一周是世界卫生组织确定的世界免疫周,4 月 25 日是"全国儿童预防接种日",为进一步指导各地统筹做好新冠病毒疫苗接种的组织实施,前期我们专门作出了部署,要求各地深入学校、乡村、养老院等,加大宣传力度,丰富宣传形式,加强部门协作,帮助大家更加客观科学地认知接种疫苗的重要性和必要性,用科学数据、用事实来证明,加快新冠病毒疫苗接种是保护生命的重要途径,在此也希望媒体朋友们多支持多开展疫苗接种科普宣传工作,大家共同努力,进一步提升重点人群、老年人群的新冠病毒疫苗接种率。谢谢大家!

每日经济新闻宏观频道记者: 请问当前疫情形势下,各医疗机构如何保障群众正常就医?尤其是在"五一"假期的就医需求。谢谢。

郭燕红: 谢谢这位记者的提问。当前全国新冠肺炎疫情的形势呈现多点散发和局部地区出现规模性疫情的相交织的态势,所以防控形势还是依然严峻复杂,部分地区的医疗机构也受到了疫情的一定程度的影响。保障群众的日常医疗,特别是急危重症的救治,一直是我们高度重视的一项工作。国家卫生健康委专门就此项工作对各地进行了部署和指导以及督促,要求各地统筹做好疫情防控和正常医疗的保障工作。

"五一"假期将至,我们要求,一方面要合理安排好医疗服务,做好假期的值班和值守工作。医疗机构要严格落实假期期间值班要求和领导的代班制度,做好节假日期间的医疗服务安排和人力保障,特别是要保证急诊24小时开放,不得出现停诊和拒诊的问题。另一方面,要统筹疫情防控和正常医疗服务,来全力满足人民群众正常的医疗服务需求。我们要求医疗机构要严格落实首诊负责制和急危重症的抢救制度,不能以任何理由推诿、拒绝和延误诊疗,要确保需要紧急救治和常规接续治疗的患者都能够得到及时的医疗服务。

一是要求医疗机构在急诊、抢救室、手术室和病房设立缓冲区域,对于核酸检测结果不明的一些急危重症患者,要及时救治,相关医务人员在做好个人防护的基础上,给予患者及时的治疗。对于像血液透析患者、放化疗的肿瘤患者,包括孕产妇和新生儿这些特殊群体,要实施精细化的分类服务,切实保障他们能够得到常规和连续的医疗。需要长期药物治疗的慢性病患者,按照最长不超过12周的要求,延长处方量,最大限度地满足患者的用药需求。二是对于发生疫情的地区,要全力做好封控区、管控区的医疗服务保障,要安排医疗团队对有需求的人员提供咨询和评估,需要外出就医的,由社区点对点接送,达到闭环管理。三是要加强医疗机构的科学精准防控,做到"非必要不封控",不能因为疫情的处置,对医疗机构一关了之、一封了之。对于确需采取封管控措施的医疗机构,要迅速启动应急机制,切实保障急诊、血液透析室、手术室、重症监护室、分娩室等重点科室服务的连续性,尽最大可能来减少疫情防控对于医疗机构正常诊疗服务的影响。要通过这些措施,确保急危重症的患者救治有保障,慢性病的患者用药有供应,患者的常规医疗服务能够有渠道。谢谢大家!

红星新闻记者: 当前,货运保通保畅工作进展如何?今年"五一"期间尤其是疫情发生的地区,货运保通保畅工作作了哪些部署?

周旻: 谢谢这位记者朋友的提问,这是一个社会普遍关注的问题。4月18日,全国保障物流畅通促进产业链供应链稳定电视电话会议召开后,交通运输部认真贯彻落实会议精神,会同有关部门迅速行动,聚焦突出问题,强化统筹调度,全力以赴做好物流保通保畅工作。一是迅速组建工作机制。会同有关部门成立了物流保通保畅工作领导小组,建立了运行规则、每日调度、问题督办、信息发布、一事一协调等制度。各省(直辖市、自治区)也都成立了相应的工作机制,协同落实各项任务安排。二是细化实化工作举措。制定出台重点物资运输车辆通行证、货车司机"白名单"管理、物资中转站建设等制度,24个省份启用了全国统一式样的通行证,16个省份出台了物流保通保畅具体举措。同时,加强重点产业链供应链"白名单"企业物流服务保障,及时协调解决重点物资运输需求。三是着力解决突出问题。建立物流保通保畅工作清单体系,明晰各方工作责任,加强对长三角、珠三角、京津冀等重点区域的专题调度,针对突出问题,实行挂图作战、办结销号。实行7×24小时值班值守,自4月18日以来已协调解决货车司机通行遇阻等问题700余项。四是切实保障干线路网畅通。组织开展高速公路收费站和服务区、港口码头、航道船闸关停自查自纠,推动优化防疫检查点设置和工作流程。截至目前,交通大动脉已基本打通,港口航道网络畅通有序。4月27日,全国高速公路临时关闭的收费站和服务区占比分别是0.07%和0.32%,也就是说,全国共10 801个高速公路收费站,临时关闭了8个;全国共6 618个服务区,临时关闭了21个。与4月18日相比,全国高速公路货车通行量上升了13.33%,全国铁路货物发送量、公路货运量分别增长了8.93%和9.5%。主要港口完成货物吞吐量基本持平,邮政快递业务量增长了13.77%。五是强化重点地区物流保障。在上海及周边地区启用3个应急物资中转站,全力保障民生物资、重点供应链产业链企业生产物资运输。对上海港集卡车辆实行全链条闭环管理,确保上海港集疏运通畅。与4月18日相比,4月27日高速公路入沪货车增长37.48%,出沪货车增长了37.38%。上海港运转有序,船舶接卸作业正常,日均吞吐量上升至10万标箱以上。

经过各方共同努力,目前物流不通不畅的问题总体得到缓解,但部分地区仍存在货车通行管控措施层层加码、物流微循环不畅等问题。"五一"假期及今后一段时间,为保障发生疫情地区民生物资供应,保持人民群众生产生活平稳有序,交通运输部将充分发挥物流保通保畅工作领导小组办公室作用,进一步加强部门协同和跨区域联动,指导各地切实保障交通干线的畅通,推动有关部门和各地一起规范健康码管理,深入推进健康码全国互认、一码通行、码卡融合、规范赋码,防止和杜绝地方擅自赋码、"层层加码"等现象,精准实施货车通行管控,提升通行效率,畅通城乡物流微循环,全力以赴做好涉疫地区民生物资和重要生产物资运输保障。谢谢!

南方都市报记者:个人是疫情防控的重要环节,还有两天就是"五一"假期了,请问文化和旅游部的李晓勇先生,文化和旅游部对假日出游的旅客有什么样的提醒?另外,如果出游过程中遇到了过度防控的问题,您有什么建议?谢谢。

李晓勇:谢谢这位记者朋友的提问。"五一"假期即将到来,文化和旅游部提醒广大游客,要把疫情防控牢记在心,重安全,讲文明。

一是密切关注国内疫情动态和中高风险地区变化情况,不要前往中高风险地区旅游。请广大游客提前了解出发地、目的地防控政策。提前关注旅游、公安、交通、气象等部门发布的出行提示,合理规划出游线路,错峰出行。提前了解旅游景区、博物馆门票预约、客流限制等措施,做到能约尽约。出游期间要自觉遵守戴口罩、测体温、查验健康码等疫情防控规定,与其他游客保持间距。掌握必要的安全知识、急救常识,准备必要的常用药品,建议购买旅游意外保险。二是切勿前往不具备开放接待旅游者条件的区域,确保人身安全。请广大游客根据个人年龄、健康、心理等状况,量力而行、谨慎参与高空、高速、探险等高风险项目,在专业人士指导下进行划船、漂流、浮潜、深潜等涉水活动。在山区、河谷等区域要防范山体滑坡、落石、泥石流、山洪暴发等安全风险。乘坐公共交通工具不要携带违禁物品,掌握紧急逃生正确方法,自驾游要杜绝疲劳驾驶和酒后驾车。严格遵守消防安全管理规定,注意防火避灾,防止引发火灾事故。三是出游期间遵守文明行为规范,遵守旅游景区相关规定。请广大游客积极践行"光盘行动",按需点餐,避免浪费;保护环境,不污染水源,不乱丢垃圾,不践踏绿地花丛,不刻画攀折树木;不随意投喂、伤害动物,不购买濒危野生动植物及其制品;树立文明意识,遵守公共秩序,爱护公共设施,弘扬文明新风尚。谢谢。

凤凰卫视记者: 前不久,国务院对保障物流畅通促进产业链供应链稳定进行了部署,也建立了相关的工作机制,请问铁路部门采取了哪些措施,保障国计民生的物资运输? 谢谢。

朱文忠: 谢谢您的提问。中国国家铁路集团有限公司迅速贯彻落实党中央、国务院关于做好物流保通保畅工作的部署要求,采取多项措施,全力保障疫情防控物资和电煤、石油、粮食、化肥等关系国计民生重点物资运输,保障重点企业原材料、产成品运输,为维护国家能源、粮食安全和产业链供应链稳定多做贡献。一是加大运力投放。统筹用好大秦、唐包、瓦日、浩吉等主要货运通道和六大繁忙干线,提供充足运能。二是优化运输组织。科学调度机辆装备和人员,对国计民生重点物资实行"五优先"(即优先受理、优先承运、优先配车、优先装车、优先挂运),加强途中运行盯控,做到应装尽装、快装快运。三是加强两端衔接。与地方政府和重点企业加强沟通协调,及时掌握防疫物资、生活物资、生产资料等运输需求,精准制定运输方案,用好铁路专用线,提升装卸车效率,打通"最后一公里"。四是强化国际联运。加强中欧班列、西部陆海新通道班列、中老铁路国际列车运输组织,提升铁路口岸站过货能力,维护国际产业链供应链稳定畅通。同时,铁路部门将严格落实人、物、设备、环境同防措施,坚决切断疫情通过铁路输入的链条。谢谢!

主持人: 谢谢以上几位嘉宾。今天的发布会,相关部门的嘉宾介绍了近期从严从实抓好疫情防控工作有关情况。"五一"假期临近,也希望大家能够始终坚持做好个人防护,减少不必要的聚集,祝大家度过一个平安健康的假期。后续我们还将继续召开新闻发布会,欢迎大家继续关注。今天的发布会到此结束,谢谢大家!

国务院联防联控机制就时不我待、科学精准，抓实抓细疫情防控工作举行发布会

（第 175 场）

一、基本情况

时　间　2022 年 5 月 6 日

主　题　介绍时不我待、科学精准，抓实抓细疫情防控有关情况

发布人　教育部高等教育司司长、一级巡视员　宋毅

国家卫生健康委疾病预防控制局副局长　吴良有

国家卫生健康委疫情应对处置工作领导小组专家组组长

梁万年

主持人　国家卫生健康委新闻发言人、宣传司副司长　米锋

二、现场实录

主持人：各位媒体朋友，大家下午好！欢迎参加国务院联防联控机制举办的新闻发布会。

5 月 5 日，世界卫生组织表示，2020 年和 2021 年，全球与新冠肺炎大流行直接或间接相关的全部死亡人数约为 1 490 万。目前，全球疫情仍处于高位，病毒还在不断变异。5 月以来，全国疫情防控形势整体趋稳，日新增本土确诊病例和无症状感染者继续下降。截至目前，21 个省（自治区、直辖市）和新疆生产建设兵团全域为低风险地区，但仍存在反弹风险，疫情防控形势依然严峻复杂。

要毫不动摇坚持"动态清零"总方针,不麻痹、不厌战、不侥幸、不松劲,加快局部聚集性疫情处置,坚决做到应检尽检、应隔尽隔、应收尽收、应治尽治,协调联动核酸检测、流行病学调查、隔离转运和社区管控等重点环节,确保感染者和风险人群及时排查出、管控住,阻断疫情传播扩散。要从严落实常态化疫情防控举措,把人、物、环境同防要求落实到位。要继续做好个人防护,推进新冠病毒疫苗接种工作。截至5月5日,全国累计报告接种新冠病毒疫苗33亿4 970.2万剂次,完成全程接种的人数为12亿5 104.2万人。今天发布会的主题是:时不我待、科学精准,抓实抓细疫情防控有关情况。我们请来了:教育部高等教育司司长、一级巡视员宋毅先生;国家卫生健康委疾病预防控制局副局长吴良有先生,国家卫生健康委疫情应对处置工作领导小组专家组组长梁万年先生;请他们就大家关心的问题共同回答媒体的提问。下面,请记者朋友举手提问,提问前请先通报所在的新闻机构。

中央广播电视总台央视记者:4月份,全国累计报告本土感染者超过了55万人,现在进入到5月份以后,全国情况如何?将会有哪些发展趋势?谢谢。

吴良有:谢谢您的提问。4月中旬以来,我国疫情整体呈持续波动下降态势,"五一"假期期间全国疫情形势总体平稳,4月30日到5月5日,全国日均新增报告感染者5 800余例,较高峰期下降80%。上海市疫情近期每日新增感染者数持续下降,疫情防控形势持续趋稳;吉林省疫情仍处于扫尾阶段,隔离点和封控区以外的风险已经基本控制;北京市疫情通过区域核酸筛查和密接排查管控,扩散风险已有所降低;江西省南昌市疫情已得到有效控制,但上饶市疫情需要加大筛查和管控力度;辽宁、浙江、河南等地近期新发感染来源不明的疫情,存在隐匿传播风险,溯源调查和管控防范难度增大。目前,全国疫情整体形势有所好转但仍复杂严峻,存在反弹风险,需要加快局部聚集性疫情处置,及时完善防控措施,做好疫情应对准备。

"五一"假期期间,国家卫生健康委会同相关部门指导各地科学引导群众安全有序流动,减少因人群聚集造成的疫情传播风险。下一步,我们继续指导各地抓紧抓实疫情防控工作,从严落实常态化疫情防控举措,对发生本土聚集性疫情的地区加快排查并有效管控风险,尽早阻断疫情的社会面传播,坚决筑牢疫情防控屏障。谢谢。

封面新闻记者:国家卫生健康委日前提出,我国疫情防控进入到全方位综合防控"科学精准、动态清零"的第四个阶段。请问与前几个阶段相比,这一阶段最大的不同是什么? 谢谢。

梁万年:谢谢你的提问。从 2020 年以来,我国的新冠肺炎疫情防控大体上分为四个阶段。第一阶段,突发疫情应急围堵阶段,这一阶段主要是对突如其来的新冠肺炎疫情,是一场遭遇战,打的也是一场阻击战。但是中国坚持"内防扩散、外防输出"的总策略,用 3 个月左右的时间取得了武汉保卫战的决定性成果,也为世界赢得了宝贵的时间,提供了经验。第二阶段,我们称之为常态化疫情防控探索阶段。在这个阶段,核心是坚持"外防输入,内防反弹"这个总的策略。在这个总策略指导下,对中国本土所出现的零星散发病例和局部的聚集性疫情,以核酸检测为中心来扩大预防,一般是用 2 到 3 个潜伏期,就能把零星病例和局部的聚集性疫情控制住。第三阶段,我们称之为全链条防控的"动态清零"阶段。在这个阶段,特别强调快速和精准,主要是针对德尔塔变异株相关的特征来采取相应的管控措施。一般我们是在一个最长潜伏期就能把疫情给控制住。第四阶段,也就是当前,从今年的 3 月份以来,我们正在进入全方位综合防控"科学精准、动态清零"阶段。这个阶段除了要强调快速精准以外,更强调综合性,也就是采取一些综合性的防控措施,包括对传染源的管理、传播途径的快速阻断、保护易感人群,这些措施要进行有效组合和叠加,实行尽锐出击,采取最严格、最彻底、最坚决果断的措施,来阻止疫情的社会面传播。在第四阶段,也就是"科学精准、动态清零"阶段的主要特征,和前面三个阶段的区别或者主要的特征有:一是以变应变。针对奥密克戎变异株的特征,我们优化完善相应的防控措施,及时从应对德尔塔变异株疫情防控,到应对奥密克戎变异株上,落实人、物、环境同防等措施。二是以快制快。切实落实"四早",疫情发现早期的手段在升级,也就是我们如何确实做到早发现。针对奥密克戎变异株无症状感染比例高、隐蔽性传播强等特点,要做好发热门诊的监测、重点人群的应检尽检;对疫情信息要做到"逢阳必报、逢阳即报、接报即查",向科技要效率,利用"抗原筛查+核酸检测"模式,将疫情防控前线再移一步。三是隔离收治能力再增强。针对奥密克戎变异株可在短时间内产生大量的病例,可能会引发防控资源需求的快速增加的情况,来切实做好定点医院、方舱医院、隔离点的准备,确保疫情发生后能快速扩容,满足需要。四是分类收治机制再健全。按照《新型冠状病毒肺炎诊疗方案(试行第九版)》及时准确分类分型和相关的收治工作。比如有肺炎表现、基础疾病、高风险因素、一老一小等群体感染者,都收治在定点医院;对轻症和无症状感染者,收治在方舱医院;治愈出院或者出舱者直接转入居家医学观测,最大限度地减少轻症和无症状感染者挤占日常医疗资源的情况。五是疫情处置再提速再聚焦。第一时间统筹调配风险人群管控、检测、流行病学调查、转运、隔离、收治等各方面的力量,使防控链更加有效协同。在防控措施上,一开始就把社区防控摆在重要的优先位置,在流行病学调查工作方面,坚持"三公(工)"协同,公共卫生人员、工信人员和公安人员实行有效协同,强化人群聚集场所特别是养老院、工厂、工地、学校等管理和防控,确保弱势人群能及时收治,中西医结合治疗,尽最大努力防止重症和死亡的风险。在疫情处置管理上,更加高效协同,信息联动,集中办公应对。同时强化基础力量,落实四方责任。以小区为单位,落实分级分区的精准防控。同时,在这一阶段,也高度重视疫情期间群众的正常医疗用药需求保障,要求各级综合医院、儿童医院、妇幼保健院等正常开展医疗服务工作,畅通群众的就医渠道,安排好慢性病和急危重症的就医。谢谢。

新华社记者: 我们知道3月份以来,多地高校全面实行了线上教学,学生原来主要依靠线下教学的实践课和实验课怎么上?教育部怎样考虑呢?谢谢。

宋毅: 感谢您的提问,这是一个大家普遍关心的好问题。实验、实践课是高校教学的重要内容,疫情以来各地各校创新开课方式,充分挖掘各类在线实验实训和虚拟仿真平台资源,通过慕课、现场直播、虚拟仿真等方式开展实验、实践教学,开展了大量积极有效的探索实践。比如说南京大学通过线上线下相结合的方式,疫情期间录制《生物化学实验》相关慕课,让学生线上观看实验操作视频,开学后再进行实验操作,探索了实验教学新模式;再比如清华大学根据学生的实际情况设计可以居家进行的实验,通过邮寄方式为学生提供实验器具,通过视频方式在线指导做实验;今年同济大学依托虚拟仿真实验教学中心平台和"实验空间"部署了52项虚拟仿真实验,平台用户达1.7万人,虚仿软件学习达到5.6万人次。所以,经过近三年大规模在线教学的实践考验,多数高校在组织实验课、实践课教学方面,都已经有了比较成熟的经验。

从2013年开始,教育部就开始推动全国高校探索虚拟仿真实验教学资源建设。2017年以来已经遴选出728门虚拟仿真实验一流课程。2018年,上线了"实验空间"虚拟仿真实验教学平台,为全国高校提供了虚拟仿真课程开放共享服务,这个平台上线的虚拟仿真实验课程已经达到3250多门,涵盖了61个专业类。平台上线以来,对支撑疫情期间高校实验教学发挥了重要作用。今年3月下旬,"实验空间"平台应吉林省教育厅要求,对吉林省高校2 200多名师生开展培训,吉林大学、延边大学、长春建筑学院、长春师范大学等高校已经陆续开始依托实验空间开展线上实验教学,全省在线实验达到16万人次。我们计划在6月份,"智慧高教"平台二期建设增设虚拟仿真实验板块,我们也希望各地各高校能够广泛关注,积极用好虚拟仿真实验课资源,满足我们线上教学的在线教学实验、实践的需要。谢谢。

中央广播电视总台财经节目中心记者: 近一年以来,我国多个边境小城市疫情出现了反复,人们的生产生活受到了较大的影响,请问这些相对脆弱、偏远的地方,应该如何统筹兼顾好疫情防控和人们的生产生活?谢谢。

梁万年: 谢谢您的问题。在疫情防控进入常态化以后,境内的疫情均是来自于境外的,特别需要在"外防输入"上下更大的功夫,加强口岸城市的源头管控,加强入境人员,包括进口冷链食品、物品的风险防范,来落实高风险岗位人员防范措施,织密扎牢"外防输入"的防线,是非常重要的,所以需要在以下几个方面进一步加强和发力。

一是要继续坚持"动态清零"总方针,完善口岸城市疫情防控机制。现在要求口岸城市要专门建立口岸防控的专班,在当地的联防联控机制下,各部门加强配合,压实属地、行业、部门、单位的主体责任,明确各环节职责分工和责任人,来落实各项防控措施。也就是说,要改变将口岸城市整体作为一个管控区实行严格管控的现状,可以在有条件的口岸城市设置疫情防控的缓冲区,实行分区差异化管控措施。缓冲区内实行较为严格的疫情防控的管理,缓冲区外地区实行常态化的管控措施。

二是加强监测预警体系的能力建设。人、物、环境切实同防,加强高风险岗位和相关从业人员的检测,特别是"抗原筛查+核酸检测"的联合使用,强化多渠道的监测预警。

三是提升口岸城市的防控和应急处置能力。加强疾控机构、定点医院、发热门诊、基层医疗卫生机构、集中隔离点的建设和准备,切实落实"四应四尽"。同时,提升人群的免疫接种覆盖率,加强疫情防控的信息化建设,做好应急预案和相应的培训演练。

四是口岸城市应将疫情防控和民生保障同步进行研究,同步进行部署,公布并畅通民生保障热线,及时解决和主动回应群众的关切,保障群众的基本生活,让疫情防控措施更有温度。谢谢。

每日经济新闻宏观频道记者:请介绍一下我国新冠病毒疫苗最新的接种情况,尤其是 60 岁以上老年人接种进展情况是怎么样的?谢谢。

吴良有:谢谢这位记者朋友的提问,根据国务院联防联控部署,国家卫生健康委继续指导各地推进加强新冠病毒疫苗的接种工作。截至 5 月 5 日,全国累计报告接种新冠病毒疫苗 334 970.2 万剂次,接种总人数达到 128 604.9 万人,已完成全程接种 125 104.2 万人,覆盖人数和全程接种人数分别占全国总人口的 91.22%、88.74%。完成加强免疫接种 75 672.3 万人,其中序贯加强免疫接种 3 175.8 万人。60 岁以上老年人接种覆盖人数达到 22 768.1 万人,完成全程接种 21 562.4 万人,覆盖人数和全程接种人数分别占老年人口的 86.23% 和 81.67%,老年人群加强免疫接种已完成 16 232.4 万人。

近期国内疫情防控形势严峻复杂,实践证明,接种新冠病毒疫苗对预防重症和死亡等方面有良好效果。目前新冠病毒疫苗接种总体顺利,加强免疫正在有序开展,老年人群接种率也在不断提高。我们将进一步加强接种组织实施,统筹做好疫情防控和新冠病毒疫苗接种工作。也希望大家积极配合,按程序及时完成疫苗接种。谢谢。

香港中评社记者：在 4 月 29 日的发布会上，国家卫生健康委负责人介绍，针对传播速度快、隐匿性强的奥密克戎变异株，要以"空间换时间"，把社区防控摆在重要位置，请问为什么要高度重视社区防控以及社区应该如何做好防控，尽快控制疫情传播呢？谢谢。

梁万年：谢谢您的提问。第一个方面，我们国家整个防控的总方针是"动态清零"，和其他一些国家不同的是，社区是我们防控的前沿阵地，是我们的第一道防线，而有些国家的第一道防线在医疗卫生机构。社区是我们的前沿，是各项防控措施落实的最基本的单元。可以说，如果社区防控做得不好的话，疫情就不可能控制住。就如同水龙头关不住的话，就会有源源不断的水流出，所以社区防控是非常重要的。第二个方面，我们国家出现疫情的时候，整个区域当中，除了区分相关的高、中、低风险区划分以外，在防控措施和策略上，主要是分区分级管理，把社区作为基本单元，划分成封控区、管控区和防范区，实行不同的防控措施和策略。这些措施的落地，主要是靠社区完成的。第三个方面，疫情防控是一个系统工程，是一场人民战争。社区的治理体系、组织协调能力、管理水平，包括一些具体的防控做法，都是决定防控成效的关键要素。由于我国幅员辽阔，城乡差异比较大，社区间的条件和能力差别也比较大，有些地方的社区防控往往是一个地方的短板和弱项。所以，必须要加以重视。

两年多的防控实践已经证明，做好社区防控，就可以有效地阻断疫情的传播，尽快实现"动态清零"。关于如何做好社区防控。首先，应该进一步明确社区防控的战略目标。一是要确保各项防控措施做细做小做实，切实落地。二是要保证在疫情防控期间，社区居民的正常生活。三是要广泛发动群众，积极参与防控工作，要做好相关的沟通和政策，包括健康知识的宣传教育工作。其次，要进一步夯实社区防控的组织体系和防控网络。一是要落实四方责任。在一个社区当中，政府、社会、单位和个人这四方责任要有效落实。二是要充分发挥居委会、村民委员会、公共卫生委员会、志愿者组织等作用。三是要组织机关干部切实下沉社区，实行分片包干。四是要发挥好社区的乡镇卫生院、社区服务中心、村卫生室、社区卫生服务站医务人员的作用。再次，要进一步提升社区防控能力。一是要做好预案，要应对不同流行态势下、不同防控状态下的应急预案，并且加强培训和演练。二是要开展相关督导和考核，广泛开展创建"无疫小区"的工作。三是压实社区内的企事业单位的责任，提前布局防控措施，特别是在出现聚集性疫情和局部暴发的时候，企事业单位的早期防控布局就显得非常重要。四是对重点人群、重点地区、重点单位给予更多的关注，特别是对老年人、对人群密集的场所和机构，要更加注重。最后，要做好社区管控，主力军还是社区一线的工作人员，要对他们进一步关心关爱，采取更多的务实、贴心、暖心的举措，做好一线工作人员的工作和生活保障，合理调配人力资源，合理安排工作班次，同时加强后备力量的储备，解决好一线人员的后顾之忧，做好他们的坚强后盾。谢谢。

主持人：谢谢，时间关系我们最后再提两个问题。

红星新闻记者：奥密克戎变异株传染性强，隐匿性强，发生疫情后多地实施了全域静态管理，势必对生产生活造成负面影响。请问什么情况下可以实行全域静态管理？如何更好做到科学精准？

梁万年：谢谢你的提问。首先我想说的是，"动态清零"并不意味着是全域静态管理。恰恰相反的是，"动态清零"追求的目标之一就是尽可能避免全域静态管理。当前，针对奥密克戎变异株的特点，一方面要强化快速、果断、彻底地采取相关防控措施；另一方面要强化精准科学防控，最大限度地平衡好疫情防控和社会经济发展、正常生产生活之间的关系，要防止层层加码、"一刀切"的做法。既要防止不作为、慢作为，也要防止乱作为、层层加码。

原则上来说，在疫情早期，传播链条清晰、风险可控的情况下，没有必要采取全域静态管理。但是，当出现广泛的社区传播，传播链条不清楚，也就是传染源和感染者之间，包括密切接触者之间的关系不清晰，出现暴发流行和规模性反弹的风险较大的情况下，要综合考虑疫情的特点、所处的阶段、防控的能力、社会经济水平、人口特征这些因素，来决定是否采取更为严格的防控措施，比如说静态管理，以及静态管理的具体区域大小、范围、时间和管理的力度等措施。由此可见，落实"四早"、落实"四方责任"，我们就可以有效避免全域静态管理。

关于如何更好做到科学精准防控这个问题，我们还是要在坚持"外防输入、内防反弹"的总策略、坚持"动态清零"总方针的指导下，继续坚持行之有效的防控措施的基础上，在当前特别是针对奥密克戎变异株的流行状况，努力做好以下几个方面的工作：一是进一步强化疾病监测工作。监测是早发现的一个非常有力的手段，监测工作做好，发现患者就越早，越早我们就越主动，特别要做好重点人群、重点场所、重点机构的监测管理，要利用好"抗原筛查+核酸检测"的有效组合这种监测手段，尽可能早发现感染者，并且防患于未然。二是要做好相关应急准备，做好应对不同疫情场景下的应急预案，加强相关人员的培训和演练。特别是要做好方舱医院、定点医院、隔离场所和相关防控物资的准备。也要做好在疫情防控期间如何保障社区老百姓正常生活的保供准备和相关预案，以空间来换时间。三是在防控措施上，要分清优先次序，明确主攻方向。从一开始，就要把社区的防控放在更加优先的位置，第一时间把风险人群控制在管控范围。在疫情处置上要更加高效协同，以快制快，确保核酸检测、流行病学调查、隔离转运、隔离收治和社区管控这些环节的相互协调联动。另外，各系统、各类信息应该加强联动，确保各项工作要求第一时间抵达基层。谢谢。

财新周刊记者：3月28日，国家高等教育智慧教育平台正式上线，平台上线对疫情期间的在线教学发挥了什么作用？谢谢。

宋毅：感谢您的提问。上线国家高等教育智慧教育平台，我们也叫"智慧高教"平台，是今年教育部实施教育数字化战略行动的一个重要举措。3月份上线以来，受到广大师生的热烈欢迎。截至5月5日，平台的总浏览量超过了1 000万人次，有超过90%的平台上的课程被点击学习。为广大在校生和社会学习者提供了"一站式搜索全网好课"的服务，平台的访问用户覆盖了除中国以外的美国、英国、日本、澳大利亚、巴西、南非等六大洲136个国家。"智慧高教"平台统计显示，与本次疫情反复前相比，受疫情影响较严重的吉林、上海两省（市）在基于慕课应用的定制课程教学中，线上教学活动显著增加。比如清华大学和吉林大学携手面对突发疫情，云端协作，面向吉林大学本科生开设了10门融合式课程教学的"克隆班"，为学生线上学习提供优质的学习资源。上海交通大学调动一切可以用的资源服务在线教学，云上作业、在线助教、中续课堂、教学战"疫"给同学们带去了别开生面的网课。上海理工大学优化线上线下混合式教学方案，教学方法、教学模式不断完善，打造"线上同步课堂"。

据统计，截至5月5日，吉林、辽宁、内蒙古、上海四个省（自治区、直辖市）所有高校已全面实施线上教学，北京、河北、江苏、山东等8省（市）部分高校转为全面线上教学。经过疫情考验，高校在线教学管理应对能力明显提升，在线教学实现了一键切换、从容应对。

另外，"智慧高教"平台还具有鲜明的国际特色，平台链接了"爱课程"和"学堂在线"两个国际平台，上线了近千门高水平的多语种课程，向全世界大学生和慕课学习者传递中国教育的最有温度、最有穿透力的爱。我们还建立了慕课与在线教育国际交流机制,从 2020 年开始,每年召开世界慕课与在线教育大会,发起成立了中国首个在线教育国际组织——世界慕课与在线教育联盟,广泛宣传慕课与在线教育中国经验,成为世界慕课与在线教育领域的重要引领力量。

当前,我们正在积极筹备"智慧高教"平台二期建设,将陆续接入思政教育、体美劳教育、教师教研、教材等内容,未来将建成功能更加综合、资源更加丰富、服务更高效的高等教育综合公共服务平台,打造永远在线的"金课堂"。

下一步,我们将依托"智慧高教"平台在全国部分省(自治区、直辖市)和高校开展试点,希望各地各高校充分用好平台资源,积极开展线上教学或线上线下混合式教学,有效支撑疫情期间的在线教学工作,持续深化新时代教育教学的改革。谢谢。

主持人: 谢谢宋毅先生,也谢谢以上几位嘉宾,后续我们还将继续召开新闻发布会,欢迎大家继续关注。今天的发布会到此结束,谢谢大家!

国务院联防联控机制就分秒必争，抓实抓细疫情防控有关情况举行发布会

（第 176 场）

一、基本情况

时　间　2022 年 5 月 13 日

主　题　介绍分秒必争，抓实抓细疫情防控工作有关情况

发布人　国家卫生健康委疾病预防控制局副局长、一级巡视员
　　　　雷正龙
　　　　国家卫生健康委医政医管局监察专员　郭燕红
　　　　中国疾病预防控制中心免疫规划首席专家　王华庆
　　　　国家卫生健康委应对新冠肺炎疫情社区防控专家组组长、首
　　　　都医科大学全科医学与继续教育学院院长　吴浩

主持人　国家卫生健康委新闻发言人、宣传司副司长　米锋

二、现场实录

主持人：各位媒体朋友，大家下午好！欢迎参加国务院联防联控机制举办的新闻发布会。近几日，我国新增本土确诊病例和无症状感染者继续下降，但有的地方本土传播尚未完全阻断，疫情防控形势依然严峻复杂。要始终坚持"外防输入、内防反弹"总策略和"动态清零"的总方针不犹豫不动摇，进一步压实"四方"责任，落实"四早"要求，提高应对处置能力。要提升监测预警灵敏性，发现一起、扑灭一起，及时阻断传播。要严

格落实健康监测,坚持戴口罩、勤洗手、多通风、少聚集等日常防控措施,严防人群聚集带来疫情扩散。

要加强基层基础工作,防控工作落实到点位和人员,重点场所落实常态化防控措施,重点人员严格做到闭环管理。要继续做好老年人新冠病毒疫苗接种,尽快全程接种疫苗、尽快完成加强针接种。今天发布会的主题是:分秒必争,抓实抓细疫情防控工作有关情况。我们请来了:国家卫生健康委疾病预防控制局副局长、一级巡视员雷正龙先生;国家卫生健康委医政医管局监察专员郭燕红女士;中国疾病预防控制中心免疫规划首席专家王华庆先生;国家卫生健康委应对新冠肺炎疫情社区防控专家组组长、首都医科大学全科医学与继续教育学院院长吴浩先生;请他们共同就大家关心的问题共同回答媒体的提问。下面,进入今天的现场提问环节,请各位记者朋友举手提问,提问前请先通报所在的新闻机构。

新华社记者:上周发布会已经介绍全国疫情整体形势有所好转,但仍然复杂严峻,需要加快局部聚集性疫情处置。请问,当前我国最新的疫情形势,尤其是上海、北京等地疫情形势如何研判? 谢谢。

雷正龙:谢谢您的提问。近期,全国疫情整体继续呈现下降态势,5月5日以来,全国每天新增本土感染者均低于5 000例。5月12日全国新增感染者降至2 300例以下。当前,上海市疫情整体向好,全市新增感染者数呈现稳定下降趋势。吉林省疫情处于扫尾阶段。北京市近日新增感染者数量有所减少,从高峰日的70多例,降到昨天的47例,显示防控措施具有针对性和效果,但仍有未处于管控状态的感染者报告,社区传播风险尚未完全阻断。四川广安的疫情尚在发展中,需要从速进行流调排查和管控。河南、江苏、浙江、江西、辽宁等地疫情渐趋平稳,仍需努力尽快清零。

目前全球疫情仍处于高位,病毒还在不断演化,疫情最终走向还存在很大不确定性,我国仍将持续面临外防输入、内防反弹的巨大压力。国家卫生健康委将毫不动摇坚持"动态清零"的总方针,指导各地快速处置当前聚集性疫情,做到应检尽检、应隔尽隔、应收尽收、应治尽治,尽快阻断疫情传播;各地要进一步拓宽监测范围和渠道,提升监测敏感性;加强应急处置队伍建设、做好隔离和救治资源应急准备;持续完善常态化防控措施,继续推进疫苗接种和科研攻关,统筹做好疫情处置与经济社会发展,坚决筑牢疫情防控屏障。谢谢。

中央广播电视总台财经节目中心记者:日前国务院联防联控机制电视电话会议强调要在大城市建立步行 15 分钟核酸"采样圈",请问目前我国核酸检测能力如何?采样点增多之后,核酸检测人员能否满足需求?最重要的是检测的准确度以及效率如何保证?谢谢。

郭燕红:谢谢这位记者提问。经过两年多的积极建设,我国的核酸检测能力取得了长足进步。截至目前,全国有 1.3 万家医疗卫生机构可以开展核酸检测,我们拥有 15.3 万专业技术人员从事核酸检测的技术工作。现在每天核酸检测的能力已经达到单管每日 5 700 万管,总的来看核酸检测能力得到显著提升。在大城市建立步行 15 分钟核酸检测"采样圈",一方面有利于公众就近就便接受核酸检测的服务,同时更有利于感染者的早期发现,来提高检测预警的灵敏度,早期发现疫情,有利于疫情的及时控制。

目前,在杭州、深圳等城市正在积极开展这项工作,取得了一些成效。15分钟核酸"采样圈",对于人员的需求要进一步扩充,一方面检测技术人员通过这两年的培训有一定储备,另一方面要布局这么多的核酸检测点,就需要进一步扩大核酸检测的采样人员队伍。核酸检测采样队伍的扩大方面,各地也在进行积极探索,鼓励具有卫生专业背景的人员经过当地卫生健康行政部门的培训参加核酸采样工作，不仅仅是现有的医师和护士。此外，对于核酸采样现场还有一部分人员，主要负责信息录入、秩序维护，还有给老百姓进行答疑解惑、服务保障工作，这部分人可以由一般的工作人员和志愿者担任。

为保障检测效率和质量，一方面不断加大信息化支撑力度，提高整体信息传递效率。目前，核酸检测的时间已经大大缩短，效率也在不断提升。另一方面核酸检测的质量，除了常态化开展室内的质评工作以外，我们还组织国家的临检中心以及各省临检中心对于检测机构进行室间质评，目前对超过 3.5 万家次的实验室进行了室间质评，合格率达到 99.7%，来更好地保证核酸检测质量。

财经杂志记者：请问，从目前我国老年人感染奥密克戎变异株的情况来看，未接种疫苗和接种两针、三针在保护作用上有什么区别？包括发生重症和死亡风险的区别是怎样的？

王华庆：从目前我国有奥密克戎变异株流行的地区，尤其是广泛、严重流行的地区监测和评估结果可以看到，未接种疫苗和接种两剂次、接种三剂次之间的保护作用差别是非常明显的，而且看到接种两剂次和接种三剂次之间对于预防重症和死亡作用也有明显差别。一般来说差别主要体现在两个方面：一是看抗体水平变化情况；二是涉及发病率、重症率、病死率的差别。

根据香港卫生署 5 月 5 日公布的信息，在香港未接种疫苗的 70~79 岁的老年人中的病死率是 5.55%，接种两剂次疫苗的病死率是 0.59%，接种三剂次疫苗的病死率是 0.16%。也就是说，未接种疫苗 70~79 岁老年人病死率分别是接种两剂次、三剂次该年龄人群的 9 倍和 34 倍。

奥密克戎变异株流行期间，有关专家对吉林市作了研究，结果已经公布。在 60 岁以上的人群中，未接种疫苗和仅接种一剂次灭活疫苗者重症的发生率是接种两次、接种三次疫苗者重症发生率 20 倍以上。

通过这些数据可以看到全程接种疫苗,接种加强针对重症和死亡预防的保护效果会更好。谢谢。

南方都市报记者:奥密克戎变异株的传播速度很快、隐匿性很强,给社区防控带来很大挑战。我注意到很多社区在防控中提到了提级管理,请问专家面对奥密克戎疫情,过去的社区防控标准现在还适用吗? 面对未来疫情形势,基层如何做到"四早"来阻断疫情传播? 谢谢。

吴浩:谢谢你的提问。奥密克戎疫情不同于以往疫情的特点,特别表现在传播速度快、潜伏期短、隐匿性强的特点。既往我们根据疫情防控的需要,利用"三公联动"的疫情信息划分了封控区、管控区、防范区,并对三区采取不同的管控措施,这也是精准的要求。"三区"的管理是行之有效的处置办法,针对奥密克戎疫情的新特点,我们进一步加快封、管、控的时间,缩短集中隔离的时间,北京已经将密接者集中隔离从过去 14 天缩短到 10 天。二是采取临时管控措施,通过快管快筛的策略,以快制快,防止风险外溢,当风险解除后就快速解除。同时根据各地情况不同,防控策略措施也在与时俱进不断地优化,各地现在更多使用信息技术手段,例如在公共场所普遍推行了场所码,亮码、扫码、电子围栏等技术提高社区防控的精准和效率。

针对社区防控中如何做到"四早",发挥我国的制度优势,采取党建引领、三级包保、"五包一"等工作机制,压实四方责任,构建群防群控局面。一是要充分发挥村居公共卫生委员会作用,对重点人群、重点行业人员进行摸排,做到人员底数清、情况明;二是属地单位要做好爱国卫生运动的健康宣教,提高民众健康素养和传染病防护知识。同时也要加强疫苗接种宣传,开展便捷的接种服务,提高接种率;三是要合理设置核酸检测点,在城市设置 15 分钟的核酸采样圈;四是要发挥乡镇卫生院、社区卫生服务中心、发热门诊、药店等探头哨点作用,形成多点预警,对异常情况及时发现、及时处置,从而做到"早发现、早报告、早隔离、早治疗"。谢谢。

中央广播电视总台央视记者: 不少民众担心核酸检测会造成人群聚集导致疫情进一步传播。大规模核酸检测的时候应该注意什么?怎么做呢?

郭燕红: 谢谢这位记者的提问。大规模的核酸检测不仅仅要具备一定的核酸检测能力,更重要的是要做好大规模核酸检测的组织管理。为了指导各地做好大规模的核酸检测的工作,我们先后印发了三版的新冠病毒核酸检测组织实施指南,指导各地做实做细有关工作。在大规模核酸检测组织管理方面有四点要注意:一是要做好工作预案和组织管理。要求各地提前做好工作预案,明确组织架构,理顺从"采样—转运—检测—结果回报"全链条的工作流程。对辖区内各个街道、社区、小区的实际人口情况做到本底清晰,到底有多少人口,分布在哪里,根据街道、社区甚至楼宇来设立好采样点。同时为做到高效转运,需要统筹检测机构布局和检测能力等,利用信息化系统尽快把检测结果回报给公众。应该说做好工作预案非常重要,一旦疫情需要我们开展大规模核酸检测的时候,我们能够迅速地启动预案,各部门协调配合,做好"采、送、检、报"全流程工作来提高效率。二是采样点的设置也非常关键,要求优化采样点的设置布局。采样点的布局要综合人口数量、地理交通以及核酸检测机构的布局,可以参考每2 000~3 000人来设置一个采样点,每600~800人设置一个采样台。此外,为了方便老百姓就近采样,原则上以小区为单位设置采样点。现在这个季节通风比较好,天气不是很冷,我们优先考虑室外的采样点,也可以选择体育场馆、学校操场等。三是要加强采样现场的组织管理。要设立清晰的指引标识,规划好进出路线,保证所有的采样人员是单向流动,而且要明确采样流程和注意事项。为了避免人员聚集,要求提前通知大家,做好分时段的预约,避免老百姓排队时间过长或者是人员过于集中,缩短排队时间,减少大家在短时间内聚集。同时,要求现场配备好工作人员、志愿者来加强采样秩序的维护,并指导公众做好个人防护以及信息采集。对于特殊人群,比如老年人、孕妇、孩子,我们要求设立"绿色通道",让他们顺畅完成采样,同时也增强人性化的关怀。我也注意到在采样过程中,各地还有很多好办法,比如说长期在家里面的高龄老人,不便于下楼的人员,社区也都安排了采样力量,能够进行入户采样工作。四是社会公众要给予积极配合。做好现场采样工作离不开公众的积极配合。参加核酸检测的公众要戴口罩,不聚集,保持安全距离,自觉地服从现场工作人员的指引,而且采样过程中不要触碰采样台及采样台上任何物品,采样结束后尽快戴上口罩,迅速离开现场。做好大规模核酸检测采样工作是很不容易的,需要精细的组织管理工作,同时也需要公众非常好的配合。谢谢。

彭博新闻社记者: 上海今天早些时候宣布5月中旬实现社会面清零。北京昨天也提出要继续采取"动态清零"的行动,请问京沪两地防控为"动态清零"调整提供了什么样的经验,能够在未来避免国内特大型城市在不进行封城或静态管理可能带来的不良影响下遏制住新冠病毒的大面积传播? 第二个问题,我听到在居民居住区附近有常态化核酸检测,这样的核酸检测是否会在全国推行? 谢谢。

雷正龙: 谢谢您的提问。新冠肺炎疫情发生以来,中国政府始终坚持人民至上、生命至上,坚持"外防输入、内防反弹"总策略和"动态清零"总方针,发现一起、扑灭一起。

上海、北京等地正在刻不容缓推进疫情处置,尽快实现社会面清零。针对病毒的不断变异,我们也在不断总结经验,完善防控措施,指导各地抓早抓小、以快制快,坚决做到应检尽检、应隔尽隔、应收尽收、应治尽治,力争以最小代价、最小范围、最短时间控制住疫情传播。同时,我们也在加强防控准备,强化区域协防,多措并举加强方舱医院、定点医院、集中隔离点等资源储备,做好常态化核酸检测工作,提升早发现能力。进一步完善新冠肺炎疫情下的救治体系,全力保障群众日常看病就医需求。继续推进疫苗接种工作。

两年多来的抗疫实践证明,"动态清零"做法有效保护了人民群众生命安全和身体健康,是当前中国统筹疫情防控和经济社会发展的最优选择。谢谢。

中国网记者:奥密克戎变异株对老年人的危害是否依然很大?谢谢。

王华庆:谢谢这位记者的提问。新冠肺炎疫情流行两年多来,病毒一直在发生变异,导致重症、死亡的风险也很大。尤其对老年人来说,除了病毒的因素外,还跟疫苗接种状况、是否高龄、是否有基础疾病有很大关系。我们看到在疫情广泛流行地区,没有接种疫苗的老年人发生重症和死亡的比例还是比较高的。另外,奥密克戎变异株对于未接种疫苗的老年人来说,依然是一个危险的病毒。香港卫生署公布信息显示,奥密克戎变异株流行期间,80岁以上未接种疫苗老人病死率达到了16.5%。这个病死率单从数据上看,和武汉早期报道出来的80岁以上老人的病死率14.8%是非常相近的。我们看到如果未接种疫苗,奥密克戎变异株在老年人,尤其是高龄人群感染之后,带来的危害还是比较大的。谢谢。

每日经济新闻宏观频道记者:近日以来,一些发生聚集性疫情的地区开展创建"无疫小区"的工作,我们记得2020年的时候,武汉评定了无疫情小区、社区、村(大队)。请问"无疫小区"是什么样的考评标准?谢谢。

吴浩：各地从疫情发生以来一直因地制宜地创建"无疫小区"，也产生了很多经验。"无疫小区"的创建，指的是在一个潜伏周期内小区的疫情"零发生"。创建"无疫小区"包括清零、洁净、健康、关爱、动员和激励六个环节。

"清零"是指一个潜伏期周期内无新增阳性的感染者、无症状感染者，也没有应隔离的密切接触者，所有人员应完成至少一轮的全员核酸检测，均是阴性的。

"洁净"是规范的清洁消毒，要强化重点区域、重点部位的消毒，对病例和无症状感染者的居住、工作、活动场所及时开展终末消毒；要保持环境卫生，规范设置生活垃圾临时收集点和医疗废弃物的临时收集点，严格按照分类处置的要求，保持环境的清洁和卫生。

"健康"指的是要遵守防疫的要求，引导居民积极参加新冠病毒疫苗的接种，主动报告个人的涉疫事项，认真配合做好核酸检测，包括抗原检测、勤洗手、戴口罩，培养良好的健康习惯。同时，要加强对居民的健康教育，引导居民树立健康的理念，增强健康常识和应对新冠肺炎疫情的能力。

"关爱"指在社区内对特殊群体要摸清底数、健全台账，深入了解例如社区内的低保对象、特困人员、空巢老人、残疾人、孕妇、婴幼儿、慢性病患者等这些重点人群的不同情况和需求，明确帮扶的内容，实行精准关爱和帮扶。要及时掌握居家隔离人员的心理动态，对出现焦虑、抑郁症状的居民要及时组织专业力量疏导干预，要安排 24 小时值班电话。

"动员"是指充分挖掘社区、小区内部的党员志愿者、物业人员、驻区单位以及热心居民力量，建立党建引领下的小区群众群防群控的工作机制。

"激励"是指全面地推进机关企事业单位和社区干部下沉到一线参与到"无疫文明小区"的创建，对在创建工作中表现优秀的小区以及参与工作的干部群众给予适当奖励和宣传褒奖，最主要是通过这种创建形成一个建设健康社区的长效机制。谢谢。

凤凰卫视记者: 目前,全国各地的方舱医院建设情况如何? 下一步有什么样的打算? 能否保证在需要的时候快速启用呢?

郭燕红: 谢谢这位记者的提问。当前,奥密克戎变异株已经成为新冠病毒主要流行株。奥密克戎变异株,第一是传播速度非常快,而且起病隐匿。虽然总的来看,感染者的病情总体较轻,但由于传播速度快,所以发生疫情后,感染者数量会在短时间内有一个激增。为了尽最大努力,在最短时间内能够实现应收尽收、应治尽治,保证最短时间内将感染者收入医院,同时保障正常医疗资源不被挤占,确保正常医疗服务的提供,在第九版诊疗方案中特别明确要建立分类收治的原则和要求。所谓分类收治,就是把轻症和无症状收入方舱医院,普通型、重型、危重型和有高危因素的感染者收入定点医院。为指导好分类收治工作,前期已经对方舱医院的建设以及管理印发了一系列的文件,专门要求各地要按照《新冠肺炎方舱医院设置管理规范(试行)》,做好方舱医院的建设准备,确保在需要的时候能够很快地建成并投入使用。

目前,绝大部分省市已经按照要求设置了一定数量的方舱医院,也为应对奥密克戎变异株引起的疫情做好了一定的床位储备。近期,大家可以看到,各地应对疫情过程中,方舱医院的启用在吉林、上海都起到了非常重要的作用。

下一步,我们要求各省做好疫情应对准备,特别是在方舱医院的建设上要做到有备无患。我们主要是做了三方面工作要求:第一,进一步要求各省以地级市为单位,按照平战结合的原则,常规建设或者改造一定数量的方舱医院,相关水、电、厕所、淋浴、通风这些基础设施要提前做到布局改造到位。第二,做好方舱医院医务人员和医疗设备的准备工作。要求按照一定的配比组建好医疗队伍,同时做好救治和感染控制等方面的培训。另外储备好床位单元、医用物资、医疗设备，同时铺好医疗信息系统，一旦发生疫情能够在 24 小时内将这些设备设施进入到已经备好的方舱医院中，医务人员以及相关设备也能够投入到位。第三，保障好方舱医院的管理和运行，统筹各部门全力保障好方舱医院的建设以及建设后的正常运行，确保在有需要时，能够在一天内也就是 24 小时内转化为方舱医院投入使用，能够很快收治患者，为实现应收尽收、应治尽治提供支撑。谢谢。

香港中评社记者：目前，大部分奥密克戎变异株感染者症状相对于其他感染者较轻，这让一些本身存在"疫苗犹豫"的人更加觉得没有必要接种疫苗。请问，这种观点是否合理？另外，有些人群患有肿瘤、免疫缺陷和自身免疫疾病、基础疾病等，这些人群也是感染后会得重症的高危人群，请问这部分人群有必要接种疫苗和加强针吗？谢谢。

王华庆：谢谢这位记者的提问。前面说过目前流行的奥密克戎变异株传染性强、传播速度快、传播过程隐匿，病毒感染的风险在不断地加大。对于没有接种疫苗的人，尤其是没有接种疫苗的老年人和有慢性基础疾病的人，带来重症和死亡的风险是依然存在的。目前开展的一系列相关研究显示，现有的新冠病毒疫苗对于减少重症和死亡的作用是明确的、显著的。这也就是为什么病毒一直在变异，现在采取的全程接种、打加强针这样的全球共识的免疫策略没有改变的原因。

您谈到的一些高危人群，有三个危险因素：一是年龄因素；二是未接种疫苗因素；三是有基础疾病的因素。有基础疾病的人感染新冠病毒，重症率和死亡率会更高一些。还是举香港的例子，在前期死亡的病例当中，92% 以上都有慢性基础疾病，这些人的重症和死亡率高主要有两个原因，假如说有慢性基础疾病的话，感染了新冠病毒，一个是发生新冠肺炎症状更严重，二是通过大量的研究也发现，新冠病毒会使原有的基础疾病的合并症更加严重，发生率也更高。所以，我们一直强调对于有慢性基础疾病的老年人更应该全程接种疫苗，打完加强针，这样把他们患重症和死亡的风险降到最低。谢谢。

中新社记者：请问全国疫苗接种情况如何？关于老年人疫苗接种的工作进展如何？谢谢。

雷正龙：谢谢你的提问。根据国务院联防联控机制部署，目前我们继续指导各地积极稳妥推进新冠病毒疫苗接种工作，截至 5 月 12 日，全国累计报告接种新冠病毒疫苗 335 857.6 万剂次，接种总人数达到 128 719.5 万，已完成全程接种 125 259.2 万人，覆盖人数和全程接种人数分别占全国总人口的 91.3%、88.85%。完成加强免疫接种 76 289.7 万人，其中序贯加强免疫接种 3 344.9 万人，60 岁以上老年人接种覆盖人数达 22 823.6 万人，完成全程接种 21 625.3 万人，覆盖人数和全程接种人数分别占老年人口的 86.44%、81.9%。60 岁以上老年人完成加强免疫接种 16 432.3 万人。

各地按照国家的各项工作要求，进一步加强预防接种的组织实施，加大宣传力度，同时因地制宜、开拓思路，充分考虑老年人接种需求，延续前期接种工作中的各项便民措施，推进精准预约，设立老年人接种"绿色通道"，开展流动接种服务。近期我们还了解到，有些省份在实际工作中积累了一些值得借鉴推广的经验，利用基层医疗卫生机构为老年人提供高血压、糖尿病健康管理服务的时机，开展疫苗接种宣传，鼓励符合条件的老年人在接受健康管理服务的同时完成疫苗接种。疫苗接种对于预防重症和死亡有明显效果，希望大家动员我们身边的老年朋友们，积极尽快接种疫苗。谢谢。

封面新闻记者：社区防控是疫情防控的基础环节，近日我国多地出现疫情,请问针对居家隔离人员以及外出就医后返回的患者,社区应该如何管理?奥密克戎变异株传染性强,这个过程中如何做好对工作人员的防护?本轮疫情中依然出现了一些隐瞒行程、不报备的情况,请问社区如何做到早发现?谢谢。

吴浩:谢谢您的提问。在目前阶段对于需要隔离观察的密切接触者,仍然实施以集中医学隔离观察为主要措施,居家隔离观察是针对少数不宜进行转运隔离的人员并且家居环境满足有关要求和条件,这些人员都是经过相关部门评估过的,符合居家隔离的条件。对于居家隔离人员应该比平时更需要关怀,"远亲不如近邻,邻里守望,同一个社区的都是家人"。对于居家隔离人员来讲,社区会连同专业部门对其对接并给予专业指导,做好他们的基本生活和就医需求保障。指导居家通风、个人防护、分餐、消毒、垃圾处理等。还要做好个人自我健康监测,按照要求开展核酸和抗原检测,有关人员要遵守相关部门发布的居家指引。同时提醒大家,如果需要返回社区的民众,要提前主动向社区报备,比如北京,大家可以通过"京心相助"小程序提前登记,社区也会联系您进行隔离评估,通过评估如果符合条件,社区就采取人防技防等涉及保居家隔离人员足不出户。社区工作人员在工作的时候也要尽量减少与被隔离人员直接面对面的接触,工作中需要保持安全距离,特别是要注意做好手卫生工作,各地要根据本地疾控部门发布的不同岗位的防护指引做好科学防护,也不要过度防护。

故意隐瞒行程和逃避检测等行为涉及违法,这是很明确的。需要提醒大家的是,针眼大的窟窿能漏斗大的风,抗疫的成功离不开广大人民群众的支持配合,珍惜当前来之不易的防疫成果,主动配合流行病学调查,并遵守各项防疫措施,是对我们千千万万一线工作人员,万万千千的日夜坚守换来的劳动成果的尊重。这些一线工作人员也有家室,他们也是普通群众,他们舍小家、保大家,希望能够对他们做到尊重。对个人来讲,早发现不仅是对大众的负责，也能够减少对家人的传染，降低重症的风险。所以我们在此呼吁大家非必要不要前往中高风险区，生活中要做到自我防护和健康监测，关注各地疾控部门疫情通报，有异常症状情况第一时间进行自我隔离，并主动报告。每个人都是自己的健康第一责任者。谢谢。

中央广播电视总台 CGTN 记者： 5 月 5 日中共中央政治局会议上指出，放松防控势必会造成大量人群感染，出现重症和死亡，请问医疗资源布局上，重症病例的医疗救治我们如何安排？同时，我们为什么要毫不动摇地坚持"动态清零"政策？谢谢。

郭燕红： 大家都知道奥密克戎变异株传染性强、传播速度快，R0 值是 9.5，是德尔塔变异株的 2 倍，而代际间隔只有 2.83 天，在传播的过程当中，还有一定比例的感染者是没有症状的，因此传播不仅速度快而且不易被发觉，也增加了许多防控的难度。但如果我们要放松防控措施，就会在短时间内造成大量人群感染。我们国家人口基数大，老龄人口多。老年人以及有基础疾病的脆弱人群一旦感染，容易发展为重症，再加上我国的医疗资源总量不足，特别是优质医疗资源城乡、区域间分布不平衡。以重症医疗资源为例，无论是高水平的重症医疗团队还是重症床位，往往集中在大医院和大城市。所以我们必须秉承"人民至上、生命至上"的理念，从严从实做好各项防控措施来避免大规模的人群感染，从而保障好人民群众的身体健康和生命安全。

在重症病例的救治上，我们重点做了三方面的工作：第一，加强定点医院建设。在对病例进行分类收治中，把重症、普通型患者以及有重症高危因素的患者收治到定点医院，而且我们要求各地选择综合能力强、管理水平高、医务人员素质过硬的医院作为定点医院，集中专家、集中资源将重症和有重症高危因素的病例收治入院，重症要收入 ICU 进行治疗。

第二,指导各地进一步扩充必要医疗资源。要求各地加强重症医学专业建设,加强重症医护人员培养,进一步提高定点医院重症救治床位比例,并配足配齐重症医疗力量,确保疫情期间能够保证每一名重症患者都能够得到有效救治。

第三,针对新冠肺炎重症病例多数为高龄患者,而且患有比较严重的基础疾病的情况,我们指导各地强化关口前移,密切监测重症预警指标,及早介入,防止有这些高危因素的患者病情转重。同时,组织多学科联合诊疗,在治疗新冠肺炎的同时,加强对基础疾病的治疗工作。强调多学科、一人一策、中西医结合来做好重症患者的救治工作。

需要特别强调的是,医疗救治工作仅仅是疫情防控中的一环,如果我们的防控措施做得不快、不严、不落实,就会在短时间内造成大量人群的感染,以及重症患者数量的增加。因此,我们必须按照"动态清零"的总策略,不折不扣地落实好各项防控工作,才能够有效地控制传染源,保障好广大易感人群不被传染,维护好人民群众的健康。谢谢。

主持人:时间关系最后两个问题。

财新周刊记者:与其他人群相比,为什么老年人感染新冠以后更容易出现重症和死亡? 谢谢。

王华庆:谢谢这位记者的提问。老年人感染了新冠病毒之后,导致重症和死亡的比例在所有人群各个年龄段当中最高,主要原因有三个:第一,老年人随着年龄增长,免疫力在减弱。第二,对于老年人来说,一般感染病毒或者细菌后,自身免疫发生率增加,更容易出现炎症反应。第三,老年人绝大多数都有基础疾病,如果感染了病毒,也会导致原有疾病的症状更严重或者更容易出现合并症。这种情况不只是在新冠病毒导致的感染中出现,大家熟悉的流感也是这样,还有我们身体平常就携带的肺炎球菌,体内也可能存在的水痘-带状疱疹病毒,老年人更容易出现肺炎球菌侵袭性疾病、容易发生带状疱疹。

早期研究发现新冠病毒可以侵犯人体大多数组织和器官,如果再有基础疾病,出现严重合并症的几率更大。因此,全球免疫策略一直把老年人和有慢性病等基础疾病的人作为优先人群来进行疫苗接种。谢谢。

红星新闻记者:有公众反映本轮疫情中有个别社区采用了"硬隔离"防控措施,比如铁丝锁门、封堵通道等,这带来了安全等方面的风险? 请问这些措施是否合理? 社区隔离措施上怎样做到科学、精准?

吴浩:谢谢您的提问。我本人多次执行疫情防控相关任务,为了控制风险我也会被安排集中或者居家隔离,与大家一样有隔离的体会,感同身受。考虑到我国各地情况不同,特别是对于已经传播一段时间,社区的密接、次密接人员无法清晰判定,我们会对部分地区采取管控和封控,包括采取临时性的社会面静态管控。对于大型居住小区进行分区隔离,在社区中实施网格化管理,这种网格化管理可以让我们的服务对象和责任分工更加明确,不仅能够减少网格之间的交叉感染的风险,而且为同一个小区根据风险等级提供差异化管理提供了基础,比如一个大型社区,如果把它划分成若干个网格单元采取物理隔离的话,就可以以网格为单元,符合解封条件就解封一个,而不是等待整个社区一起解封,目的是精准防控。同时,也防止网格的工作人员可能会产生一些交叉感染,带来更大规模的疫情扩散。在疫情防控过程中通过设置一些卡口、出入限制等措施,对于防止疫情外溢包括一些民众误入风险区域,保护广大民众健康是十分必要的。但是采取物理隔离措施的同时,要结合地理环境留好安全通道、生命通道,安排专人值守,不要上锁、一封了之,要保证出现紧急情况的时候通道畅通。

对于单元、楼门比较少的地区可能采取电子门磁、纸质封条等措施,这是软性的物理隔离。主要是为了提前发现一些不遵守防控要求的人员,及时地劝阻,防止火星的蔓延。街乡、社区(村)也要掌握封控、管控区域内重点人群的底数和分布情况,排除辖区内的消防安全隐患,针对性制定应对突发情况的预案,主动向居民公布联系人、联系方式,确保居民遇到紧急情况的时候能找到人,能够快速撤离。同时,要加强生活物资保障、就医保障、心理疏导,传递我们的真情和友情,多做春风化雨的工作,赢得广大民众理解和支持。你我同在、同心抗疫,早日取得抗疫胜利是大家共同心愿。在此,呼吁大家在隔离期间遵守规定,社区采取的隔离措施是隔离病毒的传播,不是隔离我们的真情。您的支持是对疫情防控人员的最好鼓励和点赞,他们也会用最大的奉献来为大家做好工作。我由衷地感谢你们的付出。谢谢。

彭博新闻社记者:针对刚才第二个问题我还想再问一下,现在居民点附近已经开始了大规模的常态化人群核酸检测,这是否是强制性的? 是否会在全国推广? 另外还有一个问题,关于老年人的疫苗接种率。我刚才听到了 60 岁以上老年人的疫苗接种率,是否有 70 岁以上、80 岁以上等其他年龄段老年人接种率的数据? 谢谢。

主持人:关于核酸检测的相关问题请郭燕红女士介绍。

郭燕红:谢谢这位记者对核酸检测问题的关心。核酸检测是我们早期发现感染者的重要手段。一方面可以早期发现疫情,另一方面也使得感染者能够早诊早治,所以非常关键。在我们怀疑有社会面传播的时候,开展区域内一定规模的核酸检测,能够第一时间锁定感染人群、确定感染范围,能够更精准地识别相关感染的位点,这是大规模核酸检测发挥的作用。一旦确定了相应的高发人群、高发地点,就要更精准地识别相应的感染者。应该讲,要坚持区域性的核酸检测工作与重点地区、重点人群的核酸检测相结合,这样既有利于疫情防控工作,更有利于感染者的早发现、早诊治。谢谢。

主持人:关于 70 岁以上老年人、80 岁以上老年人的接种情况,之前在国务院新闻办公室的新闻发布会上,我委领导曾经做过介绍,后续我们还将继续召开新闻发布会,有新的数据我们将及时发布,欢迎您继续关注。今天的发布会几位嘉宾为我们介绍了近期疫情防控的情况,也介绍了医疗救治的开展情况。今天发布会到此结束,谢谢大家。

国务院联防联控机制就争分夺秒,抓实抓细疫情防控有关情况举行发布会

(第 177 场)

一、基本情况

时　间　2022 年 5 月 23 日

主　题　介绍争分夺秒,抓实抓细疫情防控有关情况

发布人　国家卫生健康委疾病预防控制局副局长、一级巡视员
　　　　雷正龙
　　　　国家卫生健康委医政医管局监察专员　郭燕红
　　　　海关总署卫生检疫司副司长　李政良
　　　　国家移民管理局边防检查管理司司长　刘海涛
　　　　中国民用航空局飞行标准司副司长　孔繁伟

主持人　国家卫生健康委新闻发言人、宣传司副司长　米锋

二、现场实录

主持人:各位媒体朋友,大家下午好! 欢迎参加国务院联防联控机制举办的新闻发布会。我国现有本土确诊病例和无症状感染者连续 27 天下降,但又有新的本土聚集性疫情发生,疫情防控形势依然严峻复杂。要以口岸地区防控为重点加强外防输入,人、物、环境同防,坚决守住防线。要提速处置聚集性疫情,及时查找、消除疫情风险点,应检尽检、应收尽收、应隔尽隔、应治尽治。要完善常态化监测机制,省会和千万级人口以

上城市建立步行 15 分钟核酸 "采样圈"，方便群众就近就便进行核酸采样。开展核酸定期检测，重点行业和人群加大检测频次，提高早发现能力。要健全完善分类救治体系，建立梯度收治和双向转诊机制，提前规划准备定点医院、方舱医院、集中隔离点等，避免医疗资源挤兑。要努力在群众基本医疗和生活不受影响情况下控制疫情，依法依规落实各项防控措施，不搞简单化、"一刀切"。要以老年人为重点，有序推进新冠病毒疫苗同源和序贯加强免疫接种。今天发布会的主题是：争分夺秒，抓实抓细疫情防控有关情况。我们请来了：国家卫生健康委疾病预防控制局副局长、一级巡视员雷正龙先生，医政医管局监察专员郭燕红女士；海关总署卫生检疫司副司长李政良先生；国家移民管理局边防检查管理司司长刘海涛先生；中国民用航空局飞行标准司副司长孔繁伟先生；请他们就大家关心的问题共同回答媒体的提问。下面，请记者朋友举手提问，提问前请先通报所在的新闻机构。

人民日报记者：上次发布会介绍，全国疫情整体呈现继续下降态势，上海疫情整体向好，吉林处于扫尾阶段，请问对于我国最新疫情形势如何判断？

雷正龙：谢谢你的提问。近期，全国疫情整体呈现稳定下降态势。近一周以来，全国每天新增本土感染者已经降至 1 200 例以下，波及范围进一步缩小。当前，上海疫情继续整体向好，新增报告感染人数持续下降，已连续 8 天每天新增低于 1 000 例，但是防反弹压力仍然较大，个别点位和社区风险仍有波动，疫情防控成果仍需进一步巩固。北京聚集性疫情和零星散发病例交织，局部地区和重点人群仍有感染传播风险。四川广安邻水疫情处于波动下降期，疫情传播风险较前期有所降低。天津、吉林近期有聚集性疫情发生，需加快检测和风险点位排查。河南、安徽、江西、辽宁等地疫情已得到有效遏制，疫情形势趋于平稳。当前，我国疫情形势仍然较为严峻复杂,国家卫生健康委将继续指导各地科学精准防控,坚定信心、坚定决心,完善防控体系,进一步优化防控措施,聚焦聚集性疫情处置,强化早期防控能力,健全完善分类救治体系,继续推进疫苗接种等各项工作,努力以最小范围、最短时间、最低代价控制住突发疫情,坚决筑牢疫情防控屏障。谢谢。

封面新闻记者: 重症救治是新冠医疗救治的最后一道防线,本轮疫情中重症救治情况如何,近期部分地区疫情得到缓解,救治能力和效率有哪些变化? 另外,重症患者中高危风险人群的占比很高,针对这部分人群,我们采取了哪些手段来确保病例的救治与康复? 谢谢。

郭燕红: 谢谢这位记者的提问。大家都知道,当前流行的奥密克戎变异株的传染性更强、传播速度更快,加上我们有一定比例的感染者没有症状,所以它的传播很隐匿。这样的情况下,一旦发生聚集性疫情的时候,在短时间内感染者的数量会激增。随着感染者数量的大幅度增加,我们看到,一些老年人和有基础疾病的脆弱人群,不仅感染后易发展成重症,而且因为有基础疾病,也对医疗救治带来了比较大挑战。对于患者的医疗救治我们始终秉承"人民至上、生命至上"理念。在救治过程中对所有患者都要做到应收尽收、应治尽治,既保证患者救治,又能够保障感染者不会对周边人群造成感染。为了保证重症患者的救治,首先要加强定点医院建设,我们要把普通型、重型、危重型和有重症风险的患者收治到定点医院,所以定点医院的建设是非常重要的。因此我们要求各地在确定定点医院的时候,一定要选择综合能力强、救治条件好、管理水平高的医院作为新冠肺炎患者救治的定点医院。同时,考虑到重症的发生上,有一些患者既有新冠肺炎的感染,还有多种多样的基础疾病,因此我们也要求定点医院适当增加ICU床位资源,把重症、危重症以及有重症高风险因素的患者都能够及时收治到ICU进行监护。此外,要配足配齐重症救治的设备设施和医疗力量,特别是提高医务人员救治能力,满足重症患者救治需求。第二,要规范化诊疗。诊疗方案已经修订到第九版,也是根据临床中的实证经验不断地把这些循证依据纳入其中,特别是一些研发审批后的新药物,也都及时纳入诊疗方案中。现在要求各地在救治过程中要严格按照第九版诊疗方案进行救治。一方面,坚持救治过程中关口前移,特别是看似是轻症但是有高危因素的这些人群,要加大预警指标的监测。同时中西医并重来更好地保证治疗效果。此外,在治疗过程中既要治疗新冠肺炎,同时也要治疗基础疾病,因此特别注重"一人一策"、多学科诊疗。另外对于患者加强心理支持、营养支持以及相关对症治疗也是非常重要的。这些措施在各地救治过程中都得到了很好的落实,而且也取得了积极效果。北京的疫情,先后累计有2例重症,经过精心的救治,2例重症都取得了很好的救治效果,已经转为普通型和轻型。应该强调的是,我们国家是人口大国,也是世界上拥有老龄人口最多的国家。我们国家地区发展不平衡,医疗水平、医疗资源在区域间、城乡间也是不平衡的。因此对于疫情的防控必须要坚持立足于"防",因此要把防控的一些措施,比如早期发现患者、进行核酸检测,早期的对于密接人群的判定和隔离等等这些"防"的政策,必须从快从严从实落实好,才能够避免短时间内造成大量人群感染,从而避免出现比较多数量的重症甚至死亡病例。因此,这些防控措施必须要立足于"防"。

疫情防控当中公众个人的责任也应该履行到位。公众的防控责任中,比如日常戴口罩、勤洗手、常通风、减少聚集,也是减少感染的有效措施。特别是针对老年人和有基础疾病的人,在有疫情发生的时候尽量要保护好自己免受感染。同时,接种疫苗仍然是防重症的有效措施,因此也鼓励大家能够积极地接种疫苗,有效地保护好自身健康,避免重症的发生,减少对人民群众健康的损害。谢谢。

凤凰卫视记者：新冠肺炎疫情给全球人员跨境活动造成很大冲击，我们注意到疫情发生以来，国家移民管理局多次提醒非必要非紧急不跨境旅行，请问哪些情况是属于紧急和必要的出行呢？另外，这样做的考虑是什么？还有服务保障中国公民出入境的措施有哪些？谢谢。

刘海涛：谢谢你的提问。当前的疫情仍处于全球大流行阶段，病毒不断变异，输入病例较多，国际旅行的风险依然较高，外防输入的形势依然严峻。短期出国，有出即有入，国际航班尚未全面恢复，短期出国人员如果滞留在境外，将增加染疫风险，给个人和家庭造成不必要损失。为此，目前组团出国旅游活动仍然暂停，也不鼓励个人出国旅游观光、访朋探友。国家移民管理局提醒有相关计划的人员充分考虑疫情期间国际旅行的较高风险和不确定性，尽量做到非必要非紧急不出境，切实保护个人健康和生命安全，共同维护来之不易的防疫抗疫战略成果。

根据国家移民管理局的部署要求，各级移民管理机构将继续积极保障服务境内外企业、中外人员复工复产的需要和其他合理的出入境需求。对出国境参加防疫抗疫、医疗救助、运送救灾物资、运输生产生活物资；参与重点工程项目及有组织劳务派遣、就业；从事商务、科研、留学、考试、学术交流活动；就医、照顾探望危重患者、处理亲属丧事、照护老人儿童孕产妇、参加亲属婚礼毕业礼、家庭团聚、处理境外突发紧急情况等必要事由以及其他处理紧急个人事务的，移民管理机构将及时审批出入境证件，对情况特别紧急的，还将提供"绿色通道"的便利。

移民管理机构将继续强化安全风险提示，依法加强出入境管理。对申请前往战乱动荡、局势紧张、治安不靖等国家和地区的，加强提醒劝导，建议暂不出境；对持用伪假、骗取等无效证件的，依法阻止出境并按规定处理；对涉嫌出境从事电诈、赌博以及涉毒、涉黑等活动的，依法深入调查，坚决打击跨境违法犯罪，保障公民人身财产安全，维护正常出入境秩序。

下一步，国家移民管理局将继续深入贯彻疫情防控"外防输入，内防反弹"的总策略,根据全球疫情形势变化,不断完善优化出入境管理政策措施。大家如果有出入境方面的问题,可以通过当地出入境管理部门服务窗口"12367"24小时服务热线或者国家移民管理局政务网站咨询了解相关政策,掌握准确的信息。谢谢。

中央广播电视总台财经节目中心记者:目前,新冠病毒变异株传播率大、增幅大,一旦传入国内,可以想到疫情传播规模将比以往都要大一些,疫情防控的重中之重始终是"外防输入",海关方面如何进一步降低疫情输入风险?谢谢。

李政良:谢谢你的提问。当前,全球疫情仍处于高位,病毒还在不断变异。海关总署严格按照国务院联防联控机制统一要求,毫不动摇坚持"外防输入,内防反弹"总策略和"动态清零"总方针,始终坚持从严主基调,慎终如始、科学精准做好口岸疫情防控各项工作。主要采取下面几项措施:一是继续从严从紧抓好入境卫生检疫。严格按规定对入境人员开展健康申明卡核验、体温监测、医学巡查、采样检测和移交处置。认真做好对航空器、船舶等入境交通工具的登临检疫,严格监督实施入境客运航空器的终末消毒;严格落实陆路口岸卫生检疫措施,支持地方推广甩挂、接驳、吊装等非接触式货物交接模式,对跨境列车和货车司机、边民等重点人员开展重点防控、精准检疫;强化与地方相关部门的沟通协作,完善人员移交、信息通报、病例追溯等合作机制,确保入境人员全链条闭环管理。二是强化新冠病毒变异株监测检测工作。海关按照"四早"要求,密切监测境外疫情、病毒变异、重点国家和地区防控措施等最新情况,对新冠病毒变异株流行国家和地区的入境人员、交通工具综合研判,强化针对性的措施。同时,不断提高实验室检测能力,加强对入境人员阳性样本全基因组测序工作,发现新冠病毒变异株的情况及时通报相关部门。三是持续做好"多病共防"。海关充分发挥全球疫情监测网的作用,密切关注全球疫情信息。近期,不明原因儿童急性重症肝炎、黄热病、霍乱等疫情在多国暴发,海关及时组织专家开展风险评估,发布公告、警示通报,部署全国海关在口岸加强入境卫生检疫工作。同时,强化多部门联防联控,严防疫情输入风险,防止疫情叠加。四是从严就高做好口岸一线工作人员的安全防护。坚决落实国务院联防联控机制关于高风险岗位工作人员安全防护的各项要求,严格“岗前检查、工作巡查、全程督查”的安全防护监督制度,对直接接触入境人员、货物的口岸检疫人员,从严顶格做好个人安全防护,严格实施封闭管理,对海关一线工作人员动态保持加强免疫接种的全覆盖。下一步,海关总署将持续关注境外疫情发展趋势,根据国务院联防联控机制的统一部署,动态优化完善口岸检疫措施,强化联防联控,共同守护国门关口。谢谢。

每日经济新闻宏观频道记者:我们注意到目前全球疫情仍处于较高流行水平,民航仍然是我们应对外防输入的一道重要防线,请问中国民用航空局近期就应对外防输入我们做了哪些工作?谢谢。

孔繁伟:感谢您对民航疫情防控工作的关注。中国民用航空局始终坚持“外防输入,内防反弹”总策略,毫不动摇坚持“动态清零”总方针,坚决筑牢疫情防控民航屏障。结合近期疫情防控形势需要,就切实做好外防输入工作,主要开展了以下工作:一是严格落实常态化疫情防控措施。按照《运输航空公司、机场疫情防控技术指南》和《全国机场疫情防控工作方案》要求,民航各单位进一步科学合理划定闭环管理范围,加严闭环管理措施,做到国际国内航空器、机组、旅客、保障人员、设施设备、通道场所“六个完全分开”,区域不重叠、动线不交叉,确保物理隔离、完全封闭、独立运行,把住外防输入关口。二是持续优化应急管理链条。组织实施应急防控专业培训,细化不同场景下的应急响应措施,全面开展应急处置演练;根据地方政府统筹安排,指导机场建立完善的核酸检测机制,切实提高机场区域的检测预警能力,严防疫情通过航空途径传播扩散。三是严格执行"熔断"措施。2022年以来共实施"熔断"312次,减少入境客运航班768班。经统计,自2020年6月"熔断"政策实施以来,已累计执行"熔断"727次,减少入境客运航班1 679班,有效降低了境外病例输入风险。谢谢。

中央广播电视总台央视记者:近期出现了多例核酸假阳性情况,为什么出现这种情况?这是否意味着现有核酸检测对于奥密克戎变异株的灵敏性有所下降呢?

郭燕红:谢谢这位记者的提问。核酸检测是非常专业的一项技术,近几年,受到了社会公众的高度关注,也慢慢走近了我们普通人的身边。对于核酸检测,它是我们诊断新冠病毒感染的金标准,它的阳性检出时间早、准确度高,是国际公认的成熟的病原体的一项检测技术,利用核酸检测可以尽早发现感染者,锁定感染范围,为疫情防控工作起到了"前哨"的关键作用,我们通过核酸检测进而能够采取防控措施,来切断传播途径,对于实施"四早",落实好"外防输入,内防反弹"和"动态清零"的总方针,具有非常重要的作用。

据专家介绍,尽管我们核酸检测的特异度是100%,但是在实际工作中,实验室可能会因试验过程以及操作造成的一些污染而导致假阳性,我们作了一些分析,由污染导致的假阳性,它的污染来源一般分为两个方面,一方面是扩增产物的遗留污染,在大规模核酸检测的过程中,由于样本量大,而我们采取的又是"停人不停机"的连续工作方式,因此每轮扩增检测之间的清洁有可能不到位。同时也无法保证每个扩增管都是密闭的,就有可能造成假阳性。另外,检测过程中样本之间可能会发生交叉污染,比如说有阳性样本或者我们所用的质控品污染了本来是阴性的样本。做出来以后,是由于交叉污染造成的假阳性。

此外,还有个别实验室包括技术人员没有严格按照规定的工作程序进行操作,也会造成假阳性的结果。这些情况其实都不意味着核酸检测面对奥密克戎变异株的灵敏度有所下降。核酸检测依然是检出新冠病毒的一个关键技术手段。为了最大限度地避免出现"假阳性",我们要求各检测机构要进一步落实核酸检测的技术指南和工作规程的要求,特别是要做好质控管理,我们的质控包括室内的质控和室间的质评,针对一些容易发生问题的环节,要强化工作要求和措施落实,要严格落实实验室环境的清洁消毒,降低实验室污染的可能。当实验室出现阳性结果异常增高的情况时,必须要认真梳理工作流程、分析可能原因,要排除因为操作或者是实验室污染所造成的假阳性的可能。并加强环境仪器设备和工作台面消毒、清洁的频次,最大限度地减少实验室污染。此外,我们要求要合理安排好工作人员的班次,避免大家过度疲劳,在过度疲劳当中也容易导致工作过程中的疏漏,要最大限度保证质量。此外,加强做好室间质评工作的基础上,也进一步加大对核酸检测机构的监督检查力度,特别强调要依法执业,要严格检测质量。对于违法违规行为,要坚决进行严肃查处,并在全国进行通报。谢谢。

中央广播电视总台央广记者: 现在疫情常态化防控背景下,一些公众还是需要乘坐飞机远赴远方,如何保障在飞机上旅客能够安全、安心,并且防止疫情出现蔓延和扩散,民航部门采取了哪些相关措施?有没有一些新要求和新部署?谢谢。

孔繁伟: 谢谢你的提问。当前,全球疫情仍处于高位,我国仍将持续面临"外防输入,内防反弹"的巨大压力,为保障国内旅客放心出行,中国民用航空局近期就防止疫情经航空途径外溢和扩散做了以下工作:一是全面加严机场区域从业人员分类管理。对在机场区域范围内工作的从业人员进行再梳理,分类登记,综合评估,划分不同风险类别,实行不同等级管控,确保机场纯净运行。与国际入境航空器、机组、旅客、行李、货物、保障设施设备有直接接触,或存在动线、空间接触的人员列为高风险人员;与国内运行航空器、机组、旅客、行李及物品直接接触人员列为重点管控人员;其他从业人员为一般人员。二是全面加密机场区域从业人员核酸检测频次。要求高风险人员和重点管控人员核酸一日一检、一般人员核酸隔日一检。检测结果的反馈要规范、及时、准确,切实发挥监测预警作用。机场区域从业人员在离开机场区域返回工作岗位前,要持有在规定时限内的核酸检测阴性证明和健康码绿码。三是全面细化旅客运输过程中的防疫措施。加强旅客有序乘机引导,重点关注五个环节:进入候机楼环节,要防止在测温、查验健康码时发生人员的聚集拥堵;值机环节,鼓励网上值机、自助值机,增设人工值机柜台,提高值机效率,避免旅客滞留;安检环节,在高峰时段增开安检通道,控制待检旅客流量,防止旅客长时间停留在狭小通道内;登机环节,引导旅客分批次、分时段登机,有效管控旅客之间的距离,减少旅客在机舱内的等待时间;下机环节,引导旅客按座位顺序有序离机,避免旅客在机上通道区长时间站立等待和近距离接触。在此,也提醒广大旅客在配合做好登机前的手部消毒工作以外,还要自觉遵守乘机的各项防疫规定,全程规范佩戴口罩,飞机上要减少不必要走动,非特殊情况禁止更换、调换座位,避免因个人防护不到位造成暴露风险。谢谢。

新华社记者:当前境外疫情持续高位,我们国家的外防输入压力持续加大,针对口岸边境防控,我们有哪些更有针对性的举措? 谢谢。

刘海涛:谢谢你的提问。新冠肺炎疫情发生以来,国家移民管理局始终认真贯彻落实"外防输入,内防反弹"总策略和动态清零总方针,全力做好各项外防输入工作。针对当前境外疫情形势,我们进一步抓紧抓实抓细以下几项防控措施:一是实施空港口岸分区分类查验。进一步精细划分国际机场疫情防控风险区域,落实精准化防控要求,确保国际国内分流、客运货运分流、旅客员工分流、入境出境分流,严防不同风险等级的人员混流,交叉造成感染。主动配合属地严格落实入境人员闭环的转运措施,严防脱环和破坏。二是实施水运口岸非接触式监管。充分利用国家移民管理局政务服务平台、行政许可网窗,实行国际航行船舶网上预检、边检行政许可"非接触"式办理。推广运用"中国边检登轮码",实现港口工作人员登离轮"非接触"式的申报,健康码、核酸检测的结果、疫苗接种的信息自动的查验。推动对国际国内的船舶共用的客货码头实施分区管理,最大程度切断病毒传播的通道。三是实施陆地口岸运输的闭环管理。坚持陆地边境口岸"客停货通",对入境的货运车辆固定行驶路线、固定装卸点位、固定人车分离措施,加强司乘人员管理和车体检查,强化场所环境核酸检测,严防疫情经过人、物、环境输入传播。四是实施边境地区的联防联控。充分发挥党政军警民合力强边固防机制的作用,坚持推动边境地区物理拦阻设施的建设,不断加强边境地区封控管理,强化与周边国家、移民边防部门的防疫抗疫的合作,联合加强边境巡逻管控,严防非法入境带入疫情。深入开展了打击妨害国(边)境管理犯罪专项工作,严查严打非法越境、偷渡组织者、运送者,全力切断疫情经非法渠道向境内的传播。谢谢。

新京报记者: 近期,国家卫生健康委提出要提前规划准备定点医院和方舱医院,为什么把定点医院和方舱医院区分开来? 对于他们的规模上有没有预期? 方舱医院的建设是不是意味着疫情变得严重了? 近期提出的永久性方舱医院很引发关注,不知道它的意义是什么? 谢谢。

郭燕红: 谢谢这位记者的提问。首先要强调的是,建设方舱医院绝不是疫情严重的信号。而是根据奥密克戎变异株的特点,应对过程中做到以快制快、有备无患。奥密克戎变异株传播速度更快、传染性更强,再加上感染者病情总体比较轻,而且还有一定比例的无症状感染者。感染者的数量会在短时间内大幅度增长。第一时间尽早将感染者进行收治,是切断传播途径和防止进一步感染传播的关键手段。因此,为了最大限度地实现应收尽收、应治尽治,统筹好疫情防控救治工作与正常医疗的关系,对于新冠肺炎患者的救治提出了积极构建平急结合的医疗救治体系,采取分类救治。根据奥密克戎变异株的特点分类救治,就是轻症、无症状感染者收治到方舱医院,大部分患者病情比较轻,而且还有一部分无症状感染者,在方舱医院一方面是临床观察、治疗,更重要的是防止进一步传播造成更大范围的感染。另一方面,对于普通型、重症和有风险因素的感染者要收治到救治能力比较强的定点医院,以提高治愈率,降低病死率,降低感染率。

其次,要求各地按照平急结合的原则,常规准备或改造一定数量的基础设施,确保一旦有疫情发生的时候能够在 24 小时之内转化为方舱医院投入使用。另外,建立分类收治和按梯度收治患者的机制。把轻型、无症状感染者收治在方舱医院,将有风险因素的患者、普通型和重症,收治到定点医院。这样按梯度进行收治。同时,新的诊疗方案中根据临床的经验和一些研究提出,患者经过治疗后,核酸检测 CT 值≥35 的时候,可以出院进行健康监测,这样大大缩短了患者平均住院日,提高了医院的医疗资源效率和周转,避免形成对医疗资源的挤兑。既保证了新冠肺炎患者的救治,又不影响正常的医疗服务保障。

刚才记者特别提到了常态化形势下方舱医院准备的意义。应该说是非常有意义的一件事情。方舱医院事实上是依托一些符合条件的基础设施,先做好一些布局改造,包括必要的水电、厕所、淋浴,特别是通风和通道这些基础设施。同时还要储备一些病床单元、医用物资、防护物资,并准备好相应的医务力量。同时,也要安装铺设好医疗信息系统,在医疗过程中信息系统是非常关键的,所以这些线路也要预设好。一旦发生疫情的时候,它可以在很短时间内转换成方舱医院来使用。其实方舱医院不仅仅是应对新冠肺炎,在应对传染性疾病以及其他的大规模突发公共卫生事件都起到非常重要的作用。这些设施在平时的时候,它依然可以发挥原有作用,一旦需要能够在很短时间内转换成方舱医院使用。

在常态化疫情防控形势下,准备一定数量的方舱医院,一方面可以最短时间内迅速地扩充救治床位,减少对于正常医疗资源的占用。而且能够在很短时间内做到"床等人",做到应收尽收、应治尽治。同时,也能统筹做好疫情防控和正常医疗服务,既保证了新冠肺炎的救治工作,又保障了我们老百姓正常医疗服务。所以,方舱医院对于实现这样一个目标具有非常重要的意义。谢谢。

南方都市报: 最近网上有传言有中国公民出入境证件被无故"剪角",5月13日的时候国家移民管理局也作了澄清,能否再解释一下当前证件管理的具体政策? 据我了解,移民管理机构确实会对部分的出入境证件会做出"剪角"的措施,请解释一下什么情况下才会"剪角"?

刘海涛: 感谢您对移民管理工作的关注。经查证,网上有关"停办护照、剪角外国居留证件,包括绿卡"的传言均是虚假消息。我举几个例子:比如,网上传"在上海的虹桥机场出境赴法国被收走护照和法国的居留卡"。我现在可以告诉你,事实上上海虹桥机场自2020年3月25日起就停飞了包括飞往法国的所有国际航班。所以相关传言的时间、地点、事由完全都是捏造的。再比如,广州居民张某,未经核实,根据道听途说,编造他人"从北京入境,护照无端被剪"这样的不实信息,通过网络平台进行发布。再比如,网传"从广州出国,绿卡被剪"。事实上,移民管理机构从未对包括绿卡在内的外国签发的居停留证件进行剪角,上述的传言完全没有事实依据,相关责任者已被公安机关依法处理。

借此机会,我也想告诉大家,按照相关法律规定,移民管理机构在依法申请审核签发当事人出入境证件的时候,或者出入境边检机关在检查当中发现当事人所持的中国出入境证件已被依法宣布作废的时候,会对已失效的证件作"剪角"处理,以防被不法分子利用,依法保护当事人的合法权益。对失效证件做"剪角"处理,也是世界上许多国家惯常采取的办法。一直以来,国家移民管理机构依法签发管理出入境证件,认真履行出入境边防检查的职责,深入推进执法规范化建设,切实维护中外出入境人员合法权益,促进对外交往,助力对外开放。下一步,我们将充分发挥移民管理机构的职能作用,进一步采取有力有效措施,为广大出入境人员提供更加优质的出入境管理服务,欢迎社会各界对我们的工作进行监督。谢谢。

中国国门时报记者:当前,"外防输入"压力进一步加大,新冠肺炎疫情通过进口冷链食品输入风险受到各方关注。请问,怎样把好安全关,不让受新冠病毒污染的进口冷链食品流入到国内市场?谢谢。

李政良:谢谢你的提问。为有效防范新冠肺炎疫情通过进口冷链食品输入风险,全国海关严格按照国务院联防联控机制的总体部署,加强进口冷链食品口岸疫情防控。

一是进一步强化源头管控。加强与出口国家和地区主管部门的沟通磋商,督促输华食品企业落实安全防护责任,严防输华食品及包装在生产、加工、储存、运输等各环节受到新冠病毒污染。为了督促有关要求落实到位,海关进一步加大了对境外食品企业的远程视频抽查力度。截至上周,已视频抽查了 591 家冷链食品生产企业,先后与有关国家和地区官方主管部门召开了 717 次协商会议。相关国家和地区自主取消了 800 多家企业对华出口资格。

二是暂停出现员工聚集性感染企业的产品输华。密切跟踪境外冷链食品生产企业疫情防控情况,及时采取防范措施。截至上周,对发生员工聚集性感染的 170 家境外企业,采取了暂停进口其产品的措施,其中 143 家是在出现疫情后自主暂停对华出口。

三是进一步加大抽检力度。根据今年以来进口冷链食品新冠病毒核酸监测检测的情况,我们针对重点国家和地区的冷链食品加大了抽样检测比例和数量。截至上周,全国海关抽样检测样本 487 万个,检出核酸阳性 1 384 个。对检出阳性的货物,海关严格按规定对境外企业实施暂停进口申报一周或四周的紧急预防性措施。截至上周,海关已对 567 家境外食品经营单位实施了 868 次紧急预防性措施。

四是严格监督口岸环节预防性消毒工作。根据国务院联防联控机制印发的工作方案,海关落实进口冷链食品口岸环节预防性消毒监督工作。截至上周,全国口岸环节已预防性消毒进口冷链食品外包装 11 745 万件。

五是严格实施封闭管理。对海关系统所有进口冷链食品安全监管人员严格实施封闭管理期间,加强个人安全防护,每日进行健康监测和核酸检测,切实防范暴露风险。谢谢。

红星新闻记者:请问我国新冠病毒疫苗接种进展如何,尤其是 60 岁以上的老年人接种工作的进展是怎么样的?

雷正龙:谢谢你的提问。根据国务院联防联控机制部署,目前继续指导各地积极稳妥推进新冠病毒疫苗接种工作,截至 5 月 22 日,全国累计报告接种新冠病毒疫苗 337 109.6 万剂次,接种总人数达到 128 894.7 万,已完成全程接种 125 487.5 万人,覆盖人数和全程接种人数分别占全国总人口的 91.42%、88.01%。完成加强免疫接种的有 77 138 万人,其中序贯加强免疫接种 3 589.6 万人。60 岁以上老年人接种覆盖人数达到

22 918.7 万人,完成全程接种 21 723.2 万人,覆盖人数和全程接种人数分别占老年人口的 86.8%、82.3%。完成加强免疫接种 16 690 万人。

新冠病毒疫苗接种工作总体进展顺利,目前全国疫情形势仍然较为严峻复杂,新冠病毒疫苗接种在预防重症和死亡等方面有明显效果。近日,我们对各地进行了再部署、再安排,要求各地进一步加强疫苗接种的组织实施,加强宣传动员力度,积极推进老年人的疫苗接种,力争做到应接尽接。谢谢。

东方卫视记者:我们了解到,上海、杭州、深圳等城市目前正在积极地开展步行核酸采样圈的工作,像上海已经布局了便民采样点和流动采样点 9 900 个。杭州全市每日开放采样点位保持在 1 万个以上。建立这样的步行 15 分钟核酸采样圈,布设这么多的监测点成本是否过高? 如此大规模、高投入地进行核酸检测的相关建设是否必要? 另外,请问是否只限省会和千万级人口以上城市,对于二、三线以及县城来说是否也需要建立? 谢谢。

郭燕红:谢谢这位记者朋友的提问。奥密克戎变异株的特点,导致一些早期感染者不易被发现,但是他已经具有很强传染性。前期多地发生的奥密克戎聚集性疫情,被发现的时候事实上已经在社区传播了一段时间,这样就给整个防控工作带来了比较大挑战。因此,在疫情输入风险比较高的地区开展常态化的核酸检测工作,有利于提高疫情监测预警的灵敏性,织密织牢疫情监测网,更早发现潜在风险,落实好"四早"要求,同时也有利于我们实现"应检尽检、愿检尽检"的要求,为老百姓提供更加便利、快捷的核酸检测服务。

目前,国内有多个城市和地区都已经陆续探索实施常态化的核酸检测工作。比如刚才提到的杭州、上海都已经做了采样圈布局。像深圳、大连、合肥和江西、湖北的多个城市也都开展了一系列工作,这些城市都是根据本地实际情况合理布局核酸采样点,重要的目的就是让市民能够就近就便进行核酸检测。同时又不挤占医疗机构的核酸检测服务。总的来讲,这些实际工作和探索运行是稳定的,而且也取得了比较好的成效。特别是有些地方通过联合采购核酸检测试剂等耗材,进一步压低了检测成本,降低了检测价格,促进了常态化检测工作的有序开展。应该讲,我们在疫情防控中立足于"防"是成本最低的,只有立足于"防",减少病例发生、减少波及范围,才能使得人民群众的生命健康得以维护,才能使得经济社会发展在一个稳定环境下运行。另外,我们了解到国务院有关部门也正在抓紧研究,进一步指导各地降低核酸检测的成本和价格。常态化的核酸检测,要根据当地的疫情防控的需求来决定,绝对不能"一刀切"。所以,并不是我们要求所有的城市都要建立 15 分钟的核酸采样圈,主要是集中在输入风险较高的省会城市以及人口千万级的城市。在频次上也并非要求所有人群都要 48 小时检测一次,具体的检测频次也是要当地根据疫情的发生发展情况和防控的需要来因时因势确定。因此,科学精准地进行疫情防控工作,在核酸检测工作中也同样如此。谢谢。

香港商报记者:当前跨境贸易仍比较活跃,相关物流人员出入境频繁,请问保障口岸物流畅通方面采取了哪些措施?谢谢。

刘海涛:谢谢您的提问。疫情发生以来,国家移民管理局始终坚持高效统筹推进常态化疫情防控和经济社会发展工作。在做好防疫安全管理的同时,全力确保跨境货物、交通运输工具及其保障服务人员正常的通行。进一步实施一系列强化保障通关的措施,助力跨境物流高效运行、畅通安全。概括起来讲我们开设了"三种通道":一是开设重点货运航班"绿色通道"。在全国空港口岸实行货运航班专区验放,在上海、北京、广州等货运枢纽机场实行"24 小时不出口岸限定区域的货运机组免办边检查验手续"等便利措施,做到"紧急货机先办、直接往返免办、中转连飞简办",保障国际货运航班"好来快走"。二是设立重点货运车辆"快捷通道"。全面提高陆路口岸(通道)查验效能,对中国籍跨境货运司机、车辆实行"备案后免填机动车辆出入境查验卡",对粤港澳跨境车辆和驾驶人员实行"网上备案",确保经常自同一口岸出入境的司乘人员快速通关。运输鲜活产品、抗疫物资、民生物资、大宗商品和农耕生产物资车辆优先通关。三是开通远洋船员换班"专用通道"。在继续落实非必要"不登轮、不登陆、不搭靠"措施的基础上,会同口岸相关单位搭建船员调换封闭转运专用通道,全程跟进"点对点"闭环转运,保障海运"关键工人"应换尽换,保障港口集疏运体系运行正常、畅通有序。谢谢。

主持人: 谢谢刘海涛先生,谢谢以上几位嘉宾。后续我们还将继续召开联防联控机制新闻发布会,欢迎大家继续关注。今天发布会到此结束,谢谢大家!

国务院联防联控机制就刻不容缓，抓实抓细疫情防控有关情况举行发布会

（第178场）

一、基本情况

时　间　2022年5月27日

主　题　介绍刻不容缓，抓实抓细疫情防控有关情况

发布人　教育部体育卫生与艺术教育司副司长、一级巡视员　刘培俊

　　　　国家卫生健康委疾病预防控制局副局长、一级巡视员
　　　　雷正龙

　　　　中国疾病预防控制中心免疫规划首席专家　王华庆

　　　　中国疾病预防控制中心消毒学首席专家　张流波

主持人　国家卫生健康委新闻发言人、宣传司副司长　米锋

二、现场实录

主持人：各位媒体朋友，大家下午好！欢迎参加国务院联防联控机制举办的新闻发布会。当前，全国日新增本土确诊病例和无症状感染者继续下降，但每日仍有10余个省份报告新增本土感染者，疫情防控形势依然严峻复杂。要继续坚持"动态清零"总方针不动摇，以快制快处置疫情，查漏洞补短板，做好核酸筛查、流调排查和风险人员管控，尽早阻断传播链。要依法依规、科学精准落实防控措施，保障群众基本生活和正常就医需求。抗击疫情需要群防群控，要继续保持良好卫生习惯，遵守疫

情防控要求,积极接种疫苗,切实履行好自己健康第一责任人职责。今天发布会的主题是:刻不容缓,抓实抓细疫情防控有关情况。我们请来了:教育部体育卫生与艺术教育司副司长、一级巡视员刘培俊先生;国家卫生健康委疾病预防控制局副局长、一级巡视员雷正龙先生;中国疾病预防控制中心免疫规划首席专家王华庆先生,消毒学首席专家张流波先生;请他们就大家关心的问题共同回答媒体的提问。下面,请记者朋友举手提问,提问前请先通报所在的新闻机构。

新华社记者:刚才主持人提到,我国新增本土确诊病例和无症状感染者数量继续下降,请问近几日我国疫情形势有哪些变化?谢谢。

雷正龙:谢谢您的提问。近几日,全国疫情继续稳定下降,全国每天新增本土感染者已降至600例以下。当前,上海市每日新增报告感染者数已连续4天降至500例以下,疫情继续处于稳中向好的可控状态,但相较全国其他城市仍处于较高风险水平,仍需要警惕部分重点场所疫情反弹;北京近两日新增报告感染者数量显著降低,已有8个区县达到社会面稳定清零状态,但丰台、海淀等区近日仍发现社区感染者,疫情社区传播风险仍局部存在,需要加大排查集中隔离力度。吉林近期部分抵边县报告本土病例,且感染来源不明确,疫情有自抵边地区逐渐向内陆地区扩散趋势,已出现外溢,须高度重视输入风险,强化外防输入各项措施。天津目前呈现多点聚集性疫情,社区传播风险仍然存在。四川广安邻水疫情进入扫尾期,已连续多日没有报告非管控人员感染者,疫情风险可控。河南疫情基本稳定,郑州市全域实现社会面清零,许昌局部尚存在小规模疫情。

当前,全国面临"外防输入、内防反弹"的压力持续存在,国家卫生健康委将继续指导各地进一步贯彻落实"四早"要求,升级防控能力,提高应对处置效率和质量,压实疫情防控"四方"责任,落实重点场所、重点人群、重点单位防控措施,科学精准施策,坚决防止简单化、"一刀切"、层层加码,统筹做好疫情防控和社会经济发展。谢谢。

中央广播电视总台财经节目中心记者: 我们了解到,目前针对奥密克戎变异株的疫苗已经进入到临床试验,为了更好地加强免疫效果,现在公众接种的疫苗都是针对原始毒株的,我们公众是否在接种第二针或者加强针的时候需要再等一等,等到奥密克戎变异株疫苗正式应用之后再接种呢?谢谢。

王华庆: 谢谢这位记者的提问。其实,奥密克戎变异株使得新冠病毒的传播速度更快,传染性也更强,另外也使得传播过程更加隐匿,实际上我们感染的风险一直在增大。在这种情况下,我们看到,目前新冠病毒疫苗其实对预防重症和预防死亡的效果是明确且显著的。而且,新冠病毒疫苗如果完成全程接种和加强针的话,效果会更好。

其实,目前开展奥密克戎变异株疫苗的研究,是期望在未来我们在应对新冠病毒的过程中能够增加一个手段。奥密克戎变异株疫苗虽然已经进入了临床试验,确定其研究结果还需要时间。另外,现在病毒的变异和进化也增加了不确定性,当前奥密克戎疫情在全球,尤其是有些国家流行得还是比较严重的。在这种情况下,尤其是对老年人,包括对那些有基础疾病的人,如果不完成全程接种、加强针接种,一旦疫情出现时,重症患者会增多,也会增加医疗救治负担。当务之急是尽快全程接种,符合条件的尽快完成加强针的接种。谢谢。

21世纪经济报道记者: 在发生疫情的地区,群众按照规定减少流动,相应地对于快递的需求量就在增加,请问快递在仓储运输以及送达环节中应当如何做好消毒?群众个人在收取快递时应当如何做好消毒以及个人的防护?谢谢。

张流波：谢谢这位记者的提问。在发生疫情的地区，群众流动减少了，快递的需求增加了。国家邮政局对快递消毒有专门的操作规范和指导文件，快递业也有专门的生产操作规划，明确规定了要实行分级分区的防控，其中对快递包括物品的仓储、物流、货物送达等环节，都专门规定了消毒的处理要求。

对于公众来说，我们最关心的可能仍然是在收取快递的时候怎么样应对和处理。这里我有几点建议。首先，我们还是应该尽量避免快递被污染，所以要尽量从低风险地区购买相关物品。因为目前对快递包装物里面的消毒处理，技术上还是有一定难度的。其次，我们在接收快递的时候，应该优选无接触方式，避免直接的人跟人之间的对接。同时，要做好适度防护，戴好口罩、戴好手套，跟其他人员要保持一米距离。除此以外，快递的包装要尽量不带入室内，如果必须带入，我们就可以用消毒纸巾对六面进行消毒，或者用消毒剂进行喷雾消毒。当然，还有一点特别重要，我们处理完快递以后，一定要记得洗手，或者用消毒剂做好手消毒。谢谢。

南方都市报记者：请问教育部的刘培俊先生，现在部分城市还有疫情，对于当前的校园疫情防控来说有什么样的重点？谢谢。

刘培俊：感谢南方都市报关心校园疫情防控。为科学精准有效应对当前新冠肺炎疫情复杂形势，维护师生健康、校园安全和教学秩序，教育部全面贯彻落实国家关于疫情防控的各项部署，多次组织专家研判，多次召开全国教育系统疫情防控视频工作会议，也多次完善政策措施，指导各地做好校园疫情防控的五项重点工作：第一，严格落实常态化防控措施。落实"四方"责任，加强校门管理、健康监测，特别是食堂、宿舍以及校医院等重点场所管理；加强师生健康教育，提升个人防护能力；同时坚持定期开展核酸抽检制度，加强防疫物资储备，加强应急预案演练。第二，备好突发性疫情应急处置。落实"四早"要求,一旦学校周边包括校园内发生疫情,立即启动应急机制,切实做到"应检尽检,应隔尽隔,应转尽转,应治尽治",协调联动核酸检测、流调转运、隔离管控以及相关的疫情防控措施,确保风险人群及时从校园分离开来,守住校园不发生大规模疫情的底线。第三,强化校园内生活服务保障。提高校园服务的精准化水平,特别是根据学校师生员工的生活需要,加强生活物资、防疫物资以及教学物资的供应,保障好师生员工看病就医的需求,稳控校内的餐饮以及相关商品的价格,为师生员工营造安全有序的生活、学习和工作环境。第四,加强师生人文关怀。学校领导干部要率先垂范,带领教师、班主任、辅导员以及管理人员下沉到一线,深入到学生宿舍等生活区域,动态了解师生员工的生活需求,解决实际困难,争取全体师生员工的理解支持。第五,提升学校卫生服务能力。特别是加强中小学医务室以及高校校医院等专业机构的建设,配齐配强专业人员,全方位保障师生健康,特别是高校要科学设置临时留观场所,建立隔离缓冲用房,建立物品缓冲区,同时畅通与周边定点医院的对接机制,为疫情防控打好专业基础,提供支撑能力。谢谢。

中央广播电视总台央视记者:近期,一些地方对病例居住或者活动过的地方进行了终末消毒,但是有些地方在执行过程中加码到了"一人阳性整楼入户消杀",这件事引发了社会广泛争议,这样做是否是合理的?另外,终末消毒应该如何在尽量减轻对群众正常生活影响的情况下做到更加的精准?谢谢。

雷正龙:谢谢您的提问。消毒是实施"人、物、环境"同防、切断传染病传播途径的有效措施和手段,在疫情防控过程中发挥重要作用。按照《中华人民共和国传染病防治法》规定,对被传染病病原体污染的场所和物品进行严格消毒处理。国家卫生健康委高度重视消毒工作,疫情发生以来，先后印发了多个消毒技术文件，科学指导精准消毒，并做好公众的科普宣传，各行各业落实主体责任，针对本行业的特点，也都细化了规定，并且实施相应的监督。

在疫情防控过程中，各地组织专业的消毒队伍依法依规按照《新型冠状病毒肺炎防控方案》以及根据流行病学调查的结果，对病例或者无症状感染者居住或者活动过的场所，以及可能被污染的环境场所进行终末消毒，为确保环境安全发挥了重要作用。

但是我们也发现，在消毒执行过程中，个别地方存在着沟通不到位、操作不规范等问题。对此，我们也要求进一步加强对政策文件、技术操作流程、消毒方法的培训、宣贯，以及加强消毒过程中的监督等工作。各地在组织入户消毒过程中，要严格按照消毒技术规范和流程执行，同时要注重加强事前、事中、事后的沟通，让大家能够理解和支持消毒工作，共同做好规范消毒。谢谢。

每日经济新闻宏观频道记者：有说法认为"奥密克戎变异株感染后就会获得天然的免疫"，这种说法有道理吗？对于感染奥密克戎变异株后获得的免疫和接种疫苗后获得的免疫效果，这二者有什么区别？谢谢。

王华庆：谢谢这位记者的提问。其实新冠病毒在变异，还在进化，尤其对最近流行的奥密克戎变异株，我们还在不断认识过程中。感染病毒之后，从理论上会产生天然的免疫，但是我想，这不是目前我们应做出的选择。我们都知道，一方面，奥密克戎变异株还会导致重症和死亡，尤其是在慢性病人群当中、老年人当中会出现这样的情况，如果不接种疫苗，单靠自然感染获得免疫，我想这可能是个危险的选择。另一方面，新冠病毒疫苗应用以来，我们看到其预防重症和预防死亡的效果还是非常明确的。此外，奥密克戎变异株发生了一个相当大的变异，这种情况下，自然感染产生的免疫力还有很大的不确定性。最近有两项研究，都发表在世界顶级的医学期刊上，一个是在《自然》医学期刊上发表的，还有一个是《新英格兰医学杂志》上发表的，这两项研究的结论是什么呢？奥密克戎变异株在未接种疫苗人群中诱导的中和抗体水平要低于疫苗接种者，诱导的抗体广度不够，针对其他变异株感染的保护作用有限。谢谢。

总台央视中文国际频道记者：《新冠肺炎疫情消毒技术指南》规定，在病例或无症状感染者住院后，应该对其居所进行终末消毒。然而近期有研究显示，新冠病毒通过物体表面接触传播是很小的概率事件，这也引发了一些争议，终末消毒、入户消杀是否有必要？在何种情况下需要消毒？消毒是否有效呢？

张流波：谢谢这位记者朋友的提问，这确实是一个很好的问题，也是我们疫情以及整个防控技术手段在不断发展变化的时候需要重点关注的问题之一。刚才我们雷正龙先生已经就终末消毒的必要性、法规要求做过介绍，所以我想就你提的这个问题，从技术方面再做一个说明。

因为在传染源隔离后，防止新冠病毒通过环境、通过物品传播，就成为了重点。哪种情况需要终末消毒呢？首先，新冠患者或者无症状感染者离开以后，会污染其环境和物品，而且污染的环境和物品上面可能存在着活的病毒，我们在正常使用之前就需要进行终末消毒。要判定病毒的死活，有时候确实是比较困难的，因为它不只跟时间有关系，也跟病毒的特性、病毒的数量、当时环境的温度、湿度、污染物的多少、阳光照射的强度，也跟材料特点等很多因素都有关系，所以要做一个科学的判定。我们终末消毒结束以后，可确保环境及其物品中不再有活病毒存在。所以，入户的终末消毒，是我们实现病家无害化，阻止病毒经过家庭传播的有效措施之一。大家需要注意，入户消毒操作的时候，为了保证人员的安全，家庭成员需要在消毒结束以后才能进去，消毒队员本身也需要做好个人防护。消毒的时候，我们要选择安全有效的消毒剂和消毒方法，要针对不同的物品、材质，来采取不同的消毒方法，要保护好贵重物品，并尽量减少对所有消毒对象的损害。对家里面库存的感染者又确实没有使用的这些物品，我们也可以采取密闭封存、长时间静置这种无害化方法。需要特别强调，消毒作为切断传播途径的方法之一，需要与传染源的隔离治疗和易感者的保护真正结合起来。谢谢。

凤凰卫视记者：我们关注到网上有这样的讨论，一些接种新冠病毒疫苗后得了白血病的人群认为患病与接种疫苗有关，请问专家如何看待这样的说法？谢谢。

王华庆：谢谢这位记者的提问。其实接种疫苗之后出现一些症状和疾病，包括刚才你提到的白血病，跟疫苗有没有关系，我们在判定时要做好两件事情：第一件事情，就是流程要规范；第二件事情是判断要有依据。从流程上来说，接种疫苗之后，怀疑到出现跟疫苗有关的症状和相关疾病的时候，要进行报告，报告给接种单位。接种单位收到报告之后要去做调查，这个调查是由多领域的专家组成的专家组来进行的，而且在调查过程中，要把相应的资料收集齐全，包括接种疫苗的资料，这个可能是大家非常关心的，其次也包括既往患病史，还有一些临床表现和相应的检查结果。到底是什么样的疾病，这需要收集、调查齐全相关资料。另外，和疫苗有没有关系，即我们说的异常反应，是由谁来判断呢？也是由多学科专家组成的专家诊断组，根据调查结果、调查内容做出分析和判断。一般我们在判断不良反应或者异常反应过程中，要考虑六个方面。大家更关注的是时间上的关联，就是打疫苗在先，出现症状或疾病在后，这是第一个前提。第二个要考虑的因素就是生物学的合理性，例如为什么我们现在减毒活疫苗原则上不给有免疫缺陷的人接种，因为减毒活疫苗从理论上来说、从生物学基础上来说，可能会引起这些免疫缺陷人发生异常反应的风险增加，这就是生物学的合理性。第三个是关联的强度。我们都知道,两个数据可能看着有差异,但是在统计学分析的时候,要么没有差异,要么有差异,还有一种情况是差异是否有显著性,这就属于关联的强度,这是我们在判定异常反应时需要做的第三件事情。第四件事情,异常反应的发生其实也有它的规律性,跟药物一样,有剂量效应的关系,如果含量大的话,出现某种反应的概率和强度就会大。现在国外应用的一些 mRNA 疫苗,抗原含量不一样,抗原含量大的,出现一般反应概率就高一些,像发热这样的情况就多一些。还有一个要考虑的因素是关联上的一致性,就是打了疫苗的这些人是不是出现了类似的症状或者疾病,而且这些类似的症状和疾病要高于它的基线水平,就是说打疫苗的人和没打疫苗的人都会出现这种情况,但打疫苗的人当中是否出现了更高发的情况,这是关联上的一致性。最后一点,要考虑关联的特异性。关联上的特异性通常就是说疫苗是唯一的原因。比如你有免疫缺陷,我们打卡介苗之后可能会出现播散性结核,也就是由疫苗引起的结核。但是为什么会引起? 因为这个人有严重的免疫缺陷,卡介苗是活疫苗,就会出现这种病症情况,这就属于关联上的特异性,也就是说疫苗可能是导致这种疾病的唯一原因。

我们还是在这里强调,大家如果接种疫苗之后出现了身体不适,尤其是持续时间比较长、症状比较重的时候,马上去就医。第二个,如果怀疑是不是跟疫苗有关系的话,我们有相应的人员去做调查,调查之后,也会根据以上六个方面来做判断,由多学科的专家组成的专家组进行判断。疫苗异常反应及其诊断还在认识过程中,需要不断完善。谢谢。

澎湃新闻记者:我的问题是向张流波先生提出。我们都知道,多数消毒剂具有很强的刺激性,比如刺激我们的眼睛和喉咙等方面,对于这方面我们应该如何防范,避免消毒剂给人体带来的一些伤害? 谢谢。

张流波：谢谢这位记者的提问，这个问题也是这几年经常被问到的消毒技术问题。但是，我还是愿意多讲几句，继续宣传如何避免消毒带来的健康风险。

第一，应该避免盲目消毒、过度消毒，消毒要有针对性。只有在通过消毒能够切断传播途径的时候才有必要实施消毒。同时，如果我们有多种方法可以实现阻断传播的时候，我们就可以选择最安全有效的方法，最经济便捷的方法，消毒是可供选择的方法之一。

第二，应该要在确保消毒有效的前提下，尽量选择安全性好的消毒剂和消毒方法。需要特别说明一下，消毒剂是否安全与使用方法有比较大的关系。我们比较常见的季铵盐消毒剂与过氧乙酸、过氧化氢、含氯消毒剂比较，季铵盐消毒剂在做擦拭消毒、浸泡消毒的时候，通常安全性比较高，但是你要把它去做喷雾、熏蒸、气雾消毒的时候，吸入带来的安全风险就相对较高。所以我们要针对不同的消毒对象和消毒方法来选择消毒剂就非常重要。具体的消毒剂的选择，可以参考两年前联防联控机制发布的《常用消毒剂使用指南》。

第三，消毒剂的使用浓度不是越高越好，使用的量也不是越多越好。只要能够达到消毒效果就可以了，因为过大的剂量会伴随安全风险。使用的时候，应该按照消毒剂说明书规定的用量来使用。

第四，在使用的时候，要做好个人防护。比如消毒的时候，无关人员应该尽量远离这些消毒操作区域，消毒的工作人员可以根据需要来选择戴手套、戴口罩、戴护目镜、穿防护服，使用防化过滤器等装置，来保证工作人员的安全。谢谢。

中国教育电视台记者：我们都知道，当前疫情防控形势严峻复杂，所以想请问教育部在这种情况下如何确保各地都能有效保障教育教学质量，安全有序地做好线上线下教学转换工作？谢谢。

刘培俊：感谢中国教育电视台记者关心疫情防控期间线上教学、线下教学的转换，特别是教学质量的保障问题。可以说，当前新冠肺炎疫情防控期间，保证学生的身心健康和学业进步发展同等重要。当前，全国各地疫情不同，学校教学方式在灵活切换，不管是线上教学还是线下教学，学和教的质量都是有保障的。为了保障线上教学质量，近几年教育部推动各地建立了一套线上教学质量保障体系。

第一，以优质化的课程资源来保障质量。教育部加快建设"国家智慧教育公共服务平台"，持续开发和上线推送优质课程资源，带动各地、学校和老师一起努力，为学生打造"人人可及、处处可学、时时在线"的网上课堂，可以说，与信息技术教育教学的深度融合，为实现疫情防控期间"停课不停教、停课不停学"打下良好的技术基础。

第二，以高效率的在线互动保障质量。学校不断优化在线教学的方案，鼓励老师开展线上教学、线上答疑、线上测评以及线上讨论等教学活动，强化教师与学生的互动，确保教与学的效果。

第三，以精细化的教学管理保障质量。教育部联合有关部门印发了在线课堂教学管理的规定，强化学校的主体责任，明确学生的学习要求，特别是严格课程的考试纪律，加强平台的监督与管理，来保障全流程的线上教学质量。

当前，新冠肺炎疫情形势复杂多变，各地学校因时而变、因需而动，及时做到线上教学与线下教学的有序切换，最大限度降低疫情对教育教学的影响。近期，教育部再次发出通知，对线上线下教学的有序转换提出明确要求：第一，健全决策机制。各级教育行政部门明确线上线下教学的基本原则、总体要求、实施条件，指导学校不断完善线上线下教学的方案，总体的要求是：线下教学重点确保安全，线上教学重点确保质量。第二，精准分类施策。针对本地区有疫情、无疫情以及风险等级的变化，及时调整教学计划，实现从线上到线下，从线下到线上教学方式转换的有序。同时,统筹考虑学生的实习与实践、考试与教学、升学与就业等各环节有序进展。第三,畅通信息渠道。及时发布线上线下教学转换的通知,讲清楚政策,讲清楚教学安排,充分听取学校学生、老师和家长的意见,确保学生对于教学方式的转换有所准备,能够很好地适应线上线下教学的切换。谢谢。

人民日报记者:请问我国新冠病毒疫苗接种情况特别是 60 岁以上的老年人群接种情况如何?谢谢。

雷正龙:谢谢你的提问。根据国务院联防联控机制部署,目前我们继续指导各地积极稳妥推进新冠病毒疫苗接种工作。截至 5 月 26 日,全国累计报告接种新冠病毒疫苗 337 589.8 万剂次,接种总人数达 128 958.4 万人,已完成全程接种 125 573.2 万人,覆盖人数和全程接种人数分别占全国总人口的 91.47%、89.07%。完成加强免疫接种 77 467.9 万人,其中序贯加强免疫接种 3 682.2 万人。60 岁以上老年人接种覆盖人数达 22 955.3 万人,完成全程接种 21 760.9 万人,覆盖人数和全程接种人数分别占老年人口的 86.94%、82.42%。完成加强免疫接种 16 793.5 万人。

新冠病毒疫苗是疫情防控的重要手段,并在预防重症、死亡等方面效果较为明显。为进一步做好疫苗接种工作,我们鼓励各地因地制宜,开拓思路,进一步优化服务模式,加大宣传力度,提供更加便捷优质的接种服务。谢谢。

封面新闻记者:研究发现高龄、合并症、免疫受损患者一旦突破感染容易发展为重症,请问对于高危人群是否需要额外保护来加强免疫?谢谢。

王华庆:谢谢这位记者的提问。刚才你说到的这些高风险人群,其实一直是我们接种疫苗最优先的对象,也是最需要保护的对象。是不是通过额外的保护来加强免疫,属于免疫程序的一部分,免疫程序怎么样来制定,要考虑几个方面:第一,在制定免疫程序的时候,要考虑它的必要性。第二,我们要考虑人群之间,包括老年人、免疫缺陷人群和普通人群之间免疫力的差异性。第三,疫苗的安全性和有效性。在考虑这几个方面或者更多因素的时候,要有研究证据,不管是必要性、安全性、有效性也好,基于这些证据基础上,我们才能制定出更好的免疫程序。

其实,未来新冠病毒疫苗的免疫程序属于免疫策略当中的核心部分,在免疫策略的制定过程中,还是要考虑疾病的流行情况、病毒的特性,还有疫苗应用过程中和未来疫苗使用的时候,考虑它的有效性和安全性,来不断地完善免疫程序,也包括针对一些重点高风险人群,例如老年人和有其他基础疾病的人群的加强免疫策略。谢谢。

主持人:谢谢,最后再提两个问题,请继续提问。

中国青年报记者:现在在公共场所比如说公园或者景区也在开展消毒工作,请问室外消毒工作应该如何正确开展? 它跟入户消毒有何区别?谢谢。

张流波:谢谢这位记者的提问。疫情期间,我们的商超、宾馆、农贸市场、学校、交通工具、办公楼宇、建筑工地这些地方确实需要开展预防性消毒。对这些地方的消毒,我们应该是有重点,重点是针对这些高频接触的物品表面,比如说像门把手、电梯按钮、柜台这些地方,是我们清洁消毒的重点。室外的这些景区,我们要做重点消毒的,应该只是涉及公共卫生间、售货亭等人群聚集场所的环境和表面消毒为主。当然,如果有健身器材,也是我们消毒的重点。在没有明确污染的情况下,没有必要对室外场所的地面、路面甚至绿化带进行大规模的喷洒消毒,对室外的空气消毒也没有必要。

这些场所的消毒是日常都需要做的,是预防性消毒。而入户消毒只有在家里出现阳性感染者,在阳性感染者转移后,家中无人情况下,由专业人员按照相关要求,入户开展终末消毒。当然,由于家庭中物品和环境较为复杂,且涉及个人财产问题,入户消毒的难度比其他场所消毒更大,经常需要根据每个家庭的具体情况,采取有针对性的消毒方法。谢谢。

红星新闻记者: 暑假将近,随着高校陆续放假,大量学生开始离校返家,请问如何指引高校学生做好离校、居家期间的疫情防控?

刘培俊: 谢谢这位记者的提问。今年学校的暑期即将到来,又到了学生离校返乡的重要时间,可以说学生离校返乡跨省、跨区,流动性大,做好学生暑期的疫情防控,事关学生的健康安全,事关全国的疫情防控大局。当前,教育部把做好学生离校返乡作为一项重中之重的工作和任务,正在会同有关部门加紧部署,指导各地切实统筹安排好学生的暑期离校返乡工作,支持学校所在地以及学生返乡地和各个学校做实做细做好离校返乡各个环节的工作,确保学生"有序离校、安全旅行、健康到家"。

关于如何指引高校学生做好暑期的疫情防控,教育部也已经作出了系统系列部署。截至今年 5 月,教育部组织专家根据《高等学校、中小学校和托幼机构新冠肺炎疫情防控技术方案》,也是针对奥密克戎变异株传播特点,特别是适应当前学校疫情防控的实际需要,研究制定并发布了《学生健康指南》《教师行为指引》和《家长日常建议》等三个行为规范,为学生当前暑期防控疫情提供了非常好的参照和遵循。

第一,发布了《学生健康指南》。量身定制,分别为返乡居家、暑期留校、医学观察和住院就医的学生提供有针对性的健康指南文本,并制作发布了 H5 动漫科普图画,指导学生在不同的场景下遵守防疫规定,加强个人防护,确保生活学习健康。

第二,发布了《教师行为指引》。突出强调,学校教职员工都是校园疫情防控的责任人和奉献者,也是自身健康的负责人和守护者,更是学生健康成长的引路人和促进者。对自身健康、学生健康和校园健康负责,确保健康、安全、高效工作。

第三,发布了《家长日常建议》。重点提示,学生家长自觉遵守国家、地方、社区和学校的疫情防控规定,与学校紧密配合、家校联动,在疫情防控中以身作则,为子女作表率、树榜样。

近期,教育部发布教育系统疫情防控三个行为规范,可以说是分类指引,各有侧重,总体上看,有一个共同的政策目标:多方努力,引导学生在新冠肺炎疫情防控非常时期,能够加强个人防护,健康学习、健康生活、健康成长。谢谢。

主持人:谢谢,今天的发布会,几位嘉宾为我们介绍了近期疫情防控的有关情况,还介绍了疫苗接种特别是如何科学消毒有关情况,介绍了学校的疫情防控工作,再次感谢几位嘉宾,后续我们还将继续召开新闻发布会,欢迎大家继续关注。各位记者朋友有什么问题,也可以提前发给我们。今天的发布会到此结束,谢谢大家。

国务院联防联控机制就统筹疫情防控和重点行业生产有关情况举行发布会

（第 179 场）

一、基本情况

时　间	2022 年 6 月 2 日
主　题	介绍统筹疫情防控和重点行业生产有关情况
发布人	工业和信息化部运行监测协调局副局长　陶青
	农业农村部市场与信息化司副司长　宋丹阳
	农业农村部农业机械化管理司副司长　王甲云
	国家卫生健康委疾病预防控制局副局长、一级巡视员 雷正龙
主持人	国家卫生健康委新闻发言人、宣传司副司长　米锋

二、现场实录

主持人：各位媒体朋友，大家下午好！欢迎参加国务院联防联控机制举办的新闻发布会。目前全国疫情防控形势持续向好，近 3 日，日新增本土确诊病例和无症状感染者降至 100 例以下。要毫不动摇坚持"外防输入、内防反弹"总策略和"动态清零"总方针，高效统筹疫情防控和经济社会发展。科学精准落实各项防控措施，不任意增加隔离时间，不擅自对低风险地区人员采取限制措施。坚决防止简单化、"一刀切"，防止层层加码。要切实提高早发现、早处置能力，做好重点场所、重点单位、重点人群疫情防控,避免出现聚集性疫情,防止反弹。要积极遵守各项防控要求,做好个人防护,及时接种疫苗。

今天发布会的主题是:统筹疫情防控和重点行业生产有关情况。我们请来了:工业和信息化部运行监测协调局副局长陶青女士;农业农村部市场与信息化司副司长宋丹阳先生;农业农村部农业机械化管理司副司长王甲云先生;国家卫生健康委疾病预防控制局副局长、一级巡视员雷正龙先生;请他们就大家关心的问题共同回答媒体的提问。下面,请记者朋友举手提问,提问前请先通报所在的新闻机构。

每日经济新闻宏观频道记者: 我们注意到,我国新增本土确诊病例和无症状感染者数量继续下降,请问近几日我国疫情形势有哪些变化?是否意味着疫情防控可以暂松一口气?谢谢。

雷正龙: 谢谢你的提问。目前,全国疫情呈现稳定下降的态势。5月30日以来,全国新增本土感染者数已经连续3天降至100例以下,但局部地区仍有小幅波动。上海疫情进入向常态化防控转换阶段,但社会面疫情仍零星出现,要警惕疫情反弹风险。北京新增感染者人数持续下降,疫情总体向好,丰台、昌平近日在就诊人员或者社区筛查中发现感染者,提示个别街镇仍有局部社区传播风险。吉林、辽宁一些地区疫情仍在进展,感染来源尚不明确,疫情扩散风险较高。天津、四川等地虽有病例报告,但来自隔离人员,风险受控。

当前,全国疫情防控形势依然严峻复杂,"端午"假期人员流动和聚集性活动可能加大疫情传播扩散风险。国家卫生健康委、国家疾病预防控制局将继续指导各地依法落实疫情防控措施,加强风险评估,科学精准做好常态化疫情防控和应急处置工作,强化疫情监测预警,强化重点环节和重点场所疫情防控,引导人员有序流动,杜绝层层加码。比如,上海昨天进入全面恢复正常生产生活秩序阶段,从上海返回的人员可能会逐渐增多,各地要细化工作方案,不能简单化、不能"一刀切"、不能层层加码,要不断提升常态化疫情防控的精度、准度,巩固现有的疫情防控成果,促进社会生产生活有序开展。谢谢。

中央广播电视总台财经节目中心: 疫情发生以来,我国制造业企业生产经营受到较大影响,我们看到 4 月份工业增加值增速是有所下滑的,请问在提振工业经济方面,工业和信息化部有哪些举措?谢谢。

陶青: 谢谢你的提问。3 月中下旬以来,受新一轮疫情和外部环境变化等一些超预期因素影响,工业经济下行压力持续加大,4 月份,规模以上工业增加值同比下降 2.9%,其中制造业下降 4.6%。但是,我们要看到,在党中央坚强领导下,在各方共同努力下,5 月份以来制造业企业复工复产步伐明显加快,工业经济呈现企稳向好的迹象,例如吉林省重点监测的 50 家企业已经全部复工复产,人员在岗率达 87.4%,在上海的汽车整车及零部件企业复工率已超过 85%,全国整车货运流量指数 5 月第四周已达 101,上海港集装箱单日吞吐量已恢复 90%,用电、用工等多项工业经济指标向好。

5 月 25 日国务院召开了全国稳住经济大盘电视电话会议,5 月 27 日工业和信息化部立即召开提振工业经济电视电话会议,要求全系统要坚持以习近平新时代中国特色社会主义思想为指导,深入贯彻落实党中央、国务院决策部署,高效统筹疫情防控和经济社会发展,坚决扛起提振工业经济的政治责任,为稳住经济大盘做出贡献。在当前全年经济发展的关键时期,要坚定信心、抢抓时间,重点做好以下工作:一是加快政策落地见效。党中央、国务院去年底以来出台了一系列减税降费、助企纾困政策措施,本次又出台 6 个方面 33 条稳住经济的一揽子政策,可以说力度空前,既是及时雨、又是定心丸。当前关键是抓落实,打通政策落地的

"最后一公里"，让各类企业应知尽知、应享尽享，尽早受益，为企业输血缓气渡难关、助力强心稳预期。二是全力保障产业链稳定畅通。保链稳链是促进工业稳定增长的当务之急、重中之重。针对当前复工不达产、复工基础仍不牢固、重点产业链协同复产难等问题，我们将继续从重点企业、重点行业、重点区域三方面持续发力。对企业进一步加强政策帮扶、用好包括"白名单"制度在内的各类保供稳链工作举措。对汽车、集成电路等重点行业要进一步发挥有关协调平台功能，加强上下游衔接服务。对重点区域要加强跨区域、跨省市协调，加强点对点、一对一地疏通卡点难点。三是强化对中小企业纾困帮扶。加大政策宣贯解读和服务，协助中小企业用好用足惠企政策，为中小企业提供找得着、用得起、有保障的服务。建立健全优质中小企业梯度培育体系，促进专精特新发展。联合相关部门开展好整治涉企乱收费、清理拖欠账款等专项工作，持续优化营商环境。四是扩投资促消费。加快实施制造业"十四五"规划重大工程和项目、重点领域节能降碳重大技术改造项目，着力扩大有效投资，促进重点项目早开工、早投产、早见效，形成更多实物工作量。进一步拓展消费，组织实施好新一轮新能源汽车下乡等活动，加快"5G+工业互联网"等与垂直行业的融合应用，促进工业消费、信息消费双增长。

尽管制造业企业前期受到疫情冲击，遇到不少困难，但我国工业经济长期向好的基本面没有改变、恢复发展的总体态势没有改变！不畏浮云遮望眼，我们坚信在党中央、国务院的坚强领导下，在兄弟部门的支持下、在各地各企业的共同努力下，我们有信心促进工业经济企稳回升、全面提振，为稳定经济大盘做出应有贡献。谢谢。

农视网记者：现在正是小麦机收的关键时期，很多农民朋友和农机手都关注农机上路下田、跨区作业会不会受到疫情的影响。请问农业农村部对此有哪些具体的应对措施？如何保障夏粮机收顺利开展？谢谢。

王甲云：确实如你所说，当前疫情防控形势依然严峻复杂，给"三夏"期间农机转运作业带来一定影响。为了保障夏粮收获顺利进行，今年我们联合小麦主产区采取超常规举措，压实责任、打通堵点、完善预案、强化服务，环环紧扣做好小麦机收工作。具体概括为"三个确保"：一是确保农机跨区转运通畅。指导各省及时打通影响农机手返乡作业、农机跨区转移、农机配件调运等方面的堵点卡点，保障麦收人员和机具畅通无阻，农机配件运输配送高效有序。督促各地将农机及零配件纳入重点物资运输保障范围，开通农机"绿色通道"，确保作业机具优先查验、优先放行；对跨区作业人员提供核酸抗原检测、属地备案等"一站式服务"，确保持有 48 小时内核酸检测阴性证明、健康码绿码且体温正常的跨区农机手能够正常作业，对载有零配件的机收服务车辆同等对待。对核酸检测结果超过 48 小时的农机手和农机车辆及配件承运司机，实行核酸抗原检测"即采即走即追"管理，确保麦收作业不停顿。二是确保农机进村下田顺畅。有麦收任务的县，设立跨区作业接待服务站、跨区作业机具集中停靠点，提供必要的防疫、生活、加油、维修等条件。开出流动核酸检测车"送检到田"，组织农机产销企业跟随机收队开展配件维修流动服务，确保有件能换。麦收主产区省市县公布小麦机收问题受理热线电话，实行 24 小时专班值守，第一时间解决机收作业遇到的困难和问题。三是确保疫情地区收获有把握。小麦主产区组建覆盖到每个乡镇的应急抢收队，如果发生疫情或者出现极端天气，开展应急代收作业。在疫情封管控区，推广地方探索的"群众足不出户、机手闭环管理，基层干部参与帮收代管"的有效做法，收割作业"一田一视频"发给农户、粮食装袋"一户一标记"运输到家，让封控在外地不能返乡、封控在家不能下田的农户也不用担心麦子没人收。为了督促各地切实落实相关措施，从 5 月 29 日开始，农业农村部陆续派出 9 个工作组分赴相关省份，下沉一线开展小麦机收专项指导，深入田间地头协调解决困难问题，确保各地麦收不受疫情影响，不漏一块地、不漏一户麦，实现应收尽收、颗粒归仓。谢谢。

中央广播电视总台央视：刚才雷正龙先生也说到近期全国疫情呈现稳定下降的态势，端午长假马上就要到了，这个假期公众能否跨省出行？如果需要出行的话，如何做到安全有序？谢谢。

雷正龙：谢谢你的提问。端午假期临近，人们出行的需求会随着假期有所增加，人员流动和聚集性活动可能加大了疫情传播扩散风险。国家卫生健康委、国家疾病预防控制局高度重视新冠肺炎疫情防控工作，近期召开了全国会议、下发有关文件对各省进行工作部署，要求各地做好端午假期疫情防控工作。各级政府要切实压实四方责任，确保省、市、县指挥体系的高效运转、责任到人，加强值班值守，强化疫情监测预警，严格落实各项防控措施。要加强对机场、车站、码头和公共交通工具等重点部位人员和设备的配置，科学安排登乘时间、增加服务通道等，尽量减少乘客排队等待时间，相关部门也要做好群众出行的服务保障，及时疏解人流，避免人员短时间大量集聚。要做好群众检测需求保障，合理设置核酸检测点，减少排队时间，避免人员聚集。景点景区也要落实"限量、预约、错峰"等要求，科学精准控制人流量，防止拥堵聚集；严格落实进入前的测温、扫健康码等要求，室内场所要确保有效通风换气。各地要统筹做好假期疫情防控和群众正常出行需求，科学引导人员安全有序出行。

建议群众合理安排出行时间、出行方式，提前了解目的地疫情风险等级和防控政策，主动做好个人防护，按要求佩戴口罩，保持安全距离，注意旅途中的防疫安全，避免前往中高风险地区，减少大规模人员聚集性活动，确保不因假期出行造成疫情的传播扩散，共同巩固来之不易的疫情防控成果。谢谢。

人民日报记者：当前，疫情还是存在多点散发的情况，给"菜篮子"稳定保供、产销衔接带来了挑战，请问农业农村部采取了哪些针对性的措施？下一步有什么打算？谢谢。

宋丹阳：感谢你的提问。今年以来，为统筹做好新冠肺炎疫情防控和"菜篮子"产品稳产保供工作，农业农村部坚决贯彻落实党中央、国务院决策部署，密切关注各地生产和市场形势，加强分析研判，定期调度生产供应信息，主动加强与有关部门协同配合，维护农业生产流通秩序，全力抓好"菜篮子"产品生产供应。一是及时安排部署。贯彻落实《国务院办公厅关于不误农时进一步抓好春季农业生产的通知》，农业农村部、国家卫生健康委联合印发《统筹新冠肺炎疫情防控和春季农业生产工作导则》，农业农村部、国家发展改革委、财政部等 11 个部门联合印发《统筹新冠肺炎疫情防控和"菜篮子"产品保供稳价工作指南》，分区域、分环节、分类别细化工作措施、明确工作要求，多次紧急调度和部署生产，确保"菜篮子"产品稳定生产和顺畅流通。二是加强监测对接。监测大中城市主要批发市场鲜活农产品价格和生产供应情况，发布"菜篮子"产品批发价格 200 指数。组织重点批发市场加大对上海、吉林等地"菜篮子"产品供应。动员电商企业对疫情严重地区予以重点保障。三是推动问题解决。会同交通运输部门，将农产品及农业生产物资纳入重点运输物资保障范围，维护"菜篮子"产品正常生产流通。成立农资保供专班，设立春耕农资保供、"菜篮子"产品产销对接等热线电话，第一时间受理基层反映的农资下摆、农民下田、"菜篮子"产销等堵点卡点问题。

下一步，农业农村部将会同有关部门采取有效措施，进一步压紧压实"菜篮子"市长负责制，全力做好稳产保供工作。一是强化工作指导。指导各地落实好分级分类差异化防控措施，保障农业生产有序开展。优化"菜篮子"市长负责制考核内容，引导大中城市加强生产能力和应急保供能力建设。二是稳定产品生产。指导蔬菜主产区合理安排品种和上市荏口,推动大中城市周边积极发展速生菜、芽苗菜生产,稳定畜禽水产品生产。加强农产品质量安全监管,加大抽检和执法力度,切实保障人民群众"舌尖上的安全"。三是畅通运输渠道,督促各地严格落实鲜活农产品运输"绿色通道"政策,做好"菜篮子"产品等重点物资运输保障工作。推动大中城市与主产区建立稳定的产销合作关系,组织批发市场、商超企业、电商平台等主体与生产基地直接对接。四是加强监测预警。紧盯重大节日和极端天气,密切关注新冠肺炎疫情影响,加强生产情况调度和市场动态监测预警,指导督促各地制定好应急保供方案,确保"菜篮子"产品稳定供应。谢谢。

凤凰卫视记者:请问在统筹疫情防控和制造业生产方面,从政府角度来说,应该发挥什么样的作用、采取哪些措施呢?谢谢。

陶青:谢谢你的提问。政府重点是做好两方面工作,一是统筹指导、加强协调;二是靠前服务、加强保障。

在指导协调方面:一是要落实属地责任,统筹疫情防控和制造企业生产,切实落实好各项惠企政策。二是要分区分级指导企业做好稳定生产方案和应急预案。对处于高、中、低不同疫情风险下的企业,分类施策、科学指导,不得简单要求停工停产或者限制产能、人员到岗率等。三是在发生疫情、确需停工限产时,地方要严格履行程序。对制造业重点企业和民生保供企业,应由地方行业主管部门评估后向当地联防联控机制报告;对处于产业链关键环节、涉及产业链全局的重点企业,要由省级行业主管部门和综合经济管理部门评估后,按程序向省级联防联控机制报告;谨防"随意关停、一关了之"。

在加强服务保障方面:一是发挥好重点产业链供应链保链稳链等机制作用,聚焦难点堵点卡点,落实好"白名单"制度,以点带链、以链带面,推动涉疫地区企业尽快复工达产。遇到产业链供应链方面问题时,省内能够解决的自行解决,需要省际协调的,由省级工业和信息化主管部门明确需协调的配套企业名单和事项,先行协调解决,确需部委协调的,及时报国家发展改革委、工业和信息化部。二是要全力保障物流通畅。各地要实施好在疫情防控条件下重点物资运输车辆通行证制度,建好用好物资中转站,通过甩挂运输、现场过驳、人员检疫等方式,有效阻断病毒传播,确保物流通畅。三是做好企业稳定生产服务保障。对因出现疫情启动稳定生产方案的企业,特别是实施闭环生产的企业,各地行业主管部门要主动服务、靠前服务,"一企一策",积极协调疾控、交通、公安等部门做到防疫检测优先、人员返岗优先、运输运力优先、通行仓储优先、生活保障优先等"五优先"。对于因疫情原因停产的企业,要帮助企业科学精准做好防疫工作,积极创造条件复工达产,同时要支持银行、保险、船代、货代、快递、专卖店等关联行业同步复工。谢谢。

光明日报社记者:请问疫苗接种的最新情况是怎样的? 尤其是60岁以上的老人现在接种的进展是怎样的? 谢谢。

雷正龙:谢谢你的提问。根据国务院联防联控机制部署,目前我们继续指导各地积极稳妥推进新冠病毒疫苗的接种工作。截至6月1日,全国累计报告新冠病毒疫苗接种338 217.8万剂次,接种总人数达到129 056万人,已完成全程接种125 685.7万人,覆盖人数和全程接种人数分别占全国总人口的91.54%、89.15%。完成加强免疫接种77 884.3万人,其中序贯加强免疫接种3 802.4万人。60岁以上老年人接种覆盖人数达到23 021万人,完成全程接种21 825.2万人,覆盖人数和全程接种人数分别占老年人口的87.19%、82.66%。完成加强免疫接种16 913.5万人。

新冠病毒疫苗接种工作总体进展顺利,部分省份积极开拓思路,积累了较多接种工作经验,我们也将这些经验向各省份进行了推广,并要求各地进一步压实责任,精心组织,高效推动。请大家及时按程序完成疫苗接种。谢谢。

新华社记者: 我们知道去年在粮食收获环节,各地大力推进机收减损取得了很好效果,请问今年"三夏"期间,农业农村部在小麦机收减损方面有哪些举措?谢谢。

王甲云: 感谢你的提问。减损就是增产,如果"三夏"小麦机收环节损失率降低1个百分点,全国就可以挽回25亿斤粮食。现在粮食收获主要靠机械,相比于人工收获,联合收割机一次性完成小麦收割、脱粒、清选多道工作,本身就是一种高效率、低损失的收获方式。在此基础上,如果我们能够进一步优化装备水平,把握收获时机,调整好机具状态,让机手更加熟练地掌握低损失收获技术规范,机收减损还有潜力可挖。为此,从去年开始,我们已经将粮食机收减损作为一项常抓不懈的重要工作,能多挽回一斤是一斤。今年将采取的措施主要有三条:一是不断优化升级机具装备水平。加大对智能化、低损高效联合收割机的补贴支持力度,持续增加大喂入量等先进收割机的保有量。加大农机装备研发制造力度,加快补上丘陵山区高效适用农机具的短板弱项。二是强化机收减损培训。制定粮食机收减损技术指导意见,实施全国专业农机手培训行动,深入田间地头开展机收减损田间操作实训,让广大农机手熟练掌握联合收割机正确检修保养的技术,提升根据作业条件变化,准确调整机具参数的能力,保持最大限度减少收获损失的操作状态,同时开展机收减损比武竞赛,覆盖全部粮食生产大县,以赛代训,营造比学赶超氛围。三是加强粮食机收损失监测。在单季粮食作物50万亩以上的县,全部开展机收损失监测调查,分析评估监测数据,针对问题提出机收减损对策。谢谢。

21 世纪经济报道记者：工业和信息化部建立了"白名单"制度，在本轮疫情防控当中发挥了重要作用，请问后续是否会对"白名单"制度进行调整？谢谢。

陶青：谢谢你的提问！产业链供应链是工业经济的筋骨血脉，要稳定工业经济就要保障产业链供应链稳定畅通。本轮疫情暴发后，企业的正常生产经营秩序遭遇冲击，我们针对各地疫情变化、聚焦疫情防控和国计民生重点物资需要、聚焦产业链供应链堵点卡点关键问题，第一时间建立重点产业链供应链企业"白名单"制度并实行动态调整。

3 月上中旬疫情暴发初期，为确保重点医疗物资生产稳定，我部会同有关部门紧急发布了两批次共 600 多家服务疫情防控的医疗物资重点企业名单，全力保障重点地区疫情防控需要。4 月份，我们聚焦居民生活必需物资、农业春耕播种生产重要物资、战略性产业关键物资等领域，聚焦长三角、珠三角、京津冀等重点区域、对国民经济影响重大的产业链关键环节企业，对国企、民企、外企一视同仁，公布了三批次"白名单"企业，以点带链保障产业链供应链畅通，以链带面促进工业经济平稳运行。对于汽车、集成电路这些产业链条较长、供应链层级多的行业，搭建了产业链供应链协调平台，加强上下游对接，建立企业零部件库存红灯预警协调机制，推动行业整体协同复工复产。随着疫情逐步平稳，5 月份我们对企业"白名单"进行梳理，根据产业链节点企业复工复产情况动态调整企业"白名单"。目前我部"白名单"企业共 1 722 家。同时，我们指导各地制订省级"白名单"企业 2.08 万家，积极推动省际互认和信息共享，协同联动解决具体问题、破解堵点卡点，全国工信系统协调解决企业问题诉求 4.3 万多个，重点地区、重点行业复工达产步伐明显加快，保通保畅工作取得明显成效。需要强调的是，"白名单"制度是保链稳链的重要举措，也是在特殊情况下的应急之举，其目标是要全面实现复工达产。谢谢。

封面新闻记者：我们注意到,受疫情和油价上涨等因素的影响,有的地方担心麦收期间出现收割机少、收割费贵的问题,请问农业农村部在促进农机供需对接方面有哪些措施? 谢谢。

王甲云：感谢你对夏收的关注。我们的夏粮小麦主要靠机收,目前全国小麦机收率在97% 以上,黄淮海地区机收率超过99%,可以说农机是小麦收获的主力军。抓好小麦机收、确保夏粮丰收到手,是当前三农工作的首要和紧迫工作。今年全国"三夏"大规模小麦机收已经全面展开,到今天已经连续3 天每日机收面积超过1 000 万亩。集中麦收将在1 个月内完成,全国将努力实现3.3 亿多亩小麦颗粒归仓。从机具保障看,全国投入麦收的联合收割机将超过65 万台,参与跨区作业的有25 万台,机具保障是充足的;从收获进度看,截至昨天,也就是6 月1 日,全国已收获小麦面积8 071 万亩,收获进度26.5%,进度比去年快5.6 个百分点,正在有序推进。

今年年份特殊,"三夏"小麦跨区机收确实面临统筹疫情防控和油价大幅上涨等方面的难点,为此我们重点抓好三项应对措施:一是抓机具保障。组织小麦主产区以县域为单位,对今年麦收机具保障能力进行详细摸底排查,在有麦收任务的800 多个县中,按照"机具保障充足""机具供需紧平衡"和"机具缺口较大"三类不同情况进行分类指导,重点关注"机具供需紧平衡"和"机具缺口较大"的县,通过"外引内调""对口支援""先收地区帮后收地区"等方式,做好机具托底保障,确保麦收机具提前落实到位。二是抓精准对接。把提前做好小麦机收作业供需对接放到突出重要位置,每一个乡镇和每一个村,都明确"三夏"小麦机收联络人,逐户、逐地块对接作业服务组织和机具机手,确保在集中麦收开始前5 天,将作业供需对接落实到位。三是抓优惠用油。今年麦收前,农业农村部与有关方面协调,明确了实施优先优惠保障农机作业用油的措施。"三夏"期间,小麦主产区普遍开设农机加油专用通道,开展"送油到田"服务,为农机手节省出更多作业时间;实行农机加油专享优惠,各地优惠幅度普遍达到3%以上,湖北省最高优惠幅度达到7%,一定程度缓解了机收作业成本。谢谢。

主持人:谢谢,最后两个问题。

南方都市报:我想问一下农业农村部,前一段时间各地疫情比较严重,我国的"菜篮子"产品的生产和市场运行是否受到影响?端午假期期间,"菜篮子"产品市场供应保障是否有问题?谢谢。

宋丹阳:感谢你的提问。"菜篮子"产品与老百姓的生活息息相关,是重要的民生商品,特别是在新冠肺炎疫情防控形势依然严峻复杂的背景下,做好"菜篮子"产品稳产保供工作更为重要。综合各方面情况看,当前我国肉蛋奶、果菜鱼生产形势较好,供应总量充足,市场保持平稳,完全可以满足城乡居民消费需求。

从畜禽水产看,去年我国生猪生产已经恢复到常年水平。今年以来,生猪出栏继续增加,产能进一步优化。4月末,全国能繁母猪存栏量是4 177万头,相当于4 100万头正常保有量的101.9%,处于产能调控的绿色合理区域,猪肉价格在持续下跌后探底回升,刚刚过去的一周,猪肉批发均价每公斤21.16元,环比涨1.5%。生猪养殖重回盈亏平衡点;牛羊禽和渔业生产平稳发展,产量均稳中有增,价格总体正常波动,前期上涨的鸡蛋价格已有所回落,上周批发均价每公斤10.40元,环比跌1.3%。

从蔬菜水果看,当前全国蔬菜在田面积超过1亿亩,同比增加300多万亩,5月中旬产量2 665万吨,同比增加168万吨,上周农业农村部重点监测的28种蔬菜周均价每公斤4.25元,环比跌3.4%,连续8周下跌,目前价格水平与去年同期基本持平;当前,西瓜等夏季时令水果逐步进入上市旺季,市场价格稳中有落,重点监测的6种水果均价每公斤7.39元,环比跌 0.8%。

从后期形势看,随着气温持续回升,主产区蔬菜、水果上市量将进一步增加,上市品种也更加丰富多样,肉蛋奶和水产品产能充足,完全能满足广大群众消费需求。在即将到来的端午假期,我国重点"菜篮子"产品的市场供应是有充分保障的,价格也有望保持基本平稳。谢谢。

主持人:谢谢,最后一个问题。

中央广播电视总台 CGTN 记者:请问企业该如何做好疫情防控条件下的稳定生产,工业和信息化部有何指导意见?谢谢。

陶青:谢谢你的提问。从前期经验看,在遭遇突发事件时,有预案和没有预案的企业应对效果差异很大。心中有数,遇事不慌。因此,建议企业首先要做的是制定完善各种防疫条件下的生产方案,包括闭环生产预案,并定期开展应急演练。指导员工知晓在有疫情的情况下干什么、怎么干。具体而言:一是要严格落实生产过程的疫情防控措施,包括要动态完善员工管理,加强员工检测和日常健康监测,保障生活和防疫物资供应,强化工作和食宿等场所管理。二是做好动态储备生产物资工作,提前测算稳定生产条件下的物资清单和规模,储备适量的原辅料、关键零部件等,根据生产特点,对关键生产物资设立储备警戒线并及时补充更新。三是做好生产物资转运,安排固定人员进行生产物资的接收、装卸等,固定周转路线我们鼓励企业与物流企业合作设立生产物资中转接驳站、租用物流企业的仓储空间等。有条件的企业自身可设置中转区、临储区、消毒区、封闭管理区等功能区,分区管理、闭环运行。四是做好闭环生产预案。发生大规模疫情需要实施闭环生产时,要严格员工出入登记、细分防疫管理区块等。特别是对于劳动密集型企业,重点做好生产、就餐、住宿场所管理,还要根据生产线特点强化工位管理措施等。通过这些措施，力争做到防疫科学精准、生产平稳有序、员工管理得当、平急转换有效，从而将疫情对企业生产影响降到最低。谢谢。

主持人：谢谢，今天的发布会几位嘉宾为我们介绍了近期疫情防控和疫苗接种的有关情况，还介绍了工业、农业生产的情况，后续我们还将继续召开新闻发布会，欢迎大家继续关注。

今天的发布会到此结束，谢谢大家。

国务院联防联控机制就做好全国高校学生离校返乡工作有关情况举行发布会

（第180场）

一、基本情况

时　间　2022年6月5日

主　题　介绍做好全国高校学生离校返乡工作有关情况

发布人　教育部体育卫生与艺术教育司副司长、一级巡视员　刘培俊

　　　　国家卫生健康委疾病预防控制局副局长、一级巡视员
　　　　雷正龙

　　　　中国国家铁路集团有限公司客运部副主任　朱文忠

主持人　国家卫生健康委新闻发言人、宣传司副司长　米锋

二、现场实录

主持人：各位媒体朋友，大家下午好！欢迎参加国务院联防联控机制举办的新闻发布会。全国日新增本土确诊病例和无症状感染者继续保持在一百例以下，但近7日有16个省份报告了本土疫情，要慎终如始做好常态化疫情防控，立足早发现、早报告、早隔离、早治疗，快速处置，精准防控，阻断疫情传播。

今天是端午假期的最后一天，"采秀撷群芳，争储百药良"，自古以来，人们在端午悬菖蒲、佩香囊，注重祛病防疫。良好的卫生习惯也是战胜新冠肺炎疫情的重要基础，让我们一起努力，始终做好个人防护，遵守防疫

要求,积极接种新冠病毒疫苗,共同抗击疫情。

今天发布会的主题是:全国高校学生离校返乡工作有关情况。我们请来了:教育部体育卫生与艺术教育司副司长、一级巡视员刘培俊先生;国家卫生健康委疾病预防控制局副局长、一级巡视员雷正龙先生;中国国家铁路集团有限公司客运部副主任朱文忠先生;请他们就大家关心的问题共同回答媒体的提问。下面,请记者朋友举手提问,提问前请先通报所在的新闻机构。

中国教育电视台记者:最近部分高校陆续安排学生离校返乡,我们关注到在网络上有学生反映,虽然学生所在的学校、所在的城市正在发生疫情,但是所在的学校处于低风险地区,回到家乡以后却被要求集中隔离。请问,学生在返乡之后,应该如何科学精准做好集中隔离或者居家健康监测呢?谢谢。

刘培俊:感谢中国教育电视台记者的提问。今年春季以来,全球新冠肺炎疫情流行影响了我国部分地区。在上海、北京、辽宁等地,部分高校采取了校园封闭管理、转为线上教学等必要的疫情防控应急措施,有效地统筹了疫情防控和教育教学,最大限度维护了师生健康和校园安全,尽最大努力确保教育教学、管理服务和科研各项任务目标有序进行。进入5月份以来,随着全国疫情防控形势逐渐向好,部分高校开始有序组织有意愿的学生离校返乡。教育部会同国家卫生健康委等相关部门多次调研高校学生离校返乡的疫情防控工作。

6月3日,国务院应对新型冠状病毒肺炎联防联控机制综合组印发了《关于做好全国高校学生离校返乡新冠肺炎疫情防控工作的通知》(简称《通知》),明确了关于高校学生离校返乡有关的疫情防控政策。主要体现在三个方面:第一,精准落实离校返乡学生的健康管理。有疫情的地区,高校校园内如果没有疫情,学生完成7天以上的封闭管理后,按照学校规定和安排,学生可持本校开具的相关证明,以及 48 小时内核酸检测阴性证明离校返乡,从学校到返乡目的地以"点对点"闭环方式返乡回家。满足以上条件的高校学生到达返乡目的地后,不再集中隔离,到家后实施 7 天健康监测,如有异常情况,向当地社区和疫情防控部门报告情况。在《通知》印发之前,已经返乡的高校学生,各地可按照"一人一策"的原则,综合评估对照执行。《通知》要求,各地要逐级传达、逐级落实学生离校返乡政策,不得层层加码。第二,关心关爱离校返乡学生出行安全。《通知》要求相关部门和高校要加强协调联动、密切配合,共同保障学生从校门到家门"点对点"返乡、闭环防疫管理。高校要按照"一人一档"的要求,建立离校学生信息台账,加强学生健康教育和安全教育,引导学生全程做好个人防护。第三,出发地、返乡地要协调服务学生需求。出发地和返乡地的省级新冠肺炎疫情联防联控机制加强统筹,建立高校学生离校返乡工作对接机制和应急协调机制。主要工作包括提前统计、及时推送离校返乡学生信息,实时调度、协调解决学生返乡过程中的特殊情况和有关需求。在此提醒,学生离校返乡前应做好相关准备:带上核酸检测阴性证明、学校开具的相关证明;查验健康宝和行程码;备好防疫物品等。加强返乡途中个人防护,防范路途交叉感染风险;理解支持当前疫情防控政策,居家健康监测期间,落实个人防疫责任。与此同时,没有疫情的地区,高校学生离校返乡的,要落实返乡地属地常态化疫情防控措施。谢谢。

中央广播电视总台央视记者:请问教育部刘培俊先生,最近,有大学生返回家乡的时候,被要求每天缴纳几百元的隔离酒店费用。如果按照规定,回去确实需要隔离的大学生,我们有没有针对性的措施来减轻学生费用负担? 谢谢。

刘培俊:感谢这位记者的提问。近期,部分高校学生陆续离校返乡,不少省份和城市公布了对高校学生隔离予以免费的支持政策。这些做法对于正在读书期间、没有工资收入的在校学生而言,得到了赞许和肯定。同时,也有一些地方采取的是"返乡学生与其他返乡人员一视同仁"的自费隔离政策。基于此种情况我们进行了调研。6月3日,国务院应对新型冠状病毒肺炎疫情联防联控机制综合组印发《关于做好全国高校学生离校返乡新冠肺炎疫情防控工作的通知》,要求免除学生隔离费用。《通知》强调,返乡的高校学生确需集中隔离的,各地免除学生集中隔离费用。《通知》同时要求,各地要关心关爱集中隔离期间的返乡学生,保证食宿条件,满足学生生活、就医等必要需求。谢谢。

人民日报记者:暑假即将来临,大学生返乡将迎来高峰,请问铁路部门如何保障大学生返乡运力?谢谢。

朱文忠:谢谢您的提问。铁路是学生往返学校家乡的主要出行方式,每年有超过 4 000 万人次通过铁路出行。当前,随着疫情防控形势趋于稳定,今年暑期铁路的学生运输工作已经拉开帷幕,中国国家铁路集团有限公司认真贯彻落实党中央、国务院工作部署,加强与教育主管部门的沟通联系,制定了专门的学生返乡运输工作方案。运力安排上,主要有三项措施:一是充分了解需求。发挥信息化优势,组织铁路科研单位开展技术研发,于 6 月 1 日在 12306 手机客户端与 12306 微信小程序两个渠道上线了学生出行需求登记功能,用于收集学生往返购票需求;同时,开展多频次、多维度需求分析,作为精准安排运力资源与售票组织策略的重要参考。截至今天上午 9 点,需求收集量已超过 5 万余条。二是科学安排运力。根据需求分析结果和历史客流数据,科学安排运力资源,对学生出行的热门方向和集中时段,采取加开列车、加挂车厢、动车组重联等措施,提供充足运力。以北京地区为例,我们每日安排北京发往全国主要城市的列车近 200 列,席位供给总量超过 12 万个,完全能够满足学生返乡出行需求。三是做好应急储备。在北京、广州、武汉、西安等高校集中地区,安排一定数量的热备动车组,根据售票大数据动态,随时启动备用能力,满足突发学生客流出行需要。总之,铁路部门将提供充足运力,全力保障广大学生走得了、走得好。谢谢!

新华社记者:请问近期我国疫情形势如何? 如何更好地统筹疫情防控和经济社会发展,更加科学精准做好疫情防控工作? 谢谢。

雷正龙:谢谢你的提问。目前全国疫情总体呈现稳定下降态势,5月30日以来,全国新冠病毒本土感染者已经连续6天降至100例以下,但近日内蒙古等局部地区又出现了新的聚集性疫情。当前,全国疫情防控形势依然严峻、复杂,前期发生疫情的地区要继续做好应急处置工作,尽快阻断疫情传播,上海要坚决防止疫情反弹回潮扩散,北京要进一步阻断传播链条延长,吉林、辽宁要切实阻断沿边疫情扩散;其他地方要做好常态化疫情防控,持续巩固疫情防控成果。

在毫不动摇坚持"外防输入,内防反弹"总策略和"动态清零"总方针的前提下,各地要更加高效统筹疫情防控和经济社会发展,进一步提高防控措施的科学性、精准性、针对性,坚决防止简单化、"一刀切"和层层加码等现象,坚决做到"九不准":

1. 不准随意将限制出行的范围由中、高风险地区扩大到其他地区。

2. 不准对来自低风险地区人员采取强制劝返、隔离等限制措施。

3. 不准随意延长中、高风险地区及封控区、管控区的管控时间。

4. 不准随意扩大采取隔离、管控措施的风险人员范围。

5. 不准随意延长风险人员的隔离和健康监测时间。

6. 不准随意以疫情防控为由拒绝为急危重症和需要规律性诊疗等患者提供医疗服务。

7. 不准对符合条件离校返乡的高校学生采取隔离等措施。

8. 不准随意设置防疫检查点，限制符合条件的客、货车司乘人员通行。

9. 不准随意关闭低风险地区保障正常生产生活的场所。

谢谢。

中央广播电视总台财经节目中心记者：暑期临近，部分大学生因科研或者就业等需求选择留校，针对这部分大学生，高校将如何做好疫情防控和校园生活服务保障工作？谢谢。

刘培俊：感谢这位记者的提问。临近暑期，具有返乡意愿、符合返乡条件的高校学生将在学校的统一安排和管理下，有序离校返乡。同时，还有一部分学生因为就业、学业等相关因素选择留在校园。

6月3日，国务院应对新型冠状病毒肺炎疫情联防联控机制综合组印发《关于做好全国高校学生离校返乡新冠肺炎疫情防控工作的通知》。通知强调，各地各高校要充分尊重学生的意愿，应做好留校学生的服务保障。为贯彻落实通知要求，教育部指导各地和各高校做好三项重点工作：第一，尊重学生选择意愿。各地各高校要做实做细相关工作，满足学生留校，参加实习、进行实验研究、准备论文以及考试等各项合理需求，教育引导学生加强健康监测，坚持良好健康生活习惯，不松懈、不大意，持续做好个人防护。第二，提供校园服务保障。动态掌握留校学生健康、学习、生活状况与需求，及时提供针对性服务。特别是统筹安排好教学进度和期末考试，合理切换线上教学与线下教学，优化调整就餐、购物、收发快递等相关措施，特别是按需求开放校内的学习、锻炼、科研等重点场所，满足学生就诊就医等特殊需求，让留校的学生感受"在校如在家"的温暖。第三，落实疫情防控措施。高校落实教育部和国家卫生健康委联合发布的《高等学校新冠肺炎疫情防控技术方案（第五版）》，守好学校"校门关",坚持人、物、环境同防,特别是做好重点人员核酸检测、重点场所的环境消杀,落实常态防控措施,完善应急处置预案。根据当地疫情的形势,动态调整和优化校园的疫情防控措施,以人性化、弹性化和科学化的管理方式,精准有效做好校园疫情防控各项工作。谢谢。

东方卫视记者: 返乡大学生群体大规模流动可能增加疫情传播风险,请问卫生健康部门将采取哪些防控措施,保证他们顺利返乡的同时有效防范由此带来的疫情风险? 谢谢。

雷正龙: 谢谢你的提问。其实刚才刘培俊先生已经回答了部分问题。暑期临近,全国高校学生陆续离校返乡,返乡学生大规模流动可能增加疫情传播风险。各级卫生健康部门、疾控部门要加强疫情形势分析和风险研判,指导各地严格落实疫情防控政策要求。

对于有疫情的地区,高校内如果没有疫情,实施 7 天以上封闭管理结束后,学生可持 48 小时内核酸检测阴性证明离校返乡。从学校到目的地实施"点对点"闭环方式返回。满足以上条件的高校学生不再集中隔离,到家后实施 7 天的健康监测,如有异常,应及时报告当地社区和疫情防控部门。如果没有疫情的地区,高校学生可正常离校返乡。返乡途中学生做好个人防护,到家后做好自我健康监测。谢谢!

南方都市报记者: 请问雷正龙先生,针对大学生返乡途中,以及返回家乡后,有哪些健康提示? 隔离期间的健康监测有什么新要求? 谢谢。

雷正龙: 谢谢你的提问。高校学生返乡途中要随身携带足量的口罩、速干手消毒剂等个人防护用品,全程做好个人防护:一是全程佩戴好口罩,尽量减少与其他人的交流,在公共交通工具上,与同乘者尽量保持距离,避免聚集。二是做好手卫生,尽量避免直接触摸门把手、电梯按钮等公共设施,接触后要及时洗手或者用速干手消毒剂等进行清洁处理。三是做好自我健康监测。如果返家途中或者返家后,身体出现疑似症状应当主动报告,及时就近就医。进入公共场所,要按照当地规定进行扫健康码测温。对于返乡后需要隔离的学生,要遵守隔离相关要求,做好健康监测和核酸检测,每天定时测量体温,如果出现发热、干咳、乏力、咽痛、嗅(味)觉减退、腹泻等症状,要及时报告。谢谢。

凤凰卫视记者:请问铁路部门对于大学生旅客返乡提供了哪些针对性的服务措施? 谢谢。

朱文忠:谢谢这位记者的提问。铁路部门历来高度重视学生旅客服务工作,采取以下针对性措施,为广大学生返乡提供便捷周到的出行服务。一是优先保障票额供给。学生出行需求集中区段和热门方向,预留了专门的学生票额,优先提供给学生购买。据统计,截至今天早上8点,5月份以来,已经发售学生票共计366.6万张,其中已经乘车的有269.6万人次。二是优化进站候乘组织。在有条件的车站开设学生进站通道,设置专用候车区域,安排专人负责引导,为广大学生提供专属便捷化客运服务。三是推行定制化服务。安排各铁路局集团公司与属地学校加强对接,支持学校组织学生集中出行,通过校路联手,积极为学生提供“包车厢”及“学生专列”服务。据了解,前期已经开行了沈阳至大连、沈阳至丹东、吉林至白城、石家庄至承德,以及上海至哈尔滨、兰州、武汉、长沙、广州方向等学生专列近30趟,后续将根据学校申请,继续做好定制化运输保障。四是营造良好出行环境。一方面,严格落实测温验码、分散候车、通风消毒、预留隔离席位等站车常态化疫情防控措施;另一方面,全面深化电子客票应用,推广全流程自助化服务,为学生返乡营造平安健康的出行环境。谢谢。

红星新闻记者：我国新冠病毒疫苗的接种进展怎么样？加强针的接种情况怎么样？尤其是 60 岁以上老年人疫苗的接种进展如何？谢谢。

雷正龙：谢谢你的提问。根据国务院联防联控机制部署，目前我们继续指导各地积极稳妥推进新冠病毒疫苗的接种工作。截至 6 月 4 日，全国累计报告接种新冠病毒疫苗 338 391.8 万剂次，接种总人数达 129 083.6 万人，已完成全程接种 125 719.9 万人，覆盖人数和全程接种人数分别占全国总人口的 91.56%、89.17%。完成加强免疫接种 77 997.7 万人，其中序贯加强免疫接种 3 834 万人。60 岁以上老年人接种覆盖人数达 23 041.1 万人，完成全程接种 21 843.8 万人，覆盖人数和全程接种人数分别占老年人口的 87.27%、82.73%。完成加强免疫接种 16 944.7 万人。新冠病毒疫苗接种总体进展顺利，加强免疫及老年人的接种数量也在不断提高。我们仍将继续稳妥推进接种工作，并要求各地进一步加强接种组织实施，规范接种操作，提升服务质量，确保安全底线，为大家提供周到便捷的接种服务。谢谢！

主持人：谢谢雷正龙先生，谢谢以上几位嘉宾，今天的发布会几位嘉宾为我们介绍了全国高校学生离校返乡工作的有关情况，再次感谢各位。后续我们还将继续召开联防联控机制的新闻发布会，欢迎大家继续关注。今天的发布会到此结束。谢谢大家。

国务院联防联控机制就做好核酸检测工作、抓好疫情防控有关情况举行发布会

（第181场）

一、基本情况

时　间	2022年6月9日（周四）
主　题	介绍做好核酸检测工作、抓好疫情防控有关情况
发布人	国家卫生健康委疾病预防控制局一级巡视员　贺青华
	国家卫生健康委医政医管局监察专员　郭燕红
	北京市卫生健康委副主任　李昂
	国家卫生健康委临床检验中心副主任　李金明
	中国疾病预防控制中心病毒病预防控制所所长　许文波
主持人	国家卫生健康委新闻发言人、宣传司副司长　米锋

二、现场实录

主持人：各位媒体朋友，近几日，全国疫情形势整体保持平稳，但个别边境口岸城市出现本土聚集性疫情，疫情防控形势依然严峻复杂。要把力量和资源重点放在"防"的措施上，在早发现、早报告、早隔离、早治疗上下功夫，继续坚持人、物、环境同防，落实入境人员和直接接触入境人员、物品和相关环境的高风险岗位人员闭环管理。要加强公共场所戴口罩、测体温、查验健康码等工作，落实个人、家庭等日常防护措施，坚持良好的卫生习惯，尽快完成新冠病毒疫苗全程和加强免疫接种，筑牢群防群

控防线。今天发布会的主题是：做好核酸检测工作、抓好疫情防控。我们请来了：国家卫生健康委疾病预防控制局一级巡视员贺青华先生；国家卫生健康委医政医管局监察专员郭燕红女士；北京市卫生健康委副主任李昂先生；国家卫生健康委临床检验中心副主任李金明先生；中国疾病预防控制中心病毒病预防控制所所长许文波先生；请他们就大家关心的问题共同回答媒体的提问。下面，请记者朋友举手提问，提问前请先通报所在的新闻机构。

中国日报记者：我们看到部分城市发生聚集性疫情后，不同的时间段、出入不同的场所，对于核酸阴性证明的要求都不一样。请问，具体在哪些情形下要提供 24 小时、48 小时和 72 小时内的核酸阴性证明？确定这些核酸证明有效时长的依据是什么？今后出入不同场所查验核酸证明是否会成为常态？谢谢。

贺青华：谢谢你的提问。聚集性疫情发生以后，要根据疫情防控的需要，科学确定制定核酸检测策略，划定核酸检测的范围和频次，避免盲目地扩大开展全员核酸检测的范围，将受检的人员按照风险等级由高到低依次开展核酸检测。封控区应该在 24 小时内完成首次核酸筛查，管控区要在 48 小时完成首次的全员核酸筛查。就是说在疫情发生以后，一定是根据疫情防控的需要，把核酸检测的人员、范围、频次统筹安排。封控区一定是在 24 小时内完成首次全员核酸检测，管控区在 48 小时内要完成第一次的全员核酸检测。中、高风险地区和封控区、管控区这些人员不得外出，但是疫情发生地的低风险地区和防范区确需出行的，需要持 48 小时的核酸检测阴性证明。各地可以根据疫情防控的需要进行调整。还有一个，没有发生疫情，也没有输入风险的，查验核酸不应该成为一种常态。北京在这方面有些做法，我们想请李昂先生给大家做个介绍。

李昂：谢谢。刚才贺青华先生介绍了一下国家层面的相关规定，北京市也是在做好疫情防控的前提下，有效恢复正常的生产生活和经济发展。近期，我们实施了分区分级常态化疫情防控措施，为保持政策的连贯性，及早发现疫情风险，经过风险评估，北京市将进入公共场所核酸阴性证明由 48 小时调整为 72 小时，主要出于以下两个方面考虑：一方面，我们考虑到新冠病毒奥密克戎变异株平均潜伏期是 3 天，72 小时之内核酸检测可以发现潜在的感染者；另一方面，我们也是为了降低居民核酸检测的频次，尽量减少疫情防控措施给我们的市民带来的负担，尽量减少对正常的生产生活秩序产生影响。下一步，北京市还将根据疫情形势的变化和防控实际的需要，根据风险评估的结果，动态调整各项防控措施，将党中央、国务院提出的"疫情要防住、经济要稳住、发展要安全"的要求落到实处。谢谢。

中央广播电视总台财经节目中心记者：日前，国家印发文件，提出大城市要建设步行 15 分钟的核酸采样圈。也有观点认为，这一做法成本太高，请问是如何看待这一观点的？另外，大规模地建设 15 分钟核酸采样圈是否有必要？谢谢。

郭燕红：谢谢这位记者的提问。在疫情防控的各项措施当中，核酸检测是迅速发现感染者，及时锁定管控的范围和目标，进而采取隔离等措施，来切断传播途径的重要措施，也是实现"四早"，就是早发现、早报告、早隔离、早治疗的关键措施，在疫情防控当中发挥了非常重要的作用。特别是我们知道，奥密克戎变异株的传播速度更快，传染性更强，特别是部分感染者没有症状，因此导致隐匿传播，核酸检测的作用就更加凸显。所以，我们必须要坚持以核酸检测为中心扩大预防的策略，才能够更早、更快地控制住疫情。

在常态化疫情防控中，像口岸城市、省会城市和千万级人口城市，由于疫情输入风险比较高,因此在这些城市建立步行 15 分钟核酸采样圈,有利于为应检尽检和愿检尽检的人群提供更加便利和便捷的核酸检测服务;有利于提高疫情监测预警的敏感性,筑牢疫情预警发现的体系;也有利于更早地发现潜在风险,更快实施防控措施,避免出现大规模和暴发式的聚集性疫情。特别要强调的是,15 分钟的核酸采样圈并不是要求所有城市都要建立,主要是集中在疫情输入风险比较高的,特别是人口多的大城市。是否要建设 15 分钟的核酸采样圈,以及检测的频次,主要是根据当地疫情发生发展的情况和防控工作的需要,要因时因势来确定,不能够搞"一刀切"。

我们国家是世界上人口最大的发展中国家,老龄人口多,地区发展不平衡,优质医疗资源总体不足。一旦发生本土疫情传播,势必会在短时间内造成大量的人群感染。在感染过程中,老年人、有基础疾病的脆弱人群,这些人群又易发展为重症,因此疫情防控工作应当立足于"防"。而核酸检测是实现有效预防的重要手段,"防"是最经济、最有效的措施,开展高效、便捷、优质的核酸检测服务是非常必要的。谢谢。

封面新闻记者:为什么说核酸检测是诊断新冠肺炎的"金标准",新冠病毒处于不断变异中,核酸检测的灵敏度是否受到病毒变异的影响? 现有的核酸检测手段是否依然有效? 谢谢。

李金明:谢谢这位记者的提问。关于核酸检测,它是一个成熟的、国际通用的实验室诊断方法。以前我们检测关于病毒的病原体主要是依靠培养,我们通过染色、形态观察、生化试验、免疫试验等多种方法来进行鉴别。病毒培养时间很长,实验室有一些病原体很难培养,后来我们就有了核酸检测方法。核酸检测方法灵敏度高,在方法学上特异度可以达到百分之百;也就是说核酸检测的阳性结果等同于病原体培养的结果,成为诊断的"金标准"。不光是做新冠病毒核酸检测,像常见的病原体,乙型肝炎病毒、艾滋病病毒,都是可以通过核酸检测方法来做诊断,同时做治疗的监测。刚刚谈到病毒的变异,其实我们做新冠病毒的核酸检测,用的核酸检测试剂针对新冠的双靶或者三靶基因,病毒变异在两到三个靶基因同时发生的可能性基本没有,所以病毒变异对核酸检测的检出能力没有什么影响。从国家卫生健康委临床检验中心针对德尔塔和奥密克戎变异株的全国室间质量评价结果,以及全国各地疫情时的实际应用来看,目前我们的核酸检测都能够有效检出,也证明了这一点。谢谢。

红星新闻记者:在各地的疫情通报中,我们经常能够听到"环境样本阳性"这样的说法,所以请问核酸检测阳性是否就意味着环境有传染性呢?

许文波:谢谢记者的提问。环境样本中检出核酸阳性不代表环境样本中一定有活病毒,如果鉴定是否有活病毒,一定要做细胞、病毒分离,或者是用敏感的小鼠进行病毒分离,来确定是否有活病毒。因为在环境样本中无论是死病毒还是活病毒,或者现在注射的灭活新冠病毒疫苗,它都含有核酸,核酸检测都可以检出阳性,所以核酸检测阳性不代表它有活病毒,要综合研判。进行环境样本检测,一定要注意这个核酸检测样本的来源。如果是来源于疫苗接种点,因为疫苗接种点使用的疫苗是完整的病毒颗粒制备的灭活疫苗,这种疫苗有完整的病毒核酸,核酸检测会出现阳性,这就是为什么疫苗接种点的棉签一定不要随便扔。所以,在这个环境里检出阳性,它大概率就是灭活疫苗的核酸。这种要进行去核酸操作,不意味着存在活病毒。要判断环境样本是从哪采集的。如果环境样本中检出核酸阳性,可简单地理解为有新冠病毒的核酸。但是是否有活病毒,要进行很严格的研判。谢谢。

中央广播电视总台央视记者:现在是在疫情的常态化防控之下,低风险地区是否还有必要来保持这种常态的核酸检测？另外,除了特殊岗位和重点人群以外,我们普通的公众保持什么样的核酸检测频率是比较合理的？还有一些特殊的人群,比如说长期在家不需要出门的这些人群,他们是否还有必要频繁地进行核酸检测？谢谢。

贺青华：谢谢你的提问。目前国内疫情总体上保持在比较低的水平,在这种情况下,关键是要提高监测系统的敏感性,确保疫情早发现、早处置。目前,怎么样才能早发现、早处置呢？核酸检测仍然是目前疫情早发现最科学、最有效的手段。低风险地区、低风险人群,特殊人群（比如说长期居家人群）,没有必要进行频繁地核酸检测。核酸检测的重点应该放在高风险人群和高风险岗位的工作人员,以及有疫情的地区。谢谢。

每日经济新闻宏观频道记者：我的问题是关于核酸采样的,有网友反映不同采样人员在操作上感觉不太一样,首先采样部位不完全一致,有的轻、有的重。也有观点认为,核酸检测前喝水、吃东西、嚼口香糖这些会不同程度影响检测结果。请问,哪些因素会影响检测的结果呢？谢谢。

李昂：谢谢你的提问。根据国家卫生健康委发布的口咽拭子的采集方法,在采集咽拭子的过程中,被采集者需要头部微仰,嘴要略微张大,露出两侧的咽扁桃体,采样者需要在两侧的咽扁桃体和咽后壁进行采样。人体的口咽属于柔软的组织,所以我们在采集过程中既要保持有力度进行一些擦拭、刮拭,同时还要避免对咽后壁产生损伤。要尽量避免采集的拭子触及脸颊以及嘴唇。从现在的采样结果看,各机构采样操作还是科学规范的。具体而言,影响咽拭子采样的因素主要有以下五个方面：第一,咽拭子采集的深度。第二,与黏膜接触的时间。第三,取样的力度。第四,采样者和被采样者之间的身高差距。第五,被采集者在采集过程中配合程度。

我们在这里提醒公众朋友,在参加核酸检测的时候,我们要积极支持、配合采样人员,按照其现场要求,规范做好采样的配合动作,确保采样效果。谢谢。

人民日报记者: 有群众反映,一些地方核酸检测点的队伍过长,有的核酸检测点却没有人检测。有的核酸检测结果出具比较慢,在常态化防控阶段如何解决核酸检测队伍长、结果出具慢的问题,更好地提高核酸检测的便民性? 谢谢。

郭燕红: 谢谢这位记者的提问。为了不断优化核酸检测的服务,特别是提高核酸检测的便利性,为群众提供就近就便的核酸检测,我们主要是采取的四个方面的工作:第一,合理地设置核酸检测点。采样点要进行网格化的布局,指导地方根据人口的数量、人口的分布、地缘交通等因素来科学地规划采样点的布局。我们现在基本上是以社区采样为主,在人群活动密度比较高的地方,而且又不易发生拥堵的地方设立采样点,同时也可以根据需要,在固定采样点的基础上,设置一些移动的采样点,这样有利于为公众提供便利的采样服务。第二,要及时公布采样点的信息,可以通过官方网站、客户端、微信公众号还有公共服务的小程序等多种形式,要向社会公众,及时地公布采样点,以便于公众选择就近的点进行核酸采样。此外,我们还指导地方不断地建立和完善电子地图,并及时地更新,来方便群众查询和就近采样。第三,要弹性安排采样的时间,并及时更新,来方便老百姓根据不同的人员需要,比如说像上班、上学的人群,就可以在早晨和下班以后傍晚的时间安排采样,主要就是根据群众的时间需要来弹性地安排采样时间。第四,要及时反馈和更新核酸检测结果,检测机构完成核酸检测以后,相关部门要及时将核酸检测结果同步到健康码等平台,让公众能够尽快地查询到自己的核酸检测结果。谢谢。

21世纪经济报道记者: 近期,在疫情防控当中有部分地区对于不参与常态化核酸检测的群众采取罚款、拘留等强制性的措施,引发公众的质疑。请问,我们应当如何避免这一情况的发生,避免这个问题的再度产生呢?谢谢。

贺青华: 谢谢你的提问。疫情发生以后,核酸检测就成了疫情区域常态化的检测方法之一,因为刚才讲到核酸检测是早期发现疫情最科学、最有效的重要手段,疫情发生地应该根据当地的疫情形势和防控需要,依法、科学组织好核酸检测工作,明确核酸检测人群、区域范围和频次,做好宣传、组织和引导工作。同时,也呼吁广大群众依法遵守疫情防控的相关规定和要求,积极配合开展做好核酸检测,履行好个人的防控义务,共同推动形成群防群控的良好社会氛围。对于采取非法的、强制性措施的地区、单位和作出决定的个人,国务院联防联控机制将要求有关地方及时整改纠正,也欢迎广大媒体朋友进行监督。谢谢。

香港商报记者: 近来一段时间,我们注意到有多家核酸检测机构受到了查处,我想请问一下,我国核酸检测机构的准入门槛是什么?申请核酸检测机构他们都需要具备什么样的资质?还有一个就是注册审批的具体流程是怎么样的?谢谢。

郭燕红: 谢谢这位记者的提问。目前,我们国家提供核酸检测服务的医疗卫生机构主要有三类:第一类——医疗机构。比如医院、妇幼保健院等可以提供核酸检测服务;第二类——疾病预防控制机构。从国家到省、市、县都有疾病预防控制中心,也可以提供核酸检测;第三类——医学检验实验室。医学检验实验室也是医疗机构的类别之一,通常叫做"第三方检测机构"。既然第三方检测机构是医疗机构,因此它的审批、校验和管理,与其他医疗机构一样,都应当按照《医疗机构管理条例》和《医疗机构管理条例实施细则》以及我们颁布的《医学检验实验室基本标准》的有关规定来进行注册、审批。一般由设区的市级及以上的卫生健康行政部门来进行设置审批,遵循的也是医疗机构审批的工作流程和要求。按照医学检验实验室的基本标准,审查其科室的设置、人员、房屋和设施,分区布局、设备,以及相应的规章制度等,这些条件符合要求之后,可以取得医疗机构执业许可证。医疗机构执业许可证是机构可以开展医疗服务的准入门槛。取得医疗机构执业许可证以后,第三方检测机构还应当按照核准的诊疗科目提供检测服务。如果第三方机构要开展核酸检测,必须要符合临床基因扩增检验实验室的相关规定,要具备生物安全二级及以上条件以及 PCR(聚合酶链式反应)实验室的条件,在相应的卫生健康行政部门进行登记备案。而从事检测的人员,也应当经过培训,合格之后才能够开展核酸检测工作。谢谢。

南方都市报记者:此前通报里面讲到,有几家检测机构将五混一、十混一的核酸样本,采用多管混检的方式进行检测,人为地去稀释样本。请问,怎么判断这种操作? 今后将如何加强监管? 谢谢。

李金明:感谢这位记者的提问。其实我们的混采,五个采样拭子、十个采样拭子、二十个采样拭子,放在一个采样管里面,这种做法经过理论验证、实验室验证和在出现疫情发生地真实患者样本的现场验证,混采样本检出率和单采样本检出率没有明显差距,检测准确可靠。但是,如果这个实验室把十混一的样本,到了实验室以后再三个一混、五个一混,就变成了三十个合在一起,五十个合在一起,对样本就会有一定程度的稀释,这没经过实验室的验证,也没经过临床样本真实的现场验证,不能证明这种混合样本跟单采样本的检出率是不是有差异。所以,就有阳性漏检的风险。关于监管的问题,我们有请北京市卫生健康委主任李昂先生来回答。谢谢。

李昂:谢谢记者和李金明先生。说到加强监管,其实很多记者朋友都知道,前段时间北京市在监督检查的过程中,发现个别核酸检测机构在检测过程中违规对多管样本进行混管检测,这种做法人为稀释了样本,违反了质量安全的有关规定,增加了漏检风险和污染机会,影响了检测结果的准确性,干扰了疫情防控大局。对这种违法违规的行为,我们始终坚持"零容忍",发现一起、查处一起。涉事机构已被停止执业,对相关人员的违法行为已移交公安机关进行立案侦查。北京市始终把核酸检测质量安全放在首位,部门联动、多措并举,加强对核酸检测机构的监管。一是把好准入关。市区两级卫生健康部门严格按照相关标准对核酸检测机构进行准入管理,对于属地的卫生健康部门初审合格的检测机构,市级均要组织生物安全检验质控的专家进行现场验收,验收合格以后才准予开展核酸检测。二是加强常态化质控管理。北京市医学检验质量控制和改进中心联合北京市临床检验中心,每月组织面向全市所有核酸检测机构的室间质量评价工作,发放盲样进行考核,考核不合格的须停止开展检测工作,整改合格以后才可以进行复检。三是建立第三方评价机制。根据国家相关工作的要求,我们还建立了第三方核酸检测机构月审核制度,由各区组织专家,每月对辖区全部第三方实验室在依法执业、核酸检测质量等方面的情况进行审核,对核酸检测的机构名单进行公示。同时,通过组织飞行检查、质量抽查等形式,加强机构质量管理,综合运用多种监管方式,严把核酸检测质量关,保障人民群众的健康安全。国务院联防联控机制综合组北京工作组还组织了专家力量,编制了实验室检查操作细目表,用于日常监督检查工作。谢谢。

中国网记者：核酸检测在新冠肺炎疫情发生后被公众熟知，请问在新冠肺炎疫情发生之前曾经开展过没有？这个技术主要应用于哪些疾病的检测和诊断？谢谢。

许文波：谢谢记者的提问。核酸检测技术包括很多种，比如常规PCR、实时荧光PCR、核酸等温扩增技术、核酸杂交技术，其中病原体检测领域应用最广泛的就是实时荧光PCR，我们日常所提及的"做核酸""核酸检测""区域筛查"，一般就是指的实时荧光PCR这种方法。针对新发现的或者新出现的某种特定病原体，比如病毒、细菌或真菌，需要在疫情早期获得病原体的基因组序列，才有可能在短时间内研发出针对该病原体灵敏度高、特异度强的实时荧光PCR检测试剂，为广大医疗卫生机构开展相关病原体核酸筛查提供有效的技术手段。在新冠肺炎疫情发生之前，核酸检测技术在我国已经经过了数十年的发展和完善，设备、试剂已经国产化，我国医疗卫生机构已经广泛应用于流行性感冒、麻疹、风疹、手足口病、病毒性腹泻、乙型肝炎、艾滋病等传染病病原体的核酸检测、监测或筛查。目前，包括新冠病毒在内的我国40种法定传染病的病原体都可以通过实时荧光PCR检测相关的病原体。除此以外，核酸检测技术，也就是实时荧光PCR，已经在生殖医学、肿瘤医学、农牧学、生态学、刑侦等非传染病领域广泛应用。谢谢。

凤凰卫视记者：目前快检、混检被普遍采用，请问这是否会降低核酸检测的准确性？另外，核酸检测也存在一些假阳性、假阴性，请问这些原因是什么？是否有可能能够避免？还有就是对于新冠病毒检测阳性的复检等流程应该发挥怎么样的作用？谢谢。

李金明：感谢记者的提问。快检的试剂可以分为两类：一类是低通量的，也就是我们每一次可以检测1~16个样本，主要是用于发热门诊的患者还有急诊的患者,它需要的时间是 30~50 分钟。还有一类是可以用于人群筛查的,一次可检测 90 多个样本,扩增时间比原来通常的要快约 30 分钟,加快了检测速度。我们只要严格按规范去做,快检都是没有问题的。关于假阴性应该有三个方面的问题:一是采样时间。比如患者感染得很早,在他的咽部病毒附着的浓度没有达到检测方法的检测限。还有一个是感染时间太长,比如超过十天、半个月,患者处于恢复状态,产生了抗体,阳性检出的可能性就大大降低。二是质量控制。第一个就是采样,采样操作不到位,没有采到合格的样本,还有采完样以后放在哪里,包括运输之前放在哪里,如果不是低温保存,像夏天它就不稳定。样本到了实验室以后,实验室的检测有没有严格的质量控制,试剂、仪器配不配套,包括人为操作方面是否有严格的流程,这些也是造成假阴性的因素。三是数据造假,违法违规。第三方实验室很多虚报自己的检测能力,超出自己的能力去揽收样本,样本不能在规定时间里完成检测,于是就进行数据造假、谎报结果。像这种情况,就属于违法违规的问题,还有一些实验室通过把样本再混合,减少检测量,导致结果失真。关于假阳性的问题,主要有两个方面:一是扩增产物的遗留污染。扩增产物的遗留污染是什么问题?现在大规模的人群筛查,工作量很大,停人不停机,也就是说每一批次之间,可能就没有那么多时间对实验室做一些清洁,再加上反应管的密封性,不是每一个都做得很密封,如果刚好碰到一个阳性样本或者质控样本,它的密封性有问题就会发生泄漏,就会造成实验室的污染,可能会出现相关的弱阳性这样的假阳性结果。二是在检测过程中样本之间发生交叉污染,如阳性样本或阳性质控品污染了本来为阴性的样本。还有的实验室把可疑阳性的样本当成初检阳性上报,这个核酸检测上报就有比较大的风险,因为可能一复核发现它是假阳性。需要说明的是,上面提到的一些问题,有一些是很难去避免的,存在客观性;有一些是我们质量管理、质量控制的问题,需要持续改进。还有一些涉及违法犯罪的问题,应该采取严厉的措施,严厉打击。谢谢。

光明日报记者：我的问题是，近期核酸检测采样棉签含有荧光剂、环氧乙烷等致癌物的传言引发广泛关注。也有公众反映做核酸后恶心的感觉比较强烈，怀疑其中有一些刺激性的物质，会对身体造成严重伤害。请问这些传言是真的吗？谢谢。

李金明：感谢记者的提问。采样拭子看起来像棉签，但是它不是棉签，它的材质是聚酯或者尼龙纤维，它跟我们日常生活中的牙刷比较类似，牙刷的刷毛也是尼龙的，但是我们的采样拭子在做的过程中，是成百万个微小的纤维垂直均匀地覆盖在拭子柄端上面。我们在采样的时间，就像牙刷刷牙，但它是刷我们口腔里的咽后壁取细胞，再把采样拭子放到采样管里去，因为它用的是尼龙和聚酯，所以就很容易脱到保存液里面，后续就由实验室进行相关的检测。刚刚谈到采样恶心的问题，或者是引起刺激的问题，其实采样拭子属于医疗器械，它的生产环境和要求是非常严格的，还有质量监管也有相关标准，我们一个产品最基本的标准就是无毒无害；采样拭子生产过程中间也不会产生有害的物质，至于采样过程中间，比如有不适感，或者有恶心的感觉，会有一些刺激，不同的人反应不一样，比如有的人咽部比较敏感，采样以后觉得不舒服，有的人容忍度就会大一些。所以在采样的过程中，在咽后壁去刮，刮的时候，有的人受到刺激，有异物感，就会产生痒感或者呕吐的感觉，这些个体的差异是比较大的。还有一种情况，我们在采样的时间，通常是张开嘴，有的人软腭就把舌根合在一起了，采样的人想保证采样质量，就会往里探，要找咽后壁、扁桃体，一探的时候就有刺激，有的人刺激反应就非常强烈，出现了呕、咳，但是我们一旦采样完成以后，就很容易缓解。所以采样对我们的个体没有伤害。谢谢。

新华社记者：请问核酸检测采样人员需要具备什么样的资质条件？我们注意到，北京市现在是面向全社会招募核酸检测的志愿者，请问他们开展采样规范性和准确性怎样保障？谢谢。

主持人：关于采样人员的资质和条件，我们请郭燕红女士来回答。关于北京的有关情况请李昂先生作补充。

郭燕红：谢谢这位记者的提问。我们知道采样是核酸检测过程当中的重要环节之一，因此它的质量刚才金明先生也讲了，直接关系到整个核酸检测的质量。而采样过程规范管理是非常重要的，对于人员的要求，按照现在的规定，核酸采样人员首先应该具备卫生相关专业技术资格，这里不仅仅是医生护士，也包括药师、医技等各类人员。其次，要经过卫生健康行政部门的培训，培训合格以后才能够从事核酸采样工作。在从事核酸采样工作当中，要按照我们已经制定的《医疗机构新冠病毒核酸检测工作手册（试行）》，这个工作手册中，提出要对采样的人员要求，包括一些相关规范，都有明确规定。包括采样部位如何操作等，这些都应当按照规范来进行。通过开展采样人员的培训，使得采样人员不仅仅能够熟练掌握鼻咽、口咽拭子的采样方法，还要落实好个人防护和生物安全的要求，来保证采样的质量。谢谢。

李昂：刚才郭燕红女士为我们介绍了核酸采样人员应该具备什么样的资质和条件，北京市为了进一步提高核酸检测采样能力，于 5 月 24 日公开向社会招募核酸采样志愿者，志愿者的招募条件为退休医务人员、零售药店执业药师以及学校校医等具有医学背景的人员。为了确保志愿者采样的规范性和准确性，我们开展了以下几方面工作：一是委托行业协会制订了志愿者培训课件、教学视频、理论知识考核题库和实操考核打分表和打分标准。二是开展了分类培训，志愿者的培训采取的是市区两级培训相结合的方式，同时行业协会和卫生健康行政部门负责对各区的师资力量以及全市的志愿者分层分类进行培训。三是坚持不培训不上岗、培训不合格不上岗的原则,对完成培训的志愿者进行考核,考核采取理论和实操相结合的方式,考核合格后正式成为北京市核酸采样志愿者,并编入北京市核酸采样应急储备人员库。截至目前,已经完成资质审核的有 1.7 万余人,培训合格的有 3 028 人,已经上岗的是 786 人。谢谢。

澳门月刊记者:为什么有一些患者连续多次核酸检测都是阴性,之后却出现阳性的情况呢?谢谢。

李金明:谢谢记者的提问。刚刚你提到的核酸检测连续多次阴性,最后出现阳性的情况,绝大部分人是不会发生的。但如果发生,应该是这三种情况:第一种情况,这个人一开始是没有感染的,在后面某一个时间点感染,这时候检测是阳性。第二种情况,连续多次进行核酸检测时正处于潜伏期的时候,没有检测出来,发病以后检测是阳性了。第三种情况,就是前面提到的,一开始的时候病毒载量达不到检测限,也检测不出来,但是载量高了以后,就检测出阳性。谢谢。

健康报记者:核酸检测机构的条件和能力直接影响到样本的检测质量,请问国家采取哪些手段来加强核酸检测全链条的监管,从而确保核酸检测的准确性?谢谢。

郭燕红:谢谢这位记者的提问。核酸检测机构的条件和能力确实是非常重要的,也是我们保证核酸检测质量的管理重点。核酸检测是一项成熟的实验室检测技术,2010 年,国家就颁布实施了临床实验室管理以及临床基因扩增检验管理的相关办法,对开展核酸检测的机构、实验室、人员都进行了一系列规定,加强规范管理。新冠肺炎疫情发生以后,核酸检测工作得到了普遍开展,因此我们进一步加强了核酸检测机构的监管,从审批准入、质控质评、日常监管以及惩罚退出等全流程都进行了相关的规定，在审批准入方面，我们要求地方卫生健康行政部门对每一家开展核酸检测的医疗卫生机构，要实行准入监管，严格检测资质的审批管理，确保检测机构、实验室和人员都具备合法的资格。在质评质控方面，应该说从几个方面进行相关的质评和质控工作：一是常态化开展实验室室内质控工作，要求实验室每一批次上机核酸检测的过程当中都要放入阴性和阳性的质控品，与真实的标本一起检测，以保障检测结果的真实和准确。二是进行室间质评。通过组织国家和省级专门的机构来定期开展室间质评。在国家层面，每月由国家卫生健康委临床检验中心对相关实验室进行室间质评，刚才李昂先生也特别介绍到了，向每个实验室发放盲样，也就是标准化检测样本，来对实验室进行考核考试，检验其检测结果的准确性。所以，室间质评不仅仅从国家层面来开展，各省也委托相应的专业机构开展室间质评。三是在大规模核酸筛查过程中，我们对每一家承担检测任务的实验室，都要派驻检测专家作为质量监督员，全程监督指导实验室的检测工作。同时，还要通过分析检测试剂的内参数据，查看是否采集到细胞，来反映采样环节的质量。这是在质控质评方面。

在日常监管方面，我们通过加大对医疗机构的校验，按照《医疗机构管理条例》和《医疗机构管理条例实施细则》的规定，对医疗机构进行定期的校验，在校验的基础上采取飞行检查、随机抽查的方式，来检查检测机构是否落实相关的制度，特别是质控的措施是否到位。同时，卫生健康行政部门还要定期组织核酸检测机构参加室间质评，并加密质评的频次。其中，对于医学实验室要实行每月的审核制度，加大监管力度。在惩罚和退出方面，通过日常检查、校验，根据不同的违规情形，要求地方卫生行政部门给予相应的处罚措施，包括警告、通报批评，直至取消核酸检测的资质或者是吊销医疗机构的执业许可证。对于涉嫌违法犯罪的依法移送公安机关追究相关的法律责任。

近期,为了进一步加强新冠病毒核酸检测全链条的监管,国务院联防联控机制综合组也专门作出了工作部署,从 6 个方面进一步加大监管力度。主要包括:一是严格检测机构和人员的资质管理;二是规范样本的采集保存和转运管理;三是强化核酸检测机构的日常监督管理;四是加强应急状态下核酸检测机构的监管;五是提升核酸检测资源的利用效能;六是严格落实核酸检测机构的退出机制。特别是对核酸检测机构,我们设立了"红绿灯"制度,对依法准入符合条件的主体进行绿灯审批的同时,坚决落实黄灯整改,以及红灯的退出机制,来加大监管的力度,确保核酸检测的质量。谢谢。

新京报记者:近期,有个别的核酸检测机构因为违法违规操作被立案调查,我们想问一下卫生健康部门对于这种核酸检测机构的飞行检查是怎么展开的? 包括哪些内容? 目前有没有一些进展? 谢谢。

主持人:前一阶段,北京公布了有关飞行检查的情况,我们就请李昂先生来介绍有关工作。

李昂:谢谢这位记者的提问。为了提高对核酸检测机构监督检查的针对性和实效性,我们建立了市、区两级的质量安全监督工作机制。市、区两级的卫生健康部门组织卫生监督员以及检验、院感、疾控等方面的专家开展不定期抽查和专项检查。

为了提高检查的效率和成效,我们制定了重点监管指标,建立了管理台账,对成立时间比较短、质量问题比较多、信息系统监测数据出现异常的检测机构,从人员的资质以及配备、样本采集与管理、实验室资质与环境设施、检测流程管理、实验室生物安全等方面进行飞行检查和重点督导。检查后,会根据机构存在的不同问题,分级分类予以处置。北京本轮疫情以来,我们组织了多轮针对实验室质量安全的飞行检查,特别对于实验室是否存在出具虚假报告、违规进行多管混检等问题进行了重点检查。近两周，市区卫生健康行政部门对第三方检测实验室共开展督导检查 622 家次。刚才郭燕红女士也提到了，如果我们发现了问题，将依据问题的轻重予以吊销医疗机构执业许可证、取消核酸检测资质、暂停服务整改等处置措施，并及时向社会通报。下一步，我们还将持续加强核酸检测机构监管，确保质量安全。谢谢。

主持人：谢谢。各位记者朋友的问题比较多，对核酸检测也比较关注，时间关系，最后再提两个问题。

澎湃新闻记者：我们都知道，核酸检测的采样部位有很多，比如说咽拭子、鼻拭子、肛拭子等，请问不同采样拭子的检测阳性成功率是否不一样？我国为什么要采用咽拭子呢？谢谢。

李金明：感谢这位记者的提问。样本有下呼吸道的样本，如痰；有上呼吸道的样本，如鼻咽拭子、口咽拭子。在这些拭子的样本里，痰病毒含量最高，阳性检出率也最高；其次是鼻咽拭子，再就是口咽拭子。作为新冠病毒的感染者，早期的时候以干咳为主，痰不是唾液，很难获取。鼻咽拭子的采集对采样人员的操作水平要求很高，采样过程慢，尽管检出的阳性率高于咽拭子，但是一般不用于大部分人群筛查，可以用于隔离人群的采样。口咽拭子的采样比较简单，采样速度快，所以在大规模人群筛查的时候，一般采用口咽拭子，尽管其检出率不如鼻咽拭子。考虑被采者的不适感，以及肛拭子的低阳性检出率，不推荐采用肛拭子采样。谢谢。

中央广播电视总台 CGTN 记者：据世界卫生组织报告，全球已经有多个国家报告了猴痘确诊病例，像猴痘和不明原因儿童急性肝炎是否可以通过核酸检测发现？以及我国是否具备相关的核酸检测能力？谢谢。

许文波：谢谢记者的提问。猴痘是由猴痘病毒感染导致的一种人兽共患传染病。中国疾病预防控制中心病毒病所已经建立了针对猴痘病毒基因双靶标的实时荧光 PCR 方法。中国疾病预防控制中心已在非洲塞拉利昂对其灵敏度和特异度进行了验证，所以我国有能力通过对疑似输入病例的临床标本开展实时荧光 PCR 检测猴痘病毒的基因，这样我国就可以及时发现潜在输入的猴痘病例。

世界卫生组织对不明原因儿童急性肝炎的定义是，自 2021 年 10 月 1 日以来，年龄为 16 岁以下患有急性肝炎，但排除常见的肝炎病毒（甲、乙、丙、丁和戊型肝炎病毒），且血清转氨酶达到 500 个国际单位 / 升，这样的病例定义为疑似病例，也就是一定要排除甲、乙、丙、丁、戊型肝炎的感染，目前国际上还没有确定不明原因儿童急性肝炎的病原体，其病因和发病机制仍在持续调查和研究中。

截至 2022 年 6 月初，全球已有 33 个国家报告了不明原因儿童急性肝炎疑似病例，一共是 650 例，此外还有 99 例未分类。疑似病例中，大部分来自欧洲（374 例），至少 38 名儿童需要肝移植来救治，9 例死亡。现阶段，WHO 建议采集疑似患者血液、尿液、粪便和呼吸道标本（必要时采集肝活检标本）开展病原体筛查，包括腺病毒、新冠病毒、巨细胞病毒、EB 病毒（Epstein-Barr virus, EBV）、水痘 - 带状疱疹病毒和单纯疱疹病毒等。这些病原体都可以通过实时荧光 PCR 方法进行检测，我国已经具备了检测上述病原体成熟的技术储备、可靠的核酸检测和筛查能力。谢谢。

主持人：谢谢许文波先生。今天的发布会，几位嘉宾回答了 19 位记者朋友提出的二十几个问题，这些问题包括了核酸检测政策、全链条监管以及在疫情防控中发挥的重要作用，还回应了大家关心的一些技术上的安全性问题。同时，建议广大群众通过官方权威渠道获取相关知识，对于一些网络上流传的核酸检测对身体有伤害等情况，不传谣、不信谣。后续我们还将召开新闻发布会，欢迎大家继续关注。今天的发布会到此结束，谢谢大家。

国务院联防联控机制就大学生就业和返乡工作有关情况举行发布会

（第182场）

一、基本情况

时　间	2022年6月17日
主　题	介绍大学生就业和返乡工作有关情况
发布人	教育部体育卫生与艺术教育司副司长、一级巡视员　刘培俊
	教育部高校学生司副司长　吴爱华
	国家卫生健康委疾病预防控制局一级巡视员　贺青华
主持人	国家卫生健康委新闻发言人、宣传司副司长　米锋

二、现场实录

主持人：各位媒体朋友，大家下午好！欢迎参加国务院联防联控机制举办的新闻发布会。近一周，全球疫情出现反弹，我国疫情形势整体保持平稳，但个别地方疫情扩散风险依然存在，仍然不能有丝毫松懈。要毫不动摇坚持"动态清零"总方针，坚定信心，克服麻痹思想，突出防控重点，抓住关键环节，切实做到刻不容缓、以快制快，科学、高效、精准阻断疫情传播。要严格落实各项防疫规定，加强人员密集、环境密闭的重点场所疫情防控，排查风险隐患。要始终做好个人防护，按要求佩戴口罩、测温扫健康码、保持安全距离，尽快完成新冠病毒疫苗全程和加强免疫接种。今天发布会的主题是：大学生就业和返乡工作有关情况。我们请来了：教育部体育卫生与艺术教育司副司长、一级巡视员刘培俊先生；教育部高校学生司副司长吴爱华先生；国家卫生健康委疾病预防控制局一级巡视员贺青华先生；请他们共同回答记者朋友们的提问。下面进入今天的现场提问环节，请各位记者朋友举手，提问前请通报所在的新闻机构。

中国教育电视台记者： 目前正值全国高校毕业生就业季，当前全国疫情防控形势逐渐向好，但是有部分地区仍然有新的疫情发生。请问随着疫情形势的变化和防控政策的优化，高校是否可以邀请用人单位进校开展校园招聘活动呢？谢谢。

刘培俊： 感谢中国教育电视台关心校园招聘活动疫情防控政策。当前，全国高校进入毕业生就业的关键时期，也是攻坚阶段，教育部认真贯彻落实党中央、国务院有关决策部署，继续会同有关部门，推动和指导各地统筹做好高校疫情防控和毕业生就业工作，帮助毕业生顺利毕业、尽早就业。可以说，这是当前全国教育系统当务之急的一件大事，事关每一个毕业生走好人生职业生涯的第一步，也事关经济发展、民生福祉和社会稳定大局。从多年高校工作经验来看，参加招聘，特别是校园招聘活动，是毕业生就业应聘的主渠道。当前，全国疫情总体形势呈现向好趋势，各地疫情防控取得重要进展，为更多高校组织开展校园招聘活动打下更好的基础。鉴于此种情况，教育部会同国家卫生健康委等有关部门进行深入调研，调整优化高校疫情防控政策，把疫情影响降到最低，为校园招聘活动的开展营造良好环境。6 月 14 日，国务院联防联控机制向各地发出通知，优化调整"校园招聘疫情防控支持政策"：第一，设立政策总体目标。稳妥有序推进校园招聘活动正常开展，促进高校毕业生更加充分、更高质量就业。第二，明确校园招聘前提。原则上，有疫情的地区，高校所在城市连续 7 天及以上社会面无新发疫情，可组织校园招聘活动。第三，鼓励供需双方合作。毕业学生的学校要更加主动，招聘学生的单位要更加积极。特别是高校按当地疫情防控政策要求，要精准制定校园招聘活动疫情防控方案，主动邀请符合条件的用人单位进校园开展专场招聘活动。同时，用人单位加强与高校的沟通，积极按要求参加校园招聘活动。第四，要求多部门支持。各地联防联控机制和有关部门将统筹指导本地区高校精准研制校园招聘活动的疫情防控工作方案，支持学校安全、有序组织校园招聘活动；统筹解决校园招聘活动中出现的疫情风险、突出问题和实际困难。可以说，当前高校步入毕业季和就业季，国家关于校园招聘活动的政策导向十分明确：就是防住新冠肺炎疫情，保障校园招聘，促进高校毕业生更高质量、更加充分就业。谢谢。

总台央视记者：近日，国务院办公厅印发了《关于进一步做好高校毕业生等青年就业创业工作的通知》，请介绍一下在这份文件中，关于促进毕业生就业有哪些主要政策举措？谢谢。

吴爱华：谢谢记者的提问。5 月份，国务院办公厅发布了《关于进一步做好高校毕业生等青年就业创业工作的通知》，提出了 20 条政策措施，这对做好 2022 届毕业生就业工作和今后一段时间的就业工作，都具有重要的意义。我从教育系统的角度，主要介绍文件的五个着力点：第一，致力于岗位的拓展。中小微企业是毕业生就业的一个重要渠道，文件提出要支持中小微企业更多吸纳毕业生就业，给予一次性吸纳就业补贴、社会保险补贴、税费减免等扶持政策，同时毕业生自主创业，给予创业担保贷款及贴息、税费减免政策。另外，对于毕业年度灵活就业的毕业生给予社保补贴。今年还将继续稳定扩大国有企业的招聘规模。第二，致力于基层就业。基层是引导毕业生就业的重要方向，文件首次提出，社区专职工作岗位出现空缺，要优先招用或者拿出一定数量专门招用高校毕业生，对于到中西部地区、艰苦边远地区、县以下基层事业单位正式工作的高校毕业生,给予学费补偿和国家助学贷款代偿。文件还规定,招聘为事业单位正式的工作人员,可以按规定提前转正定级。第三,致力于便利求职。国办文件明确提出,毕业生 6 个月之内已经体检的,用人单位原则上不得要求重复体检,除了法律规定的以外。这既解决了毕业生求职中常常被要求重复体检的问题,也维护了学生的健康权益。文件还提出简化就业手续,从 2023 年起,取消高校毕业生就业报到证,不再将报到证作为毕业生录用、落户、档案转接手续的必需材料。第四,致力于应对疫情。文件提出多项阶段性政策措施,在助学贷款减负政策方面,免除今年应偿还的国家助学贷款利息,本金可以申请延长 1 年偿还,今年的应届生和往届生都可以享受这项政策,共惠及 400 多万人。此外,对因疫情延迟离校的毕业生,可以延长报到入职、档案转递、落户办理时限。第五,致力于加强对学生的就业指导。要健全学生的生涯规划与就业指导体系,按一定比例配齐配强就业指导教师,引导毕业生树立正确的职业观、就业观和择业观。另外,要实施"中央专项彩票公益金宏志助航计划",加强对就业困难群体的就业能力培训。我们衷心希望各地、各部门、各高校凝心聚力,加快把国办文件中的各项政策落实下去,努力促进高校毕业生更加充分、更高质量的就业。谢谢。

凤凰卫视记者:之前也提到了,目前已经临近毕业生离校的时期,但是还有部分毕业生还没有落实就业去向,请问教育系统将如何持续帮助这些没有就业的毕业生,来给他们一些指引呢?谢谢。

吴爱华:谢谢您的提问。毕业生离校前后的这段时间,将是我们就业工作的关键期和冲刺期。当前,我们正在布置全国各地各高校开展就业工作的"百日冲刺"活动,主要包括五个方面:采取系列招聘、访企拓岗、万企进校、就业指导和精准帮扶措施,为还没有就业的毕业生提供针对性的就业服务。同时,正在会同有关部门加快升学考试、教师招聘、基层项目、科研助理等招录进程。另外，尽早完成机关、事业单位等政策性岗位的招录，相对来说这些岗位是部分毕业生就业的首选。通过综合施策，帮助这些毕业生能够尽早就业。毕业生离校之前，高校与行业企业正在开展各类对接活动，5月份以来，我们已经举办了1万多场供需对接活动。同时，教育部要求各地各高校统筹办好线上、线下各类招聘活动，刚才刘培俊先生介绍了线下招聘工作的要求，线上、线下结合，各有优势。继续开展访企拓岗行动，高校要主动联系本地工商联组织民营企业"组团式"进校开办双选会、对接会，持续保持校园招聘活动的热度。特别是对于目前尚未落实毕业去向的学生，充分发挥我们就业工作人员和毕业班辅导员的作用，密切关注他们的求职意愿和就业进展，为他们提供更加精准的岗位推荐、就业服务和心理疏导。引导这些毕业生以平实之心，客观看待当前的就业形势，看待个人条件和社会需求，从实际出发来选择职业和工作岗位，热爱劳动，脚踏实地，在实践当中一步一步成长起来。有一部分学生已经离校，一些学生正在陆续离校，教育系统还要提供"不断线"就业服务，持续为毕业生提供有针对性的指导和咨询，协助办理好各类就业手续，与相关部门共同做好服务接续、就业见习、岗位推荐等工作，促进高校毕业生更加充分更高质量就业。谢谢。

人民日报记者：我们注意到，近一周以来，本土感染者超过800例，内蒙古、北京、上海等地疫情仍在继续。请问，对目前的疫情形势应该如何研判？谢谢。

贺青华：谢谢你的提问。目前，全国疫情形势总体上是平稳的，近两天，新增的感染者已经降到了100例以下，但是局部疫情仍然有波动。北京近一周持续发现有感染者，与酒吧人员聚集有关，波及北京市多个区。但是，北京近两天感染者均来自隔离观察人员，所以扩散的风险有所降低，仍需要通过严密的流调和重点地区、重点行业核酸筛查来排查风险，防控工作不能松懈。上海近期持续报告零星的非管控人员感染，个别区域还存在隐匿社区传播风险。内蒙古二连浩特、赤峰疫情整体呈下降趋势，但仍有重点人群和来源不明的感染者，局部地区存在社区传播扩散风险。吉林通化市、白山市出现来源不明的社会面感染者，这也说明还仍然存在一定的社区传播风险。就全国层面来讲，疫情防控压力是持续存在的，国务院联防联控机制将坚持"外防输入，内防反弹"的总策略和"动态清零"的总方针不动摇，积极指导各地加强科学防控，精准施策，高效处置，突出重点环节和重点场所的疫情防控，采取更加有针对性的措施，尽快控制局部聚集性疫情。谢谢。

中央广播电视总台财经节目中心记者：暑期马上就要来临，请问教育部是如何保障高校学生返乡顺利的？怎样杜绝层层加码？大学生如果遇到了返乡受阻的情况应该如何反映情况寻求帮助呢？谢谢。

刘培俊：谢谢这位记者的提问。今年暑期即将来临，全国高校学生离校返乡即将迎来一个新的高峰。如何保障学生顺利返乡，在这方面已经有了一定的政策、工作机制和工作经验。6月3日，国务院联防联控机制向各地发出要求，及时调整、优化了高校疫情防控政策，支持部分地区、部分高校有意愿的学生离校返乡，可以说总体实现了"有序离校、安全到家"。在此，向支持学生离校返乡的各个部门、各高校以及社会各方面，特别是一直在关注学生离校返乡的媒体界的各位朋友表示感谢。在此期间，各地的联防联控机制，包括有关部门以及高校，形成了支持学生返乡的政策、机制和工作经验。第一，明确了学生离校返乡"两免"政策。根据6月3日国务院联防联控机制的要求，满足条件的返乡学生，免予集中隔离观察；确需隔离的返乡学生，免除集中隔离费用。可以说政策十分明确，也很具体。根据国务院联防联控机制的政策要求：有疫情的地区，高校内如果没有疫情，实施7天以上封闭管理结束后，学生可持48

小时内核酸检测阴性证明和高校开具的有关证明离校返乡，从学校到目的地实施"点对点"闭环方式返乡。满足以上条件的高校学生不再集中隔离，到家后实施 7 天的健康监测，如有异常情况，及时报告当地社区和疫情防控部门。同时，政策明确：返乡学生确需隔离的，各地应免除集中隔离费用。国务院联防联控机制还明确要求，各地要逐级传达、逐级落实学生离校返乡政策，不得层层加码。第二，建立了各地协同工作的两项机制。为确保学生离校返乡的顺利，联防联控机制以及高校建立了两个机制。一是出发地和返乡地"省对省"对接机制。两地联防联控机制之间一一对接，提前统计、及时推送离校返乡学生的信息，特别是要求返乡地要保证学生隔离期间的食宿条件，满足学生生活、就医等必要需求。二是从校门到家门"省—校—省"应急协调机制。出发地和返乡地联防联控机制和学校所在高校三方建立联络，实时调度，协调解决学生返乡途中遇到的特殊情况。第三，畅通了学生反映诉求的两个渠道。学生在离校返乡途中如果遇到问题和有特殊需求，可以向两个主要的渠道反映情况：一是可以向本人所在学校学生工作部门或者自己的老师反映情况，由学校通过机制来反映给当地出发地或者返乡地联防联控机制，来解决学生的特殊需求；二是可以向各地联防联控机制公开咨询电话反映情况。国务院联防联控机制政策还特别强调，没有疫情的地区，高校学生离校返乡的，落实属地常态化疫情防控措施。同时，各地各校要充分尊重学生意愿，对于选择留校的学生，在生活上做好服务保障。当前，暑期将至，即将迎来学生离校返乡的又一个高峰。目前已经形成的支持学生离校返乡的政策、机制和经验，适用于今年暑期学生离校返乡工作。下一步，教育部将继续深入贯彻落实国务院联防联控机制的各项政策要求，会同有关部门推进和指导各地，特别是各高校，用好已有的机制和经验，继续细化落实离校返乡政策，特别是强化监督检查，按照当前国家疫情防控"九不准"的规定要求，重点纠正不落实离校返乡政策，特别是层层加码限制学生返乡的不合理、不合规做法。严格落实返乡政策，不留

"最后一公里"；真心帮助学生回家，不留"最后一公里"。为学生顺利返乡、安全回家，度过一个健康的暑期作出更大的努力。谢谢！

中央广播电视总台央广记者：我的问题也是关于大学生就业的问题。我们知道，今年教育部升级上线了"国家24365大学生就业服务平台"，请问这一平台为促进高校毕业生的就业发挥了怎样的作用？谢谢。

吴爱华：谢谢您的提问。我解释一下24365，就是24小时365天不断线的就业服务。24365大学生网络招聘服务是2020年提出来的，当时也是为了应对疫情的影响，解决了毕业生无法线下求职的燃眉之急。今年经过升级完善，上线了"国家24365大学生就业服务平台"。这个平台集三方面功能即就业服务、就业指导和就业管理为一体，发挥三方面作用：一是全天候的就业服务。刚才我讲了，平台提供24小时、365天不打烊的就业服务，毕业生可以随时随地通过平台进行求职应聘。二是全周期的支持。现在平台给学生提供的就业模块功能包括了从就业意愿登记、简历制作上传、岗位查询、应聘面试，以及到最后的网上签约，这是求职的全周期。另外，为用人单位提供了从岗位发布、简历筛选、面试通知、网上签约的全周期服务。目前，平台已经注册的2022届毕业生有505万人，累计有54.5万用人单位注册使用这个平台。三是提供了全方位的资源。一方面是就业指导资源，平台累计上线了"互联网＋就业指导"公益直播课104期，培训课程资源118个，职业案例683个，累计观看毕业生达到3.1亿人次。另外，更加重要的是岗位资源，现在平台通过与社会的招聘服务机构，像BOSS直聘、智联招聘、猎聘等机构以及和全国各地各高校就业平台岗位的互联互通、资源共享，已经累计汇集1 036万个岗位资源。我们对这些岗位进行了查重和去重的处理，所有岗位都是实打实的，而且大部分的岗位资源是最新推出的，我们希望毕业生能用好平台岗位资源，也欢迎更多用人单位注册使用发布岗位信息。从最近抽样调查数据来看，有 31% 的 2022 届毕业生通过 24365 平台实现就业，同比提高了 7 个百分点。下一步，我们将持续拓展平台的就业资源，不断升级优化就业服务，也欢迎媒体朋友持续关注"国家 24365 大学生就业服务平台"，积极支持平台的建设和发展。谢谢！

新华社记者：我的问题也是关于高校毕业生就业。疫情给今年高校毕业生求职就业和校园招聘带来了不利影响，请问在疫情防控形势下，高校如何开展校园招聘活动来促进毕业生就业？谢谢。

吴爱华：谢谢您的提问。关于在校园招聘期间做好疫情防控的要求，刘培俊同志刚才做了介绍，我再补充一点，怎么更好地发挥校园招聘的主渠道作用。前期，教育部已经作了一些部署，现在按照联防联控机制的要求，各个学校要最大可能减少疫情对高校毕业生的影响，尽快积极组织更多的校园招聘活动。刚才介绍了，原则上，高校所在的城市 7 天以上（包括 7 天）社会面无新发疫情，就可以组织校园招聘活动。教育部已经部署全国高校积极"走出去"，已经开展了高校书记校长访企拓岗促就业专项行动，要密切与用人单位联系，主动邀请符合条件的用人单位进校开展专场招聘活动。书记校长访企拓岗，目前已有 2 255 所高校走访单位 7.7 万家，拓展岗位已超过 141 万个、实习岗位 56.6 万个。同时，教育系统和高校要创造条件，千方百计把用人单位"请进来"。我们教育部提出了"万企进校园计划"，同时和全国工商联开展"民企高校携手促就业行动"，高校要用好这些资源，为用人单位进校招聘提供便利，办好针对性强的线下双选会、招聘会和对接会。另外，要更好地促进校企双方的对接、人才的供需对接，高校和用人单位要通过"面对面"接触，加强合作，鼓励校企双方参加教育部正在组织实施的供需对接就业育人项目，特别是在定向人才培养、就业实习等方面，高校和企业加强合作，实现就业与培养的有机联动，人才供需更好对接。谢谢！

封面新闻记者：参加校园招聘是高校毕业生求职应聘的主渠道，目前国家出台了校园招聘活动疫情防控政策，请问将采取哪些具体措施来保证校园招聘活动疫情防控政策的落实？谢谢。

刘培俊：谢谢这位记者的提问。6月14日，国务院联防联控机制向各地发出明确的政策要求，明确了校园招聘活动疫情防控的"一揽子"政策，并且强调要加大政策落实监督检查力度，要求各省级联防联控机制要强化三项监督检查：第一，突出重点督落实。全面督促落实疫情防控各项措施，同时要求着力督查校园招聘活动的重点场所、重点人员和重点环节疫情防控措施的落实，切实防住风险。第二，发现问题纠偏差。及时纠正有关部门或者单位层层加码、"一刀切"的做法，及时改进工作。第三，聚焦目标看实效。特别是持续推动各地聚焦服务高校毕业生就业，确保参加招聘人员健康安全，也确保校园招聘活动有序开展，落实各项任务。总之，通过监督检查，落实疫情防控措施，增强各地防住疫情、服务就业的紧迫感和责任感，把统筹疫情防控和校园招聘的各项工作做实做细做具体，为支持高校学生实现成才就业、支持用人单位招到人才提供有力的支持。谢谢！

新京报记者：目前我国新冠病毒疫苗接种包括加强针接种和60岁以上老年人接种的情况怎么样？谢谢。

贺青华：谢谢你的提问。根据国务院联防联控机制的总体部署，国家卫生健康委继续指导各地积极稳妥地推进新冠病毒疫苗的接种工作。截至6月16日，全国累计报告接种新冠病毒疫苗 339 311.9 万剂次，接种总人数达到 129 233.4 万人，已完成全程接种的 125 918.4 万人，覆盖人数和全程接种人数分别占全国总人口的 91.66% 和 89.31%。完成加强免疫接种的 78 569.6 万人，其中序贯加强免疫接种 3 987.3 万人。60 岁以上老年人接种覆盖人数达 23 144.9 万人，占 87.66%，完成全程接种的老年人是 21 938.9 万人，占 83.09%。完成加强免疫接种老年人 17 121.7 万人。大家也注意到，在今年 5 月 22 日，第 75 届世界卫生大会上，世界卫生组织总干事谭德塞明确表示，尽管近期全球报告的新冠肺炎确诊病例数和死亡人数已经大幅下降，但是现在还不是放松警惕的时候，仍然有近 70 个国家报告的确诊病例数正在增加。在疫苗覆盖率最低的非洲，报告的死亡人数也在上升。疫苗接种仍然是疫情防控的重要手段之一，因此我在这里还是呼吁，尚没有完成接种的人群应积极主动地接种疫苗。谢谢！

南方都市报记者：部分毕业生反映，有个别高校存在强迫毕业生签约，就业率"注水"的问题，请问教育部将采取什么措施来防止这种情况发生，杜绝学生"被就业"？

吴爱华：谢谢您的提问。就业统计是做好就业工作的基础，特别是就业数据的真实准确，是就业统计工作的底线。为了更好地做好就业统计工作，教育部今年专门召开了会议，进一步严明就业统计的纪律要求，严格执行"四不准""三不得"。"四不准"就是不准以任何方式强迫毕业生签订就业协议和劳动合同，不准将毕业证书、学位证书发放与毕业生签约挂钩，不得以户档托管为由劝说毕业生签订虚假就业协议，不准将毕业生顶岗实习、见习证明材料作为就业证明材料。"三不得"就是，不得不切实际向高校和学院提去向落实率具体指标，不得层层加码向辅导员摊派就业任务，不得将单一的去向落实率指标与就业工作人员或者辅导员的绩效考核、评优等挂钩。这些要求教育部又进一步做了强调，也在就业工作会议上作了部署。同时，为了做好就业统计工作，教育部进一步完善了就业统计的制度办法：一是建立毕业生监督反馈机制。我们向已经落实毕业去向的学生通过手机短信或者微信发送信息，提醒毕业生登录"国家 24365 大学生就业服务平台",及时核对本人就业数据,与实际不符的可直接举报。同时,教育部和各省级教育部门已经全部开通举报电话和邮箱,接受毕业生就业问题线索的举报,强化社会监督。二是建立用人单位数据比对核实机制。就是针对毕业生去的用人单位,我们通过国家政务接口等权威途径,对高校报送的签约用人单位进行核实比对,对存在问题的用人单位数据反馈给各地重新核实、填报。三是建立及时核查处理机制。教育部及各地教育部门定期组织开展就业统计数据核查,对毕业生反映的问题线索进行逐一核验。对举报或核查发现存在问题的高校和有关个人,坚决做到查实一起、处理一起。四是开展第三方调查。前两年我们委托国家统计局对高校毕业生毕业去向落实情况进行抽样调查,今年将继续和国家统计局合作,对今年的就业数据进行抽样调查,与全国的统计数据进行核验比对。谢谢!

香港中评社记者:国办文件提出,在疫情严重地区实施教师资格"先上岗、再考证"政策,请问教育部将如何抓好这项政策的落实?

吴爱华:"先上岗、后考证",这是一个阶段性的政策,这是 2020 年为了应对疫情的影响,教育部和相关 7 部门印发通知,对中小学教师等职业资格实行"先上岗、再考证"的阶段性政策。今年,受疫情的影响,3 月份以来,我们统计有 10 多个省份推迟了上半年的教师资格笔试和面试,针对这个情况,国务院办公厅印发的《关于进一步做好高校毕业生等青年就业创业工作的通知》(简称《通知》)提出,在受疫情影响严重的地区继续实施教师资格"先上岗、再考证"的政策;这项政策将为今年参加教师招聘的学生再次提供保障。为了贯彻《通知》的要求,教育部、人力资源和社会保障部已经专门发了通知,把这项工作做好,允许在中小学包括幼儿园和中等职业学校的教师资格考试中受疫情影响的考生,可以先参加教师招聘,用人单位在 2022 年 12 月 31 日前招聘受疫情影响的高校毕业生的时候，不得将取得教师资格作为限制性条件。另外，为了深化教育领域的"放管服"改革，按照国务院常务会议的决定，今年，教育部继续推进师范生免试认定改革，这覆盖了教育类研究生、公费师范生和部分教师教育院校的师范生。通过教师教育院校办学质量审核的相关专业应届师范毕业生可以享受免试认定改革政策。下一步，教育部将督促各个省份按照国办《通知》要求，尽快出台具体办法，尽最大努力减少因疫情无法参加教师资格考试对考生的影响，帮助毕业生顺利就业。谢谢！

主持人：最后再提两个问题。

中国青年报记者：当前疫情形势下，高校开展校园招聘活动，会有一定规模的人员进出校园并集中活动，请问如何做好精准的疫情防控工作，确保校园招聘活动的安全有序开展？谢谢。

刘培俊：感谢您的提问。为精准做好疫情防控工作，确保高校毕业生校园招聘活动安全有序健康举行，根据国务院联防联控机制综合组政策要求，重点做好三项工作：第一，落实校园常态化防控措施，确保校园安全。高校落实当地疫情防控政策，落实高等学校新冠肺炎疫情防控技术方案，坚持人、物、环境同防，加强人员健康管理，加强物品物质管控，加强校园环境消杀，严防疫情输入校园，为校园招聘创造安全环境。与此同时，在当地联防联控机制和有关部门统筹支持下，各高校建立健全疫情防控应急处置机制，提升疫情应急能力；科学制定应急预案，设立临时留观场所，储备应急隔离房间，配置必要防疫物品，加强工作人员培训，加强关键环节的应急演练，确保一旦发生疫情快速有效启动应急机制，及时控制疫情风险。第二，落实招聘专项化防控方案，确保活动有序。各高校要按照当地疫情防控政策要求，精准制定和细化落实校园招聘活动疫情防控工作方案,明确要求落实校园招聘疫情防控专项措施:关于高校所在城市,连续7天及以上社会面无新发疫情,可组织开展校园招聘;关于进校招聘人员,满足7天内无中高风险地区及所在县(区)旅居史,进校时提供48小时核酸检测阴性证明,核验身份、测量体温、查看健康码;关于招聘洽谈场地,尽量安排在室外或者通风良好的空旷场所,合理控制同一场地的招聘单位数量。第三,落实各方全员化防控责任,确保人员健康。校园招聘活动期间,做好所有参加招聘活动人员登记和健康状况的筛查;所有人员的活动都要落实错时、错峰、错区域原则,佩戴口罩、保持1米安全距离。其中,应聘人员要遵守批次密度、停留时间、排队间距等安排。招聘人员只能在校内招聘活动区域内活动;无关人员不得进入招聘活动区域。与此同时,校园招聘疫情防控有关要求,随着疫情防控形势变化进行动态调整。谢谢!

红星新闻记者:高校毕业生中,有一部分是来自于低收入家庭的,请问教育部将采取哪些举措来帮助他们顺利就业?谢谢。

吴爱华:谢谢您的提问。低收入家庭毕业生是中央牵挂的重点群体,也是我们教育系统倍加关心、全力帮扶的重点对象,要用真心真情为他们提供有温度的指导和服务。我们从三个方面来做工作:一是专项帮扶。各地各高校建立就业重点毕业生台账,对脱贫家庭、低保家庭、零就业家庭以及有残疾的学生,还有较长时间未就业的学生,要按照"一人一档""一人一策"的要求开展重点帮扶。教育部还明确要求为每一名就业困难的毕业生精准推送岗位信息,至少每个人推送3~5个针对性岗位信息。另外,很多高校自筹资金为重点帮扶学生发放就业补贴,免费提供面试服装等举措,帮助他们解决部分就业花销。就业指导老师和毕业班辅导员,为毕业生提供更加细致的心理疏导、更有针对性地做好个性化就业指导,帮助这些毕业生树立信心,以良好状态积极主动求职。

二是专门培训。刚才我介绍了，在财政部支持下，教育部正在实施"中央专项彩票公益金宏志助航计划"，对就业特别困难的学生，我们开展线上、线下就业能力培训。在培训当中，老师们"一对一"给学生完善简历、指导面试，广泛联系企业对学生进行重点推荐，让学生走出校门与企业面对面交流，通过实习实践，帮助学生提高就业能力。目前"中央专项彩票公益金宏志助航计划"已线下培训 2022 届毕业生 6.9 万人，线上培训 66.8 万人。接下来，我们还要进一步扩大培训覆盖面。三是开展专场招聘。教育部会同国家开发银行、中国银行、中国青年创业就业基金共同举办"宏志助航"网上专场招聘活动，已经累计提供岗位 13.2 万个。各地各高校也组织了一些有针对性的专场招聘活动。此外，针对疫情影响严重的地区，我们还举办了陕西、吉林、上海专场招聘活动，累计提供岗位 29.9 万个。通过这一系列有温度、有力度的帮扶举措，尽最大努力帮助这些毕业生更好地落实就业去向。另外，借今天的机会，感谢各位媒体记者对高校毕业生的关心、理解和支持，特别是希望媒体朋友多宣传一些各地好的就业工作经验做法，多宣传一些毕业生就业典型，发挥典型作用，通过大家的共同努力，更好地促进这一届毕业生更加充分、更高质量就业。谢谢。

主持人：谢谢。今天的发布会，几位嘉宾为我们介绍了近期疫情防控的形势，给我们介绍了大学生就业和返乡的有关工作。在这里也祝愿每一位大学生能够早日找到一份称心的工作。后续我们联防联控机制还将继续召开新闻发布会，欢迎大家继续关注。今天的发布会到此结束，谢谢大家！

国务院联防联控机制就严格落实疫情防控"九不准"有关情况举行发布会

（第 183 场）

一、基本情况

时　间　2022 年 6 月 24 日

主　题　介绍严格落实疫情防控"九不准"有关情况

发布人　教育部体育卫生与艺术教育司副司长、一级巡视员　刘培俊

　　　　交通运输部运输服务司副司长　韩敬华

　　　　国家卫生健康委疾病预防控制局副局长、一级巡视员
　　　　雷正龙

主持人　国家卫生健康委新闻发言人、宣传司副司长　米锋

二、现场实录

主持人：各位媒体朋友，大家下午好，欢迎参加国务院联防联控机制举办的新闻发布会。近一周，全国疫情形势持续向好，全国新增本土确诊病例比上一周下降了 81.6%，但仍有新增本土病例报告，要以快制快，以最小范围、最短时间、最低代价控制住疫情。要坚持"外防输入、内防反弹"总策略和"动态清零"总方针不动摇，科学、精准执行国家统一的疫情防控政策，严格落实疫情防控"九不准"要求，这里也再次重申：不准随意将限制出行的范围由中、高风险地区扩大到其他地区。不准对来自低风险地区人员采取强制劝返、隔离等限制措施。不准随意延长中、高风险

地区管控时间。不准随意扩大采取隔离、管控措施的风险人员范围。不准随意延长风险人员的隔离和健康监测时间。不准随意以疫情防控为由,拒绝为急危重症和需要规律性诊疗等患者提供医疗服务。不准对符合条件离校返乡的高校学生采取隔离等措施。不准随意设置防疫检查点,限制符合条件的客、货车司乘人员通行。不准随意关闭低风险地区保障正常生产生活的场所。国务院联防联控机制综合组和相关部门将对于违反"九不准"的典型案例进行曝光。今天发布会的主题是:严格落实疫情防控"九不准"情况。我们请来了:教育部体育卫生与艺术教育司副司长、一级巡视员刘培俊先生;交通运输部运输服务司副司长韩敬华先生;国家卫生健康委疾病预防控制局副局长、一级巡视员雷正龙先生。请他们就大家关心的问题共同回答媒体的提问。下面,请雷正龙先生对违反"九不准"典型案例进行通报。

雷正龙:6月5日,国务院联防联控机制新闻发布会明确提出疫情防控"九不准",要求在毫不动摇坚持"外防输入、内防反弹"总策略和"动态清零"总方针的前提下,坚决防止简单化、"一刀切"和层层加码等过度防疫做法,高效统筹疫情防控和经济社会发展。发布会后,各地按照要求开展自查核查,主动纠偏,进一步提高防控措施的科学性、精准性、针对性。但是部分地区在疫情防控中仍然存在掌握政策不准确、执行落实不精准、管控措施简单化等问题,现将核实的几个典型案例情况通报如下。一是河北省保定市、邯郸市、石家庄市、张家口市等4个地市,存在过度防疫、"一刀切"等情况,对来冀返冀人员,特别是对上海、北京、天津等地区来冀返冀人员盲目采取管控措施,扩大人群管理范围。二是青海省对低风险地区返青人员要求提前24小时填报信息,抵青后进行落地核酸检测,返回居住社区后,工作人员上门贴封条,完成三天两检且核酸检测阴性后,方允许出门。三是辽宁省朝阳市、锦州市高铁站对持有48小时核酸检测阴性结果证明的乘客,仍要求再做核酸检测,并收取乘客

19 元费用。以上地区和单位的做法不符合国家疫情防控政策要求,目前已按要求开展整改。其他地区要引以为戒,认真做好自查核查工作。联防联控机制综合组和有关部门将持续关注相关工作进展,对发现核实的典型案例继续进行曝光和通报。谢谢。

主持人:谢谢雷正龙先生。下面进入今天的现场提问环节。请各位记者朋友举手提问,提问前请先通报所在的新闻机构。

中央广播电视总台央广记者:暑期临近,请问教育部在暑期校园疫情防控方面有哪些新的安排和部署?谢谢。

刘培俊:感谢您的提问。今年夏至刚过,学校暑期临近。6 月 23 日,教育部印发通知文件,推动各地教育部门和高校深入贯彻落实党中央、国务院决策部署,统筹做好疫情防控和教育教学工作,在确保师生健康和校园安全基础上,努力降低疫情对教育教学的影响,有序做好期末安排、学生毕业、学校放假以及暑期校园管理服务等各项工作,并重点部署落实暑期教育系统疫情防控三项任务:一是科学精准落实疫情防控措施。暑期前后,包括暑假期间,各地区、各高校要继续保持疫情防控工作领导体制、指挥体系和应急机制高效运行。统筹做好疫情防控和暑期工作,统筹实施校园常态化疫情防控和应急预案的落实。全面落实国家和属地常态化疫情防控措施,强化重点场所、重点物品、重点环节监测以及环境消毒消杀,严防疫情输入校园。与此同时,完善疫情应急预案,确保一旦发生疫情,及时启动应急机制,及时有效地防范疫情风险。同时,因时因势因地优化调整校园防控措施,推进校园管理方式的人性化、科学化,防止"简单化""一刀切",防止过度防控和层层加码。二是统筹做好学生毕业放假工作。各地区根据当地疫情变化和属地防控的政策要求,切实合理地安排好中小学包括高校的放假时间,各高校要安全有序做好学生学习、考试、毕业、答辩以及就业促进等各项工作，周密安排好毕业生的返校以及离校返乡。学校要尊重师生的离校返乡或者是留校的合理选择，动态掌握师生暑期离校、留校的行为轨迹、健康状况和动态需求，以便跟进做好相关服务。同时，继续落实国务院联防联控机制关于高校学生离校返乡疫情防控的各项政策，争取各级部门的支持，有序组织学生安全返乡。三是切实关心关爱留校师生员工。高校要加强人文关怀，支持和指导师生员工加强健康监测和个人防护。在防住疫情的同时，及时调整优化自习室、实验室、图书馆、体育馆以及食堂等各重点场所的管理措施；错峰、错时、错区域安排好师生员工在校的各项活动。便利学生购物，包括收发快递等各种生活必需。保障食品、药品、用品的物资供应，不能随意涨价。实行封闭式管理的学校，并且一段时间内没有发生疫情风险的，要稳步恢复正常教学管理服务秩序，为师生员工创造安全有序的生活学习和工作环境。谢谢。

中央广播电视总台央视记者：刚才讲到，我们一再重申的"九不准"每一条都和老百姓利益密切相关。现在低风险地区的居民希望自由出行，但是很多地方在防控政策上层层加码，我们如何平衡这种矛盾？谢谢。

雷正龙：谢谢您的提问。一些地区对低风险地区人员限制出行，采取"一刀切"的隔离管控措施，有些地方还随意延长风险人员的隔离管控期限，严重影响了人们正常出行和经济社会活动。各地要按照之前发布的"九不准"要求，切实保障人民群众安全有序出行，科学精准做好疫情防控工作。要求：一是疫情防控后精准划定中、高风险地区的范围，不得随意将限制出行范围由中、高风险地区扩大到其他地区。二是要落实国家规定政策要求，对入境人员、密切接触者、密接的密接，还有解除闭环管理的高风险岗位人员等风险人员采取相关的管控措施，不准对来自低风险地区人员采取强制劝返隔离等限制措施。三是要严格落实风险人员隔离和健康监测的期限要求,不能随意延长风险人员隔离和健康监测时间。下一步,国务院联防联控机制综合组将会同相关部门进一步指导各地贯彻落实疫情防控"九不准"的要求,及时纠正不科学、不精准的防控措施,在确保疫情防控效果的前提下,尽最大努力减少疫情对群众正常生产生活的影响。谢谢。

凤凰卫视记者:我们了解到,之前部分地区出现了货车因防疫过度而导致物流不畅通的情况,之后领导小组采取了一系列措施加以解决。请问目前的情况怎么样?如何来保障货车的通行?谢谢。

韩敬华:谢谢您的提问。交通物流是市场经济的经脉,也是保障民生、防控疫情的重要支撑。针对部分地区出现的货车防疫通行过度管控问题,我们依托国务院物流保通保畅工作领导小组办公室,会同相关成员单位,指导各地分类精准实施货车通行管控,落实"四个不得"的要求,切实保障货运车辆的通行顺畅。一是不得随意限制来自低风险地区的货车通行。要求各地根据货运车辆和司乘人员的实际行程、是否涉疫等情况,精准实施通行管控,不得以车籍地、户籍地作为限制通行的条件,全面取消对来自低风险地区的货运车辆的防疫通行限制。对司乘人员来自低风险地区,也就是司乘人员的通信行程卡绿色不带"*"号的货运车辆各地不得随意限制通行。二是不得以通信行程卡带"*"号为由限制货车通行,对于司乘人员通信绿色行程卡绿色带"*"号的货运车辆,在持有 48 小时内的核酸检测阴性证明、健康码绿码、体温检测正常的情况下,各地区要予以放行,不得劝返,可实行提前报备、点对点运输等闭环管理措施保障通行。三是不得以等待核酸检测结果为由限制货车通行。对于司乘人员通信行程卡绿色带"*"号的货运车辆,如到达目的地时,核酸检测结果超过 48 小时的,应采取"抗原筛查＋核酸检测",抗原检测结果为阴性的,要立即放行,不得以等待核酸检测结果为由限制车辆通行。可对防疫检查点至目的地实行闭环管理措施,并实行核酸检测结果动态追踪机制。四是不得要求货车司乘人员重复进行核酸检测。督促各地落实货车司机核酸检测结果全国互认通用要求,有效期内不得重复要求检测,指导各地在地方联防联控机制工作框架下,在防疫检查点附近配套设置核酸检测点,并在车流量较大的高速公路服务区加密核酸检测点。鼓励有条件的地区为货车司机等物流从业人员提供免费核酸检测服务,便利货车司机及时开展检测。在此,也提醒广大货车司机朋友,为了您和他人的健康,严格执行消毒消杀、佩戴口罩、核酸检测、接种疫苗、健康监测等疫情防控措施,在物流畅通运行的同时,防止疫情通过交通物流环节传播扩散。谢谢。

南方都市报记者: 近期个别地方使用健康码红码限制群众正常出行,对此国家卫生健康委是怎么看的? 健康码的使用范围是什么,是否担心这次事件破坏公众对防疫政策的信任? 谢谢。

雷正龙: 谢谢您的提问。疫情发生以来,如何迅速发现传染源,切断传播途径是防控工作的关键,做好风险人员的筛查管理,也是其中重要一环。健康码对风险人群的识别和管理方面发挥了重要作用,也是保障人民群众在疫情防控期间安全有序出行的重要工具。国务院联防联控机制明确了健康码的使用管理,运行保障和信息安全等各项规定,要求各地根据不同疫情风险等级对相关人员进行精准赋码,不得"一刀切""码上加码"。明确要求严格健康码的功能定位,不得擅自扩大应用范围,绝不允许因疫情防控之外的因素对群众进行健康码赋码变码。谢谢。

中央广播电视总台财经节目中心记者: 请问近几日我国疫情形势有怎样的变化? 请给我们介绍一下。谢谢。

雷正龙：谢谢您的提问。近日来，全国疫情继续稳中下降，每天新增本土感染者已经降到 40 例以下，近三天平均每天报告感染者 28 例，为本月以来报告感染者人数新低，全国疫情总体处于稳中向好态势。但是，局部地区疫情还有波动，个别地区疫情拖尾时间比较长。北京持续发现感染者，波及市内多个区，目前处于低水平波动阶段；上海近期社会面疫情时有发生，部分区域仍存在社区传播风险；辽宁丹东、广东深圳、广西防城港等地仍有零星报告感染者，个别新增感染者来自社区非管控人员，存在一定的社区传播风险；吉林省吉林市近日发生聚集性疫情，要全面排查和管控风险场所和风险人员，防范疫情进一步发展。当前，全国疫情防控压力依然存在，国家卫生健康委和国家疾控局将继续指导各地按照"外防输入、内防反弹"的总策略和"动态清零"总方针，压实四方责任，做好局部疫情处置和常态化疫情防控，强化监测预警，科学精准落实各项疫情防控措施。谢谢。

新华社记者：请问为切实解决好货车司机反映的物流不通不畅问题，国务院物流保通保畅工作领导小组办公室是如何协调操作的？取得了哪些效果？谢谢。

韩敬华：谢谢您的提问。国务院物流保通保畅工作领导小组办公室成立两个多月以来，我们不断健全完善工作机制，建立三级督办和问题转办制度，坚持 7×24 小时值班值守，畅通投诉举报受理渠道，明确投诉举报的办理时效，并指导各级物流保通保畅工作领导小组健全完善相应的工作制度。一事一协调解决货车司机不通不畅问题，截至目前，各级工作领导小组累计协调解决货车司机电话反映的问题 12.5 万余项，保障各类重点物资运输需求 7.8 万余项。一是畅通问题受理渠道。我们依托 12328 交通运输服务监督热线、办公室 24 小时值班电话、各相关部门通报等渠道，收集货车司机通行受阻等物流不通不畅问题，并通过舆情监测及时收集掌握物流不通不畅的问题线索,实施问题清单管理,分级分类进行督办转办,一事一协调、一事一处理,进行逐项销号,确保问题及时解决,司机顺畅通行。二是提高问题的办理时效。我们按照咨询事项即接即答、投诉事项快转快办、紧急事项特事特办的原则,督促各级领导小组进一步提高物流保通保畅转办事项的处理时效。对于限制货车通行、劝返等具体问题,一般在 2 小时内能够得到解决;对于涉及地方制度性政策调整的事项,一般在 3 天内也都能及时协调处理。三是确保问题得到解决。我们对问题清单内的转办事项处理时效实施挂图作战,加强动态跟踪,形成管理闭环。确保件件有回应、事事有回复,对于问题解决不及时、不到位且反复出现类似问题的地区,加强通报督办,坚决防止过度通行管控问题反弹回潮,全力确保交通网络畅通。借此机会,提醒广大货车司机朋友,如遇到随意限制货车通行的问题,请及时拨打 12328 交通运输服务监督热线,我们将及时予以协调解决。谢谢。

中国教育电视台记者:此前联防联控发布会上教育部相关负责人提到,对符合条件的高校学生要全力保障他们顺利返乡,"九不准"提到不准对符合条件的返乡高校学生采取隔离措施。请问有什么办法让高校学生的返乡之路更加畅通便捷? 谢谢。

刘培俊:谢谢这位记者朋友的提问。当前,即将迎来高校学生离校返乡的高峰,为确保学生离校返乡顺利有序开展,6 月 3 日,国务院联防联控机制发布了高校学生离校返乡疫情防控的支持政策,6 月 5 日,国务院联防联控机制明确疫情防控"九不准",将学生离校返乡政策再次进行了重申和强调,其中第七个不准,明确不准对符合条件离校返乡学生采取隔离等措施。连日来,各级联防联控机制有关部门和高校积极配合,做好高校学生离校返乡工作,取得积极进展。昨天,教育部印发通知,部署暑期教育系统疫情防控工作,其中,再一次强化高校学生离校返乡政策的落实措施,主要有三项:第一,严格落实学生离校返乡政策不走样。各级教育部门要联合有关部门,全面落实国务院联防联控机制关于高校学生离校返乡疫情防控政策,重点实现"两个确保"。确保让符合条件的返乡学生免予集中隔离观察;确保为确需隔离的返乡学生免除集中隔离费用。关于学生离校返乡各项政策以及各项具体要求,已经逐级传达到各部门、各相关单位,并且要求严格执行,不得层层加码,不得限制学生返乡。第二,健全完善学生离校返乡保障新机制。在有疫情的地区,建立健全学生出发地、返乡地、省级联防联控机制之间"一对一"对接机制。有关部门提前统计、及时推送离校返乡学生信息,以便返乡地各相关部门做好接应和对接工作。强化高校与学生出发地和返乡地省级联防联控机制之间"一对二"应急机制,密切三方协调和联络,实时调度、协调解决学生返乡途中的突发情况。第三,开通学生返乡途中诉求反映多渠道。学生在离校返乡途中如果遇到特殊问题、特殊需求,可以向学校学工部门及学生本人的班主任和辅导员老师反映情况,由学校将情况及时通过机制反映给出发地或者返乡地有关部门来解决。可以致电各地联防联控机制公布的咨询电话寻求帮助。与此同时,没有疫情的地区,高校学生离校返乡,落实返乡地属地常态化疫情防控措施。暑期来临,防控新冠肺炎疫情,保障学生返乡既是国家疫情防控的一项重要政策,也是全国教育系统的一项重要任务。各级教育部门和高校将继续全面深入落实国务院联防联控机制的各项政策要求,特别是会同有关部门,强化监督检查,按照疫情防控"九不准"的规定,重点纠正不落实政策,特别是层层加码、过度防控、劝返和限制学生返乡的不合理、不合规、不精准的做法,努力实现学生顺利返乡、安全到家。谢谢。

人民日报记者:请问我国新冠病毒疫苗接种进展情况如何?加强针接种情况怎样?特别是60岁以上的老年人接种情况如何?谢谢。

雷正龙：谢谢您的提问。根据国务院联防联控机制部署，目前我们继续指导各地积极稳妥推进新冠病毒疫苗的接种工作。截至 6 月 23 日，全国累计报告接种新冠病毒疫苗 339 799.3 万剂次，接种总人数达到 129 344.7 万，已完成全程接种 125 998.7 万人。覆盖人数和全程接种人数分别占全国总人口的 91.74%、89.37%。完成加强免疫接种 78 870.1 万人，其中序贯加强免疫接种 4 095 万人，60 岁以上老年人接种覆盖人数达到 23 231.1 万人，完成全程接种 21 995.2 万人。覆盖人数和全程接种人数分别占老年人口的 87.99%、83.3%，完成加强免疫接种 17 212.2 万人。下一步，我们将继续指导各地做好新冠病毒疫苗加强免疫和老年人的接种工作。谢谢。

主持人：谢谢。最后两个问题。请继续提问。

中国交通报记者：4 月 18 日，国务院成立了物流保通保畅的领导小组，请问目前全国的物流运行情况怎么样了？

韩敬华：谢谢您的提问。我部认真贯彻落实习近平总书记关于确保交通物流畅通的重要指示精神，按照党中央"疫情要防住、经济要稳住、发展要安全"的明确要求，认真落实 4 月 18 日全国保障物流畅通、促进产业链供应链稳定电视电话会议精神，充分发挥国务院物流保通保畅工作领导小组办公室作用，统筹疫情防控和经济社会发展，统筹疫情防控和保通保畅，统筹发展和安全，与各地区各部门协同发力，全力以赴做好物流保通保畅的各项工作。在各部门各地区的共同努力下，全国交通网络保持畅通，主要物流指标稳中向好，重点枢纽逐步复工达产，物流保通保畅工作取得阶段性成效。具体体现在：从全国交通网络情况看，全国高速公路和港口航道保持畅通，无临时关闭关停的高速公路收费站和服务区。货车通行过度管控问题保持"动态清零"。与 4 月 18 日相比，

6月23日，全国高速公路货车流量增长10.8%。从主要物流指标情况看，与4月18日相比，6月23日，全国铁路货物发送量、监测港口完成货物吞吐量、民航保障货运航班班次、邮政快递业务量分别增长4.6%、7.4%、49.5%和30.8%，较去年同期增长了7%、7.5%、4.4%和4.7%；全国公路货运量增长了6.8%，与去年同期基本持平。从重点枢纽的运转情况看，6月以来，上海港集装箱日均吞吐量为12.5万标箱，恢复至去年同期的95.5%；浦东机场、白云机场基本恢复至正常水平。下一步，我们将按照党中央、国务院的决策部署，继续发挥好领导小组办公室作用，抓紧抓实抓细相关政策举措，切实巩固阶段成效，全力做好物流保通保畅的各项工作，为维护人民群众正常生产生活秩序、服务支撑经济社会持续稳定运行提供坚强有力保障。谢谢。

每日经济新闻宏观频道记者：当前不少高校正在举办毕业典礼，我们知道毕业典礼很有仪式感，在外实习的同学希望返校参加毕业典礼，如何精准做好防控工作，保障学生体验这种仪式感呢？

刘培俊：谢谢您的提问。举行毕业典礼是高校人才培养的一项重要活动，参加毕业典礼是学生学习成长的一个重要环节。当前，全国新冠肺炎疫情形势总体平稳，各地疫情防控工作取得重要进展，为各级各类学校，特别是高等学校安全开展教育教学和正常实施常规管理创造了有利条件。当前，高校正处于毕业季，学生毕业前的各项准备工作正在通过线上、线下多种方式如期安全有序地进行。昨天，教育部印发的通知明确部署暑期教育系统疫情防控工作，为学生返校、包括学校举行毕业典礼明确了疫情防控的政策。根据通知的精神，重点做好开展毕业典礼疫情防控三个方面的工作：第一，科学精准防控疫情风险。各地区各高校要高度重视和防范学生返校和毕业典礼可能带来的疫情风险，根据属地疫情防控政策，按照高等学校疫情防控技术方案的要求，做实做细做好校园常态化疫情防控各项工作,确保不发生校园疫情,为校内校外毕业生参加毕业典礼创造安全的环境。高校在当地联防联控机制的支持下,制定毕业典礼活动的疫情防控方案和应急处置预案,在学生返校过程中,学生所在高校实习单位出发地和返校地之间要建立协同配合的机制。精准掌握学生返校的行程,健康状况和动态需求,跟进服务保障,保证学生返校"两点一线"全程安全和健康;在返校师生进校的时候,接受健康监测,查验健康码、核酸检测阴性证明等相关材料,严防疫情输入校园。在校内毕业典礼的安排上,按照错峰、错时、错区域的原则,毕业典礼可按类型、分批次、多场地举行,尽量将活动安排在通风良好的空旷场所,加强场地的环境卫生,合理控制人员规模,全程加强各项保护。第二,学校有序组织毕业典礼。各地各高校要确保校园防疫安全前提下,为毕业生参加毕业典礼创造便利条件。学校根据当地疫情变化和属地防控政策,"一校一策"组织学生参加毕业典礼,对于在外实习返校参加毕业典礼的毕业生,学校要提前通知学生做好准备;会同实习单位指导学生做好返校途中的个人防护。对于暂不返校参加毕业典礼的毕业生,学校通过线上线下联动、校内校外同场等多种方式,组织学生参加线上的毕业典礼,让学生体验线上毕业典礼的仪式感、现场感和获得感,感受母校的关心关爱。第三,学生安全参加典礼活动。特别是在外实习学生参加学校毕业典礼,要服从学校活动安排,需要返校的实习生,要征得实习单位的同意,遵守出发地和返校地疫情防控规定,履行个人防疫责任,全程加强个人防护,确保个人健康,也确保校园安全。谢谢。

主持人:谢谢。今天的发布会,相关部门的嘉宾为我们介绍了严格落实疫情防控"九不准"的有关情况,也对一些地方违反"九不准"的典型案例进行了曝光。后续我们还将继续召开国务院联防联控机制新闻发布会,欢迎大家继续关注。今天的发布会到此结束,谢谢大家。

62

发 布 嘉 宾

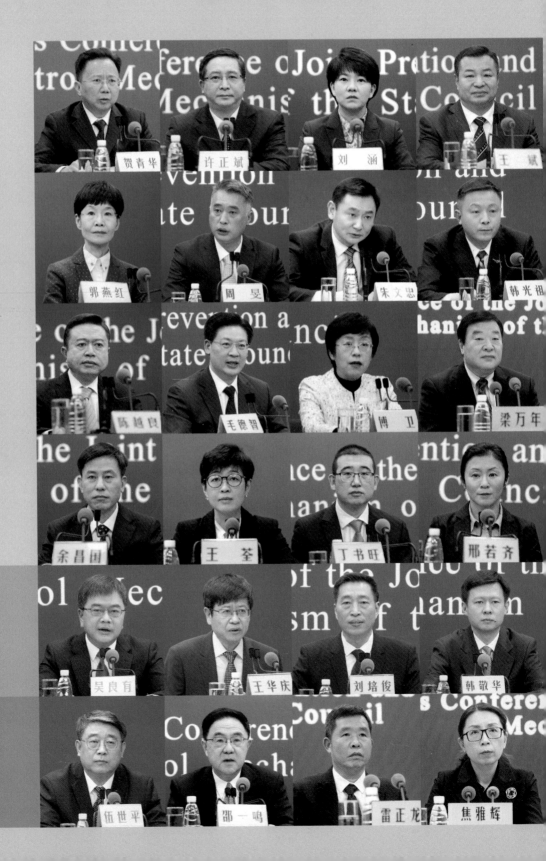

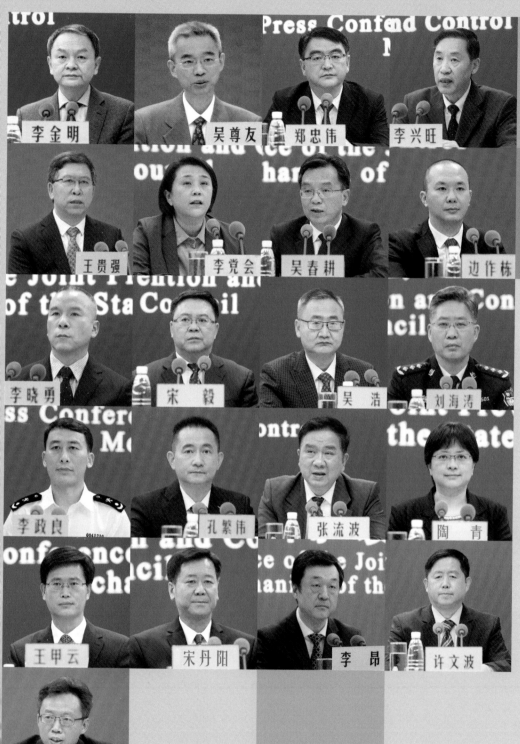

李金明　　吴尊友　　郑忠伟　　李兴旺

王贵强　　李党会　　吴春耕　　边作栋

李晓勇　　宋毅　　吴浩　　刘海涛

李政良　　孔繁伟　　张流波　　陶青

王甲云　　宋丹阳　　李昂　　许文波

吴爱华